111 GRÜNDE, KEIN ARZT ZU SEIN

GÖRAN WILD

111 GRÜNDE, KEIN ARZT ZU SEIN

EIN ABGESANG AUF DEN EHEMALS SCHÖNSTEN BERUF DER WELT

MIT ILLUSTRATIONEN VON JANA MOSKITO

SCHWARZKOPF & SCHWARZKOPF

INHALT

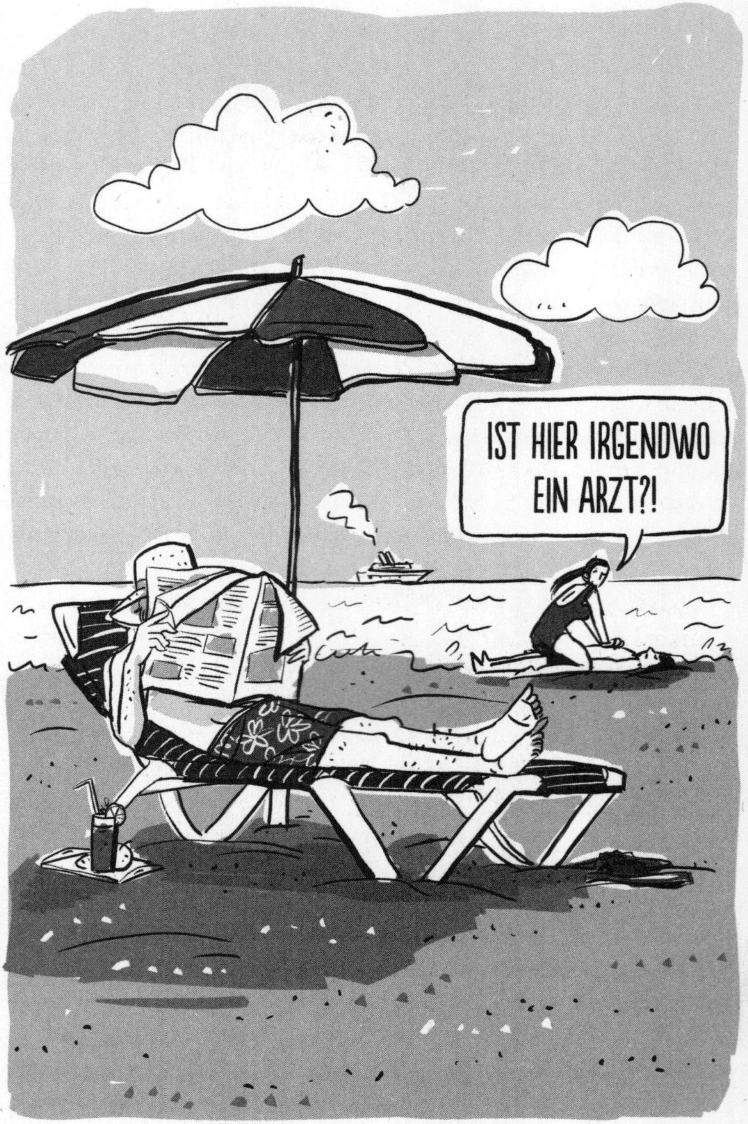
IST HIER IRGENDWO EIN ARZT?!

AUGEN AUF BEI DER BERUFSWAHL

Vorwort

Wer dieses Vorwort jetzt gerade liest, muss das Buch zumindest schon mal in den Händen halten, es für einen kurzen Blick aus dem Buchregal oder vom Wühltisch genommen oder es sogar käuflich erworben haben. Dafür schon einmal vielen Dank.

Welche Intention auch immer bei Ihnen dahinterstand, das Buch aufzuschlagen, ich kann ihnen versichern, es ist auf den nächsten knapp 300 Seiten für jeden etwas dabei.

Egal ob Sie sich als Patient, Kollege, Politiker, Mitarbeiter einer Krankenkasse oder einfach nur als einfache Leseratte für dieses Buch interessieren. In erster Linie soll es mal ein ganz anderer Blick sein auf unser Gesundheitssystem, die Menschen, die in diesem zwangsläufig aufeinandertreffen, sich gegenseitig unterstützen oder eben auch nicht, sich untereinander mögen oder eben auch nicht, und all das, was rund um den Beruf Arzt so alles passiert oder eben nicht passiert.

Es ist nicht alles Gold, was glänzt. Auch wenn es uns Ärzten prinzipiell gut geht, haben wir trotzdem eine ganze Menge Gründe, auch mal zu meckern. Unsere tägliche Arbeit im Speziellen und unser Dasein im Allgemeinen sind tatsächlich nicht immer angenehm und oft auch einfach unschön und nervig.

Ob Gesundheitspolitik mit denen, die sie machen, ob unsere unmittelbaren Arbeitgeber, die Krankenkasse, ob Patienten oder Kollegen oder das Leben als Arzt selbst, alle und alles tragen dazu bei, dass sicherlich nicht nur ich immer öfter die Nase auch mal voll habe und den Kittel an den Nagel hängen könnte.

In diesem Buch sollen einfach mal die vielen Missstände unseres Berufes und Berufsstandes aufgedeckt und benannt werden, um mal die andere, nicht so rosige Seite der Medizin aufzudecken. Ich habe versucht, auch für diejenigen, die sonst nur Gast in dieser Branche sind, mal leicht verständlich und entspannt lesbar deutlich zu machen, was eigentlich nicht geht, was uns das Leben schwer macht, was dazu führt, dass der Nachwuchs fehlt und immer mehr Praxen nicht nachbesetzt werden können, wer wirklich für steigende Kassenbeiträge verantwortlich ist, woher die zunehmende Gewalt gegen Ärzte kommt und warum Gesetze wie das Antikorruptionsgesetz oder die Festlegung, dass wir doch mal 25 Stunden arbeiten sollen, völlig unsinnig und schildbürgerhaft sind.

Natürlich bekommt auf den folgenden Seiten dabei jeder, der zu dieser Misere beiträgt, irgendwie sein Fett weg, und mit Kritik konnte ich natürlich auch nicht sparen. Aber wie so immer im Leben, Übertreibung veranschaulicht, und ein Augenzwinkern ist immer mit dabei. Dennoch hat jede auch noch so kleine oder versteckte Kritik oder Stichelei einen ernsten und ernst gemeinten Hintergrund und ist als klares Statement zu dem entsprechenden Thema zu verstehen. Wenn auch oft nicht zu glauben, die Fakten sind aufbereitet aber eben genauso, wie sie hier in dem Buch stehen.

Auch wissen wir, dass Ausnahmen die Regel bestätigen. Die unangenehmen und nervigen Blödmänner unter den Patienten und Kollegen, die ich hier durch den Kakao ziehe, werden zwar immer mehr und sind deshalb nicht mehr nur Ausnahmen, sind aber trotzdem und zum Glück noch in der Minderheit. Die meisten, mit denen man es so tagtäglich zu tun hat, sind nette Zeitgenossen, mit denen man arbeiten kann, und führen zum Glück zu einer Verdünnung der wenigen, die einem das Leben schwer machen. Wenn unter 70 weniger schwierigen und freundlichen Patienten am Tag dann aber fünf Knallköppe dabei sind, kann die Laune am Abend trotzdem richtig am Boden sein. Wenn das zunehmend und jeden Tag passiert und zusätzlich unsinnige Gesetze, Regularien, Vorgaben und grotesk perfide Budgetierungen dazukommen, ist irgendwann der Punkt erreicht, an dem man einfach keine Lust mehr hat und meckern möchte.

Natürlich werde ich auch nach dem Schreiben dieses Buches nicht den Kittel an den Nagel hängen, sondern meine Patienten freundlich und mit aller Sorgfalt noch einige Jahre weiterbehandeln. Mit zunehmendem Alter wachsen auch die nötige Gelassenheit und die lebensnotwendige Ignoranz bestimmten Gesetzen und Restriktionen gegenüber.

Ich werde sicherlich auch meine Kinder nicht davon abhalten, wenn sie mal Arzt oder Ärztin werden wollen, würde sie aber natürlich zwingen, vorher dieses Buch zu lesen.

Eins kann ich aber mit Sicherheit sagen, mit den heutigen Erfahrungen würde ICH definitiv dieses Studium und diesen Beruf nicht noch einmal wählen.

Deshalb: Augen auf bei der Berufswahl. Die Zeiten, als wir die Götter in Weiß waren und das Ranking der schönsten Berufe natürlich anführten, sind längst vorbei. Der Beruf ist nicht mehr das, was er mal war. Mit dem Buch möchte ich etwas Licht ins Dunkel bringen und bin mir sicher, dass Sie am Ende einige Dinge und vor allem uns Ärzte besser verstehen. Wenn es der erste Tropfen in das Rinnsal wäre, welches notwendig ist, um ein gewisses Umdenken in Gang zu setzen, dann ist es vielleicht auch wieder möglich, zusammen den Beruf wieder etwas attraktiver zu machen, leere Praxen nachzubesetzen und Spannungen aus dem Verhältnis aller Beteiligten etwas rauszunehmen.

Ich wünsche viel Spaß beim Lesen.

Göran Wild

1. KAPITEL

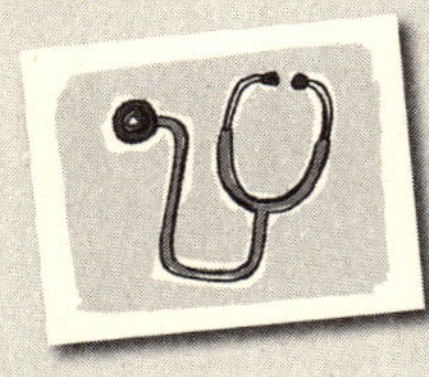

SCHULE UND STUDIUM

1. GRUND

Weil man als Kind schon helfen muss

Vorschusslorbeeren sind oft nicht einfach im Leben. Ebenso wie ein hohes Anspruchsdenken und Erwartungen an jemanden, der Leistungen erbringen soll, von denen er selbst in diesem Moment nur träumt. Manche Kinder haben relativ frühzeitig einen festen Berufswunsch und klare Vorstellungen davon, was sie später mal werden wollen. Aufgrund meiner frühkindlichen Prägung mit einem Vater als Arzt und einer Krankenschwester als Mutter stand relativ früh fest, was der Sohnemann dann mal werden soll. Das Thema war allgegenwärtig. Ständige Gespräche am Frühstückstisch, Fortsetzung beim Abendbrot, den ein oder anderen Ferientag im Krankenhaus verbracht, und schon gab es für Klein-Göran nichts anderes, als auch mal Doktor zu lernen. Die Außendarstellung des Sprösslings durch Mama und Papa tat dann ihr Übriges, sodass bald jeder wusste, dort wächst ein Mediziner heran.

Oft wird aber vergessen, dass es zunächst nicht mehr als ein eigener oder eingeredeter Traum ist, und man tut gut daran, keinem davon zu erzählen. Bei Kindern mit einem festen Berufswunsch setzt man nämlich irgendwie voraus, dass sie sich schon lange vor der eigentlichen Ausbildung intensiv mit ihrem Traumberuf beschäftigen und überdurchschnittliches Wissen anhäufen.

Mein Schulfreund Marco wollte früher Tischler werden, beziehungsweise mal irgendetwas mit Holz machen. Sobald im Kindergarten, Hort oder später in der Schule irgendwo eine Schraube aus dem maroden Mobiliar gefallen war oder ein Holzspielzeug von ungeschickten Kinderhänden kaputt gemacht wurde, musste sich Marco den Satz anhören: »Du willst doch mal Tischler werden, kannst du dir das nicht mal angucken …«

Bei dem zerbrochenen Holzlaster hält sich die Verantwortung, die man dem kleinen Marco damit aufgetragen hatte, sicherlich noch im Rahmen. Wenn ich mir aber den Satz anhören musste: »Göran, du willst doch mal Medizin studieren«, dann hatte sich immer irgendjemand wehgetan, blutete aus der Nase oder hatte aufgrund des schlechten Schulessens eine Gesichtsfarbe wie eine alte grau-weiße Kellnerjacke.

Es war bestimmt nicht immer ganz ernst gemeint, aber unbewusst brachte man mich damit schon irgendwie in eine Situation, die man im Kindes- und Jugendalter nicht unbedingt haben möchte. Mit zunehmendem Alter und schwindendem Abstand zum ersten Tag des Medizinstudiums wurden aber die Erwartungen der Hilfe suchenden Person auf tatsächliche Hilfe im Notfall dann doch immer größer. Wenn dann noch der einschneidende und oft lähmende Satz hinzukam: »Dein Vater ist doch auch Arzt, kannst du da nicht mal helfen«, wusste ich, es wird wirklich ernst, und ich werde mehr Enttäuschung als Hoffnung verbreiten.

Mit dieser Erfahrung würde ich deshalb jedem empfehlen, seinen Berufswunsch so lange wie möglich geheim zu halten.

2. GRUND

Weil das Studienplatzvergabesystem die erste Krankheit ist, die man kennenlernt

Irgendwann im Leben ist die Schule aus, bei dem einen eher, bei dem anderen später. Bei denen, die sehr zeitig ausscheiden, ist die Berufswahl einfach. Mit Abgang Klasse 8 bleibt meist nicht viel. Trotzdem können sich einige nicht entscheiden und machen erst mal übergangsweise auf Hartz IV, um genug Zeit zu haben, beim Frühstücksfernsehen, einer Selbstgedrehten und dem ersten Tagesbier über ihre Zukunft nachzudenken.

Je später man die Schule verlässt, umso größer werden die Möglichkeiten, im Leben einmal Geld zu verdienen. Für die meisten

Berufe reichen für den Beginn der Ausbildung gute Noten, bzw. neuzeitlich viele Punkte oder Eltern, die den ein oder anderen Entscheidungsträger kennen.

Wer Medizin studieren möchte, muss sich mit Numerus clausus auseinandersetzen. Das ist nicht der lateinische Bruder von Santa Claus und auch nicht der Spitzname von Klassenkamerad Claus, dem Gott der Nummern, dessen Platz im Klassenzimmer nicht nur wegen Mathematik ab der 9. Klasse frei war. Numerus clausus heißt so viel wie Zulassungsbeschränkung und wurde für die Studienfächer erfunden, bei denen es mehr Bewerber gibt als Studienplätze.

Bei den Ärzten kommen da auf einen Platz etwa fünf Willige. Wenn man bedenkt, dass es besonders auf dem Land zunehmend eng wird, Arztstellen zu besetzen, würde selbst Mathe-Claus aus der 8. eine Lösung einfallen. Einfach mehr ausbilden geht aber auch nicht, weil so ein Studienplatz den Staat wohl einiges kostet. Wenn ich mir dann anschaue, wie viele Flitzpiepen die Uni verlassen, dann wird jetzt schon viel Geld für umsonst ausgegeben. Da die Qualität, die hinten rauskommt, nicht proportional mit der Menge zunimmt, die man vorn reinsteckt, wäre eine Erhöhung der Studienplätze sicherlich ein teures und riskantes Vorhaben.

Deshalb scheint es auch in Zukunft besser zu sein, wenn sich weiterhin fünf Schlauberger um einen Platz streiten. Ein Blick in die Krankenhäuser zeigt dann aber auch, dass das angewandte Auswahlverfahren nicht immer dazu führt, dass die Besten gewinnen. 20 Prozent der Plätze bekommen die mit den besten Noten. Dass dabei auch Schulfächer mit einfließen, die nun gar nichts mit Medizin zu tun haben, ist erst mal egal. Mit einer 5 in Kunst, Musik oder Sport wird es da schon eng, obwohl ich als guter Arzt weder singen, noch malen oder schnell rennen muss.

Die nächsten 20 Prozent gehen an die mit den meisten Wartesemestern. Das heißt, auch wenn ich eine der dunkelsten Leuchten beim Abi war und außer einer 1 in Sport, Kunst und Musik sonst nur 3 und 4 auf dem Zeugnis standen, kann ich nach fünf, zehn oder 15 Jahren trotzdem Medizin studieren.

Die restlichen 60 Prozent werden variabel verteilt, an Leute mit irgendeiner Berufsausbildung oder bestandenem Eingangstest und vielen anderen spannenden Kriterien. Unterm Strich kann also irgendwie dann doch jeder mit Abi in der Tasche das Glück haben, ein guter Arzt zu werden.

Aber was ist eigentlich ein guter Arzt, und was muss man können? Ist es der mit nur Einsen auf dem Zeugnis, oder der mit irgendeiner abgeschlossenen Ausbildung oder gar der, der am längsten warten kann? Um das Studium zu bestehen, braucht es jedenfalls nicht viel. Die wichtigste Voraussetzung ist die Fähigkeit, die gesamte Speisekarte beim Chinesen um die Ecke auswendig lernen zu können, noch bevor die nette kleine Kellnerin zur Bestellung an den Tisch kommt. Und beim Chinesen geht das immer recht schnell, zumindest bei meinem Chinamann vergeht nicht viel Zeit, bis Li Wang am Tisch steht. Li Wang heißen übrigens fast alle im Land der aufgehenden Sonne und der untergehenden Augenlider. Macht auch Sinn bei 1,4 Mrd. Einwohnern. Da brauche ich nur einen Namen zu rufen, und das ganze Einkaufscenter ist geräumt. Bis auf einen, der heißt zwar auch Li Wang, hatte aber gerade Kopfhörer auf, als evakuiert wurde.

Aber zurück zum guten Arzt. Der wird auf jeden Fall nicht während des Abiturs, nicht im Wartesemester und auch nur bedingt im Studium geformt. Es gibt auch nicht nur den einen Guten. Einer kann reden, aber nur vor seinesgleichen, und hält dann das ganze Leben irgendwo Vorträge. Der andere kann nicht reden, aber perfekt schreiben, der hat am Ende seiner Laufbahn die meisten Veröffentlichungen in allen möglichen Fachzeitschriften. Ein anderer kann weder schreiben, noch lesen oder reden, aber wunderbar operieren. Der versteckt sich dann im OP-Saal und versucht sich einen Assistenzarzt zu halten, der für ihn den Kontakt zu den Patienten herstellt. Und manche können gar nichts, sind aber wunderbare Menschen und beliebt, weil sie zuhören und sich Zeit nehmen. So findet am Ende jeder, egal wie er zum Studium gekommen ist und wie unsinnig die Auswahlverfahren auch immer sind, seine Bestimmung.

3. GRUND

Weil sich das Auswahlverfahren leider in der Studiengruppe widerspiegelt

Wenn man es dann selbst mal geschafft und einen der begehrten Studienplätze zugewiesen bekommen hat, geht es los, das Studium. Natürlich freut man sich drauf. Der eine, weil er viele wichtige Dinge lernen wird, der andere, weil er zeigen kann, wie schlau er schon ist, und einige freuen sich auch nur, weil sich ihre Eltern freuen und sie diese weiterhin glücklich machen können.

Ich hatte mich einfach auf das ganz normale Studentenleben gefreut. Lange schlafen, viel Freizeit, wenig lernen, ausgiebig feiern. Besonders gespannt war ich natürlich auf die Mitstudenten. Ich konnte es kaum erwarten, das erste Mal den Hörsaal zu betreten, um zu sehen, wie viele formvollendete junge Damen und partyorientierte coole Jungs es in meinem Jahrgang in die heiligen Hallen gespült hat. Neben den allgemeinen Vorlesungssälen sollte die eigene Studiengruppe natürlich vorrangiges Jagd- und Spaßgebiet für mich sein. Bei dem bereits beschriebenen Studienplatzvergabesystem hätte ich mir natürlich aber auch im Vorfeld schon überlegen können, wie groß die Chance auf ein oder zwei Volltreffer überhaupt sein kann.

Da haben wir zum einen die 20 Prozent, die nur Einsen im Abi hatten. Dazu muss man entweder einen hohen IQ haben oder Lenin eine Freude machen und lernen, lernen, nochmals lernen. Hoher IQ, cool sein und überdurchschnittliches Aussehen sind prinzipiell bei ein und derselben Person nicht ausgeschlossen, aber sicher nicht häufiger anzutreffen als ein fleißiger Beamter. Und wenn es dann doch mal zutrifft, dann wird der- oder diejenige auf keinen Fall Medizin studieren, sondern BWL oder Jura.

Die anderen, die durch unermüdliches Lernen zum 1,0-Abi gekommen sind, haben meist auch abgeknabberte Fingernägel, eine natürliche Abneigung dem anderen Geschlecht gegenüber und eine Brille, die nicht das einzige Dicke an ihnen ist. Aus dieser Gruppe war also nicht viel zu erwarten.

Dann hatten wir die mit den Wartesemestern. Das heißt, diese hatten weder IQ, noch haben sie gelernt. Prinzipiell also eine vielversprechende Fraktion. Warten heißt aber leider auch, dass sie dann schon viele Jahre älter sind als der Durchschnitt der Pennäler und die guten und faltenlosen Jahre meist lange vorbei sind. Wer allerdings auf Lebenserfahrung steht und meint, dass man segeln auch auf alten Schiffen lernen kann, der wäre allerdings bei dieser Gruppe genau richtig. Da ich meine Lebenserfahrung aber selbst machen wollte und schon ganz gut segeln konnte, würden die Damen aus dieser Gruppe auch nicht mein Zielgebiet werden, und die Herren waren eben leider schon Herren.

Dann hatten wir noch die, die irgendeinen anderen Hebel für einen Studienplatz gefunden hatten.

Die mit Berufsausbildung kann man gleich in die Gruppe der Wartesemester stecken.

Die mit Vitamin B und einem Papa in der Entscheidungsetage sind meist das Gegenteil derer aus Gruppe 1. Ohne Zweifel interessant und spaßorientiert, aber mit so niedrigem IQ, dass sie nur für eine ganz kurze Segeltour oder ein schnelles Bier tauglich waren.

Unterm Strich haben also das Auswahlverfahren und der nervige Numerus clausus die Chancen auf freudbetonte, brauchbare Studentinnen und Studenten in der Medizin auf ein Minimum reduziert. Wenn man dann noch das Pech hat, dass die zwei, drei Gleichgesinnten des Jahrgangs nicht in der eigenen Studiengruppe sind, verliert man schon in der ersten Woche die Lust auf Vorlesung und engen Kontakt am Präpariertisch im Anatomiepraktikum. Diejenigen also, die nur studieren wollen, damit sie studieren, und der ausufernden Partys wegen, sollten die Medizin ganz schnell aus seinem Lostopf nehmen.

4. GRUND

Weil man im Studium einen Haufen unbrauchbares Zeug lernen muss

Schon der russische kommunistische Revolutionär, Politiker und marxistische Theoretiker Wladimir Iljitsch Uljanow, besser bekannt als Lenin, haute irgendwann mal den monumentalen Satz in die Welt: »Lernen, lernen, nochmals lernen.«

Angeblich stammt dieser Satz aber von seinem Klassenlehrer, und Lenin war scheinbar der Einzige der damaligen Rasselbande, der sich den Satz nicht nur gemerkt, sondern auch noch die Aufforderung in die Tat umgesetzt hat. Zumindest hatte er es später zu etwas gebracht, mischte den Satz mit einem revolutionären Unterton neu an und verkaufte ihn als den seinen.

Heute hätte die Lehrkraft oder zumindest die GEMA den guten Wladimir mit Sicherheit verklagt und hätte ihm seine Ballonmütze rechts und links über die Ohren gezogen.

Er war aber nicht der Einzige, der sich diesen Satz zu eigen machte. Auch einige meiner Lehrer und sogar unser damaliger Nachbar, der alte Klugscheißer, nutzten jede Gelegenheit, mich an den angeblichen Sinn unseres Erdendaseins zu erinnern. Irgendwie stimmt es ja auch. Das Leben besteht vom ersten bis zum letzten Tag aus Lernen, Lernen, nochmals Lernen.

Als Erstes lernen wir zu laufen und als Letztes, na ja, irgendwie auch wieder. Das eine Mal hilft uns Mama, und das andere Mal

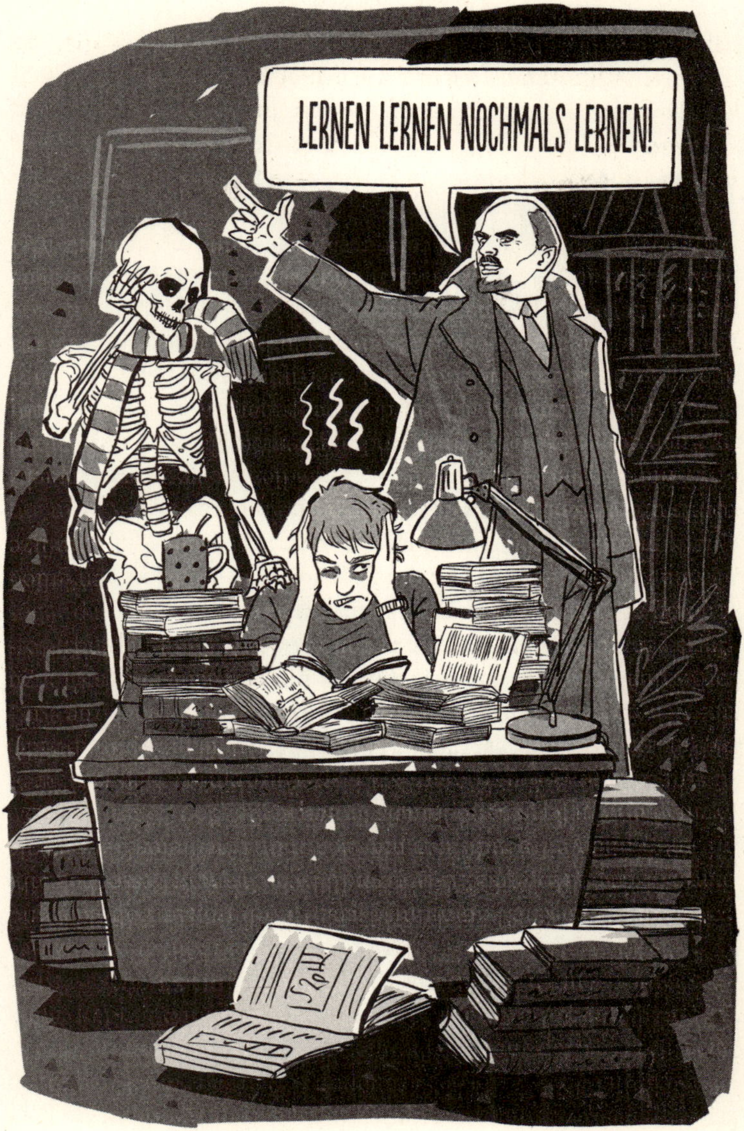
LERNEN LERNEN NOCHMALS LERNEN!

helfen die Altenpfleger. Irgendwie lernt man ja sowieso nie aus. Das Blöde daran ist nur, dass man lediglich einen kleinen Teil braucht von dem, was man so lernen soll. Da wir im ersten Viertel unserer Existenz auf diesem Planeten noch nicht selbst entscheiden können und auch nicht dürfen, was wir lernen, müssen wir erst mal den gesamten Schrott aufsaugen. Zum Glück scheint die Evolution da einen unermüdlichen Filter in unser kleines raffiniertes Gehirn eingebaut zu haben, der vom ersten Tag an ganz unterbewusst ein wenig aussortiert. Wer nach der 10. Klasse aufhört und was Ordentliches lernt, der hat den Wahnsinn überstanden und muss sich ab sofort nur noch Dinge merken, die ihm im weiteren Leben wirklich nützlich sind. Der werdende Koch lernt kochen, der Friseur Haare schneiden und der Gärtner, welche Blumen es gibt.

Wenn man meint, studieren zu müssen, geht der Unsinn nicht nur weiter, nein, er potenziert sich sogar noch. In der Medizin gibt es 33 verschiedene Fachrichtungen, von denen sich jeder, der Arzt ist, mit genau einer bis zur Rente beschäftigt. Die wenigen Ausnahmen, die zwei Fachgebiete beackern, sind aufgrund scheinbar fehlender sozialer Kontakte und Hobbys eher zu bedauern. Nun möchte man meinen, dass es sinnvoll wäre, die Wissensvermittlung relativ frühzeitig in eine bestimmte Richtung zu verschieben, um wertvollen Speicherplatz nicht unnütz mit Hautkrankheiten oder Gendefekten zu füllen, wenn ich doch Chirurg oder Augenarzt werden möchte.

Sicherlich ist es nicht völlig nutzlos, wenn ich ein wenig über Kinderkrankheiten erfahre, ein paar Medikamente samt Nebenwirkung kenne und auch weiß, wie viele Knochen der Mensch hat und wie sie in etwa heißen. Das würde ich aber sinnvoll komprimiert in zwei Jahren hinbekommen. Tatsächlich lerne ich aber sechs Jahre mehr oder weniger planlos aus allen 33 Fachgebieten Dinge, die ich in 32 Fällen entspannt zum Großteil wieder vergessen kann.

Zum Glück arbeitet der eingebaute Filter auch im Studium noch zuverlässig und wird immer genau dann aktiv, wenn ich eine Prüfung in einem meiner nicht favorisierten Fachgebiete bestanden habe. Zumindest hatte ich immer das Gefühl, dass ich durch eine am Montag bestandene Prüfung bereits am Mittwoch schon knallhart durchgerasselt wäre.

Lernen, lernen, nochmals lernen, auf das Medizinstudium trifft es ungekürzt zu. Ich denke aber nicht, dass Lenin dieses krankhafte Auswendiglernen gemeint hat, bei dem aus einer Masse von Wissen so groß wie die Wüste Gobi am Ende eine Handvoll Sandkörner übrig bleibt.

5. GRUND

Weil sich das Studium wegen des vielen unbrauchbaren Zeugs unendlich hinzieht

Ein Studium zieht sich oft wie ein unter dem Tisch klebender Kaugummi, der kurz davor ist auszutrocknen, aber gerade noch die klebrige Restfeuchte besitzt, die es ermöglicht, ihn auf die Länge eines Bungeeseils zu bringen.

Einige wenige Studiengänge beschränken sich scheinbar tatsächlich auf das Wesentliche, und die Regelstudienzeit beträgt nur sieben, acht oder zehn Semester. Regelstudienzeit ist dabei die Zeit, die man mindestens studieren muss, um einen Abschluss zu bekommen. Davon zu unterscheiden ist die durchschnittliche Studiendauer. Das ist die Zeit, die der arme lerngeplagte Student dann wirklich braucht, um endlich mal zum Ende zu kommen.

So wird zum Beispiel die Regelstudienzeit für Volkswirtschaftslehre an der Universität Köln mit neun Semestern angegeben – die durchschnittliche Zeit beträgt dort jedoch 15,8 Semester. Das hat sicherlich auch damit zu tun, dass für diesen Studiengang kein Numerus clausus nötig ist und scheinbar jeder, der zumindest schreiben kann, Volkswirtschaft studieren darf. Wenn ich sehe, was für Volkswirtschaftler dann teilweise nach durchschnittlich 15,8 Semestern auf die Volkswirtschaft losgelassen werden, scheint Rechnen zumindest keine Voraussetzung zu sein.

Ein weiterer Grund liegt darin, dass bei der Regelstudienzeit von idealisierten Bedingungen ausgegangen wird, die dann in der Praxis häufig nicht gegeben sind. Wikipedia hat da zum Beispiel folgende weniger ideale Bedingungen auf Lager:

Überfüllte Seminare und Vorlesungen, gleichzeitige Termine von Pflichtveranstaltungen, der Ausfall von Kursen oder schlichtweg die Notwendigkeit einer (zeitaufwendigen) Nebentätigkeit zur Finanzierung des Studiums und des Lebens.

Wie wir wissen, ist Wikipedia nicht selbst so doof, und es hat eben den Nachteil, dass jeder, also wirklich jeder, etwas da reinschreiben darf. Ich bin prinzipiell sehr begeisterter Nutzer dieser Plattform, aber dieser Beitrag zeigt eindeutig, dass da scheinbar ein Faulsack nach 18 Semestern Volkswirtschaft seinen mittlerweile drängelnden und unruhigen Eltern eine Erklärung liefern musste und schnell mal den Beitrag selbst verfasst hat. Zum Glück hat eine etwas ehrlichere Haut unter den Säumigen dann noch den eigentlichen Grund angefügt, denn es heißt weiter bei Wikipedia:

Auch der Grad der Begabung und die Motivation eines Studenten kann erhebliche Auswirkungen auf die Studienzeit haben, wenn Prüfungen wiederholt werden müssen oder erst später angetreten werden.

Ich denke, das trifft die Sache schon eher, ist aber nicht nur in der Volkswirtschaft und in Köln so.

Die Regelstudienzeit im Fach Medizin beträgt zwölf Semester. Böse Zungen behaupten, das ist absichtlich so gewählt worden, weil die Medizinstudenten, diese Blindgänger, sowieso vier Semester länger brauchen würden als notwendig. Auch wenn es da einige Exemplare gibt, auf die das zutrifft, denke ich, es liegt eher daran, dass sich die vielen hohen Professoren nicht einigen konnten, was wirklich wichtig ist für den angehenden Arzt.

Getreu dem Glauben eines jeden Fachspezialisten, dass sein eigenes Fach sowieso das wichtigste ist, wollte keiner der Universitätsgötter zurückstecken, und es musste alles aus allen Fachgebieten in den Lehrplan gestopft werden. Das Ergebnis hatten wir schon besprochen. Es wird unendlich viel Unsinn vermittelt, den in dieser Fülle kein Mensch, kein Gott und schon gar kein Arzt jemals wieder braucht.

Die zwölf Semester sind dann aber noch lange nicht genug. Während andere Studienabgänger sich mit einem Diplom oder Masterabschluss in der freien Wirtschaft bewerben können und mit viel Glück unmittelbar nach dem Studium mit einem fetten Gehalt, 30 Tagen Urlaub, einem Firmenwagen und einer unschlagbaren Work-Life-Balance ins Berufsleben starten, müssen die Mediziner weiter lernen. Und da zu viel Gehalt den lernenden Untertanen von Überstunden und etlichen Wochenenddiensten abhalten könnte, gibt es erst mal nur eine Aufwandsentschädigung.

Nach dem Studium wird erst noch einmal etwas Praktikum und eine Assistenzarztzeit angeschlossen und der junge Arzt gaaaanz langsam an ein Gehalt herangeführt, welches man dann irgendwann tatsächlich auch so nennen kann. Wenn man dann die spezielle Facharztausbildung noch dazurechnet, in der ich auch lernen, absolvieren, schauen und mich prüfen lassen muss, dann ist man nach geschmeidigen zwölf Jahren fertig und kann sich als richtigen Arzt bezeichnen.

Von all dem, was man mal gelernt hat, ist kaum was übrig geblieben, außer versäumte Lebenszeit und ein Schrank voll Bücher mit Wissen und Millionen Multiple-Choice-Fragen.

6. GRUND

Weil Kreuze machen bzw. Multiple Choice bei Prüfungen eigentlich Selbstverarsche ist

Im Studium muss man lernen. Viel lernen, eigentlich viel zu viel, aber das hatten wir ja schon geklärt. Da man vieles von dem Gelernten niemals mehr braucht, wäre es natürlich völlig unsinnig, wenn man es nicht wenigstens einmal zum Besten geben könnte. Ich glaube, allein dafür gibt es diese vielen nervigen Prüfungen.

Es gab Zeiten, da wurde einfach schriftlich oder mündlich geprüft, entweder man musste Fragen mit ganzen geschriebenen Sätzen beantworten, oder man saß dem Professor gegenüber und musste mit ihm reden. Bald hatten die Professoren scheinbar keine Zeit mehr, die langen Sätze zu lesen, und viele Studenten konnten auch gar nicht mehr richtig schreiben. Das herkömmliche Sprechen von Mann zu Mann ist in der heutigen Welt des weiten Netzes sowieso nicht mehr so hoch angesehen, und es mussten irgendwie neue Methoden gefunden werden, das unnütze Wissen mal abzufragen.

Das war die Geburtsstunde der Multiple-Choice-Prüfung. Dadurch musste man nicht mehr reden und auch nicht mehr schreiben, sondern nur noch ein paar Kreuze machen, was den meisten legasthenisch veranlagten Studenten dann doch eher entgegenkam. Ich weiß nicht, ob gewollt oder ungewollt, aber irgendwie musste man seitdem nur noch die Hälfte des Stoffes lernen, um diese Art von Prüfung zu bestehen. Der Grundgedanke ist, dass dem Prüfling auf eine Frage fünf Antworten vorgegeben werden. Um es noch etwas einfacher zu machen, werden dann diese fünf Antworten unterschiedlich kombiniert.

Da heißt es dann zum Beispiel:
Lösung A: 1, 3 und 4 sind richtig
Lösung B: nur 2 und 5 sind richtig

Lösung C: alle sind richtig, oder

Lösung D: alle sind falsch

Das klingt zunächst nach einem heillosen Durcheinander, aber eben nur auf den ersten Blick. In Wirklichkeit macht es die Sache sehr einfach, weil ich nach dem Aus- oder Einschlussprinzip die meisten Lösungskombinationen sofort streichen kann.

Oft reicht es, wenn ich von den fünf Antworten lediglich zwei sicher als richtig oder falsch erkenne. Mit diesem Halbwissen tauche ich dann ganz entspannt in die vorgegebenen Lösungskombis ein.

Wenn ich zum Beispiel sicher weiß, dass Antwort 1 falsch ist, muss ich mir keine Gedanken mehr über Antwort 3 oder 4 machen, um Lösung A auszuschließen.

Lösung C (alles richtig) kann dann ja irgendwie auch nicht mehr stimmen, wenn eine Antwort mit Sicherheit falsch ist.

Wenn ich dann noch weiß, dass Antwort 2 oder 5 auf jeden Fall richtig ist, fällt D auch weg, und es bleibt nur B übrig.

In diesem Fall hätte ich nicht mal Halbwissen gebraucht, um das Kreuz an der richtigen Stelle zu machen. Irgendwie veralbern wir uns da schön selbst, seit wir auf dem Kreuzzug durchs Studium sind.

7. GRUND

Weil es unzählige sinnlose Ausbildungen gibt

Wie bereits erwähnt, hat man als Arzt nach Abschluss seiner unendlich langen Ausbildung eigentlich so viel gelernt, dass man meinen könnte, es passt sowieso nichts mehr rein in die überstrapazierte Hirnhälfte. Für eine kurze Zeit ist das auch tatsächlich so, bis die natürliche Auslese einige Hirnzellen von unnützem Wissen wieder befreit hat. Nun könnte man mit dem gewonnenen Speicherplatz sinnvolle Dinge anfangen und diesen etwa mit wertvollen Informationen über Biersorten oder Schuhmarken füllen. Da das allerdings dem intellektuell daherkommenden und lebenslang wissensdurstigen Elitemediziner zu banal ist, wurde eine Weiterbildungs- und Fortbildungsbranche geschaffen, die aufgeblähter ist, als es die Finanzblase vor der Lehman-Brothers-Pleite je war.

Doch anstatt endlich mal zu platzen, werden zunehmend ohne Sinn und Verstand immer wieder neue Kurse, Lehrgänge und Zertifikate in die Bubble gefüllt. Es gibt zweifellos einige durchaus sinnvolle Veranstaltungen, die man teilweise ernsthaft für die tägliche Arbeit braucht, oder die sogar für den Patienten einen Nutzen bringen. Ich denke da z.B. an das Röntgenzertifikat, den Ultraschallschein oder die Zusatzbezeichnung Sport- oder Notfallmedizin. Auch Akupunktur oder Chirotherapie lasse selbst ich als Schulmediziner mir noch gefallen. Die Kurse und die damit erworbenen Zertifikate sind natürlich Voraussetzung für das Abrechnen der jeweiligen Leistung. Aufgrund des nicht immer optimalen Verhältnisses zwischen Leistung und Honorar ist es teilweise notwendig, sich den einen oder anderen Zusatzverdienst zu erarbeiten.

Entsprechend dem Grundsatz »Nachfrage bestimmt das Angebot« drängten in den letzten Jahrzehnten eine Vielzahl von profitablen Einrichtungen und Anbietern mit tollen Angeboten für Ärzte auf den Markt. Getrieben von einigen zur Pflicht ernannten Bescheinigungen und der puren Angst, aufgrund stetiger Honorarkürzungen langsam, aber sicher zu verarmen, rannten die fleißigen, pflichtbewussten oder auch einfach nur gierigen Ärzte von einer Veranstaltung zur nächsten und zahlten Geld, von dem nicht sicher war, dass sie es jemals durch das neue Zertifikat wieder einnehmen würden.

Irgendwann gab es Hunderte von Firmen, die immer weniger Neues in Form von Fortbildungen anbieten konnten, und irgendwann hatte natürlich auch jeder Arzt mal genug Lernerfolgskontrollscheine angesammelt. Das war der Zeitpunkt, an dem dann nun wiederum der Weiterbildungsbranche die pure Angst im

Nacken saß und neue Wege gefunden werden mussten, den Ärzten auch weiterhin das Geld aus der Kitteltasche zu ziehen. Neue Wege konnte in dem Zusammenhang nur heißen: neue Kurse, mit neuen nie dagewesenen Inhalten.

Das war dann der traurige Anfang einer Epoche, in der neue Lerninhalte und Weiterbildungsthemen wucherten wie ein unbeliebter nässender Hautausschlag im Genitalbereich. Plötzlich gab es solch verrückte Sachen wie »Die Atlastherapie nach Pohlmann« für mehrwertsteuerbefreite 375 Euro, bei dem man sich nur um den ersten Halswirbel kümmert. Oder »Yog@thletik – Athletik trifft Yoga«. Damit es spannender und noch moderner klingt, musste sogar das arme alte a weichen. Für 650 Euro, natürlich mehrwertsteuerbefreit, kann ich aber auch das »Tensegrity Konzept« erlernen. Ein weiterer suspekter Kurs auf dem schier endlosen Gebiet der Faszientherapien, der sich einreiht in eine ganze Kette von Grund- und Aufbaukursen rund um die ebenfalls noch sehr dubiose menschliche Struktur Faszie. Zu wundersamer Ehre gekommen, weil sie einfach noch nicht genug gewürdigt und bearbeitet wurde. Heute kann man sich an ihr zu schaffen machen, wenn man die Weiterbildung FDM-Fasziendistorsionsmodell, Faszium-Therapie Konzept, die Faszio-Grundausbildung oder sogar den zertifizierten Faszientherapeuten in der Tasche hat.

Es ist schon wahnhaft, welche Blüten der Drang nach Anerkennung, Reputation und vermeintlichem Ansehen auf der einen Seite und profitorientierter Unternehmergeist auf der anderen Seite so treiben kann. Bei der Mehrzahl der »Kurse der Neuzeit« fragt man sich schon beim Lesen der Kursbezeichnung unweigerlich, ob die »Erfinder« tatsächlich glauben, was sie da versuchen zu vermitteln, und sich selbst noch ernst nehmen können. Ich selbst bin natürlich auch einmal in die Falle getappt und habe das Zertifikat »Golfmedicus« gemacht. Mehrere Wochenenden und viele Tausend Euro gingen über die Wupper, ohne dass ich auch nur einen Golfspieler aufgrund dieser Ausbildung in meine Praxis ziehen konnte.

Ich habe aber zwei Sachen gelernt: Golf spielen und dass man, um Golfspieler in seiner Praxis begrüßen zu können, sich selbst regelmäßig auf dem Platz und im Country Club sehen lassen muss. Das Handicap und die Golfmitgliedschaft sind in diesem Fall wichtiger als das Zertifikat an der Wand.

2. Kapitel

Als Arzt im Kranken-haus

8. GRUND

Weil man zu oft die Suppe der Kollegen auslöffeln muss

Im Gegensatz zu einer Praxis hat man im Krankenhaus meist viele Kollegen. Der halb blinde Optimist sagt jetzt sicher »toll, gefällt mir«. Der differenzierte Betrachter hingegen weiß, dass das Vorhandensein von Kollegen eben nicht nur positive Gesichtspunkte mit sich bringt. Bei Wikipedia ist ein Kollege, lateinisch auch *collega*, ein Amts- oder Berufsgenosse. Im schweizerdeutschen und österreichischen Sprachgebrauch sowie teilweise im süddeutschen Bereich und im Ruhrgebiet wird das Wort »Kollege« gleichgestellt mit dem Wort »Freund« verwendet.

»Amtsgenosse« kann ich zunächst noch bestätigen, macht doch mein Kollege laut Arbeitsplatzbeschreibung per se erst mal das Gleiche wie ich. Mit »Freund« kann ich da aber nur sehr bedingt mitgehen. Sicher gibt es den ein oder anderen, den man auch schon mal als »Freundchen« bezeichnet, aber das ist in diesem Fall dann meist keine herzlich gemeinte Belobigung oder ein Sympathiebekenntnis, sondern eher die freundliche Einleitung eines gepflegten Anschisses.

Ich hatte in all den Jahren tatsächlich nur ein, zwei ernsthafte Freunde unter den Kollegen. Es gab einen entscheidenden Punkt, der uns zusammenführte und unsere Freundschaft nährte wie eine zwölfzitzige Hündin ihre 14 Jungtiere. Wir hatten keine weiteren ernsthaften Kumpel, die tagsüber einen weißen Kittel trugen und abends beim Bier dummes Zeug laberten. In unserem Freundeskreis waren Vertreter aller anderen auf der Welt bekannten Betätigungsfelder. Selbst der Türsteher vom Puff um die Ecke und dessen Chef waren dabei. Ein Arzt war aber so richtig nicht zu finden. Und das war aus vielen Gründen auch gut so.

Ich verzichte jetzt darauf, ein zweites Buch anzufangen mit dem Titel *111 Gründe, als Arzt keinen Arzt als Freund zu haben*. Den einen Grund mit der in der Überschrift erwähnten Suppe möchte ich aber dennoch kurz vertiefen.

Im Krankenhausalltag werden täglich endlos viele Süppchen gekocht. Der Chef haut meist nur die Zutaten auf den Tisch, der Oberarzt schafft es im besten Fall, diese in der richtigen Menge in den Topf zu werfen, aber schon nicht mehr, diesen mit Wasser zu befüllen. Der arme Facharzt muss den ganzen Mist umrühren, zum Kochen bringen und am Köcheln halten, bis, ja bis plötzlich und unerwartet Feierabend ist. Der Chef weiß gar nichts mehr von seinem Vorhaben, der Oberarzt ist schon und der Facharzt geht schnell und pünktlich heim. Was bleibt ist eine fertige Suppe, die aber nicht abgeschmeckt und leicht angebrannt ist. Wer kommt ist der arme Suppenkasper Assistenzarzt, der sich bis zu diesem Zeitpunkt sogar etwas auf seinen Nachtdienst gefreut hat. Die Freude vergeht allerdings schlagartig wie die Lust auf Sex, wenn man als handfester Hetero im Rausch einer Alkohol-lastigen Partynacht leider einen Ladyboy mit nach Hause genommen hat.

Ähnlich wie der Anblick einer blankziehenden Dame mit Pullermann auf den militanten Hetero wirkt die Kunde der köchelnden Suppe auf den diensthabenden Assistenzarzt.

Denn dieser arme Drops muss die vielen Süppchen jetzt auslöffeln. Der eine hat einen Entlassungsbrief begonnen und bittet diesen zu beenden, weil er gaaaanz dringend seine Tochter aus dem Kindergarten abholen muss. Der andere hat noch schnell eine Untersuchung angeordnet, die man dann auswerten soll. Der ganz gemeine Kollege hat die vorletzte Operation des Tages absichtlich etwas in die Länge gezogen, damit der letzte Programmpunkt dann ganz sicher in den Dienst fällt. Der Vorgänger in der Notaufnahme hat Oma Hilde ganz aus Versehen im Wartebereich vergessen, und der Stationsarzt hat es geschafft, mit aggressiver Ignoranz der Spätschichtschwester diese dazu zu bringen, die fälligen Blutabnahmen genervt für den Nachtdienst stehen zu lassen. Das kann mir in der Praxis zumindest nicht passieren und war auch ein Grund für mich das eine Übel Krankenhaus gegen das minimal kleinere, Praxis, auszutauschen. Dort muss ich sicherlich auch täglich eine Menge Süppchen auslöffeln, aber ich weiß zumindest, dass ich mir diese zu 100 Prozent selbst eingebrockt habe.

9. GRUND

Weil Krankenschwestern keine Polizistinnen sind

Was haben Krankenschwestern denn mit Polizistinnen zu tun?, wird sich der eine oder andere fragen. Dazu muss man zunächst jede Personengruppe für sich betrachten.

Die Schwestern, das sind diejenigen, die die undankbarste Arbeit in Praxen und Krankenhäusern machen. Und das für wenig Geld und in der Hierarchie nicht weit oben angesiedelt.

Dafür ganz nebenbei mal ein ganz großes »Hut ab« und Respekt in jeder Hinsicht. Leider haben die Arbeitsbedingungen in den letzten Jahrzehnten dazu geführt, dass es immer weniger gibt, mit denen es sich lohnen würde, mal im Dienstzimmer zu verschwinden. Zunehmend frage ich mich in den letzten Jahren, wo sie denn sind, die Zuckerpuppen im kurzen Kittel von früher. Die langen blonden oder schwarzen wehenden Haare wurden kürzer, die Weiblichkeit nahm ab, dafür die Konfektionsgröße und das Alter zu. Es war wie verhext. Auf der einen Seite hält sich der Ruf hartnäckig bis heute, dass im Krankenhaus und Nachtdienst mehr fremdgevögelt wird als in jedem guten Swingerklub. Auf der anderen Seite konnte man mit ruhigem Gewissen diesem Ruf schon lange nicht mehr gerecht werden. Wo waren sie also, die Frauen, die von der Natur etwas bevorzugt wurden?

Irgendwann habe ich sie dann gesehen. Ich war Mannschaftsarzt einer Fußballmannschaft, die anfangs nicht sehr viele Fans gut fanden. Dementsprechend hatten wir bei Auswärts-, aber auch Heimspielen immer sehr viel Kontakt mit einer großen Anzahl von Polizisten und Polizistinnen, die uns regelrecht vor dem wilden Mob beschützen mussten.

Ich entwickelte also eine ganz andere Beziehung zu unserem Freund und Helfer in Uniform, als ich sie bis dahin als notorischer Verkehrssünder hatte. Eines Tages fiel es mir dann auf, wo sie waren, die Krankenschwestern von früher. Sie hatten Uniformen an, einige mit Panzerweste, andere mit Waffe in der Hand, zu Fuß, hinter dem Steuer eines Einsatzwagens oder fast schon anmutig reitend auf dem Rücken eines Polizeipferdes. Alle in der gleichen langweiligen meist grünen Uniform, aber eine hübscher als die andere.

Da waren sie also, in großer Zahl mit langen blonden oder schwarzen wehenden Haaren, jung und durchweg mit einer Konfektionsgröße, die es bei Ulla Popken mit Sicherheit nicht gibt.

Da stellt sich die Frage nach dem Ei und dem Huhn. Werden bei der Polizei nur überdurchschnittlich hübsche Frauen genommen, weil sie beruhigender auf einen Bösewicht wirken als eine, die mehr Bart und dickere Oberarme hat als der Räuber selbst? Oder bewerben sich bei der Polizei vorrangig die attraktiven Damen, weil es einer der wenigen seriösen Berufe ist, in denen man eine Uniform tragen kann, ohne sie kurzfristig wieder ausziehen zu müssen? Weil es ein Beruf ist, in dem man als Frau Männer mal richtig versohlen kann, und nicht nur so zum Spaß? Oder weil man als Frau Auto fahren kann, ohne dass sich ein anderer männlicher Verkehrsteilnehmer traut, sich über den Fahrstil zu beschweren? Ich weiß es nicht, werde aber die nächste Polizistin, die ich sehe, mal fragen. Auf jeden Fall finde ich es schade, dass es in den letzten Jahren derartige Verschiebungen zwischen den beiden Berufsgruppen gab.

10. GRUND

Weil man im Krankenhaus keine Patienten zu Ende behandelt

Ärzte sind gut, supergut, machen keine Fehler und haben nur zufriedene Patienten. Das zumindest denken die meisten Ärzte von sich selbst. Wenn man eine Umfrage machen würde, dann wären 95 % der Ärzte der Meinung, dass 99 % ihrer Patienten völlig geheilt und zufrieden die Praxis oder das Krankenhaus verlassen. Das eine Prozent sind Patienten, die vor ihrer Entlassung leider noch mal von einem deutlich schlechteren Kollegen behandelt wurden und deshalb die Chance auf völlige Zufriedenheit um ein Vielfaches gesunken ist. Ärzte zweifeln prinzipiell an nichts, und schon gar nicht an sich selbst. Das hat zweierlei Gründe.

Auf dem Weg zu einem ausgereiften Arzt war man einer der Besten in der Schule, hat das undurchsichtige Auswahlverfahren überstanden, hat etliche unsinnige Dinge gelernt und diese in genauso vielen unsinnigen Prüfungen erfolgreich wiedergegeben. Man hat ein Praktikum nach dem andern überlebt, und wenn man am Ende die Kreuze an der richtigen Stelle setzt, ist das Studium erfolgreich abgeschlossen.

Wer diese Tortur überstanden hat, der ist schnell mal der Meinung, dass man ihm über den zweiten Verteilungsweg das Gen Gottes doch noch injiziert hat. Der weiße Kittel als Ersatz für den weißen Bart des Schöpfers trägt sein Übriges dazu bei, dass der Großteil der Mediziner von sich selbst so überzeugt ist wie Donald Trump vom schicken Aussehen seiner Frisur.

Diese phänomenale Gottgleichheit lässt natürlich per se keine andere Meinung zu, als dass jeder für sich zunächst einmal der Beste und Erfolgreichste ist.

Das zweite Problem besteht darin, dass in erster Linie im Krankenhaus der Arzt seinen Patienten nur kurz begleiten kann, darf und muss. Die Querulanten kommen, werden behandelt, untersucht, operiert und aus kostentechnischen Gründen möglichst schnell wieder in die Weiterbehandlung der ambulanten Kollegen entlassen.

Die meisten Patienten verlassen also vorerst gesund und vermutlich geheilt oder zumindest auf dem besten Weg dorthin die Obhut vom stationären Onkel Doktor. Was dann passiert, bleibt für die meisten Krankenhausärzte im Verborgenen. Nehmen die Schmerzen wieder zu, heilt die Wunde nicht oder ist der Kunde einfach nur unzufrieden mit der Behandlung, der Verursacher erfährt oft nichts davon. Wer unzufrieden war, geht ungern wieder an den Ort der Leiden zurück, und viele wissen auch gar nicht, dass man auch im Krankenhaus direkt reklamieren darf.

Die faulen Eier bringen alle direkt zurück in den Supermarkt, wo sie hergekommen sind, und auch das Auto, welches noch immer nicht fährt, wird umgehend dem nicht erfolgreichen Werkstattmeister wieder auf den Hof gestellt. Aber wenn sie mit einem Weißkittel nicht zufrieden sind, suchen Patienten sich meist einen anderen, bei dem sie weiter jammern und sich über den fehlenden Erfolg des Kollegen beschweren.

Selbst wenn der Unzufriedene wieder ins Krankenhaus zurückgeht, um dort seinem Ärger freien Lauf zu lassen, muss sich meist auch nur ein kleiner Nachwuchsgott damit beschäftigen. Abgesehen davon, dass es dem, der dann richten soll, was er nicht verbrochen hat, ziemlich auf die Eier geht, ist das Hauptproblem, dass der, der es verzapft hat, nie was von seinem erfolglosen Handeln erfährt. Und das wiederum führt dazu, dass dieser dann denkt, er ist fehlerfrei und ihm gelingt alles.

Dies ist zumindest ein großer Vorteil der Niederlassung und Praxistätigkeit. Wenn auch nicht alle zum Meckern zurückkommen, sieht man aber doch auch mehr Unzufriedene wieder. Das ist auf den ersten Blick zwar nicht erfreulich, aber zumindest kann man dann wenigstens aus seinen eigenen Fehlern lernen und freut sich, wenn man es im zweiten Anlauf besser und dann doch noch aus einem verstimmten Patienten einen glücklichen machen kann.

In den weit häufigeren Fällen, in denen sich der Erfolg sofort einstellt, ist es natürlich auch schöner, wenn man den guten Verlauf von Anfang bis Ende miterleben darf und sich dann tatsächlich sicher sein kann, dass man »Mister 99 %« ist. Na ja, zumindest ehrlich und selbstkritisch bereinigte 90 %, da auch im ambulanten Bereich wie gesagt nicht alle ihre Reklamation beim Urheber anbringen. Wenn es also tatsächlich sein muss mit dem Berufswunsch Arzt, dann empfehle ich auch aus diesem Grund, sich wenigstens ganz schnell niederzulassen. Der Vorteil, einen Patienten voll und ganz von Anfang bis Ende (oder besser Abschluss der Behandlung) begleiten zu können, macht deutlich glücklicher, als im Krankenhaus nie wirklich zu erfahren, was aus meiner Operation oder Spezialbehandlung denn nun geworden ist.

11. GRUND

Weil die Dichte an Profilneurotikern in unserer Branche einfach zu hoch ist

Über den hohen Anteil an Menschen in unserer Branche, die denken, mehr und wichtiger zu sein, als sie in Wirklichkeit sind, gebe ich auch noch an der einen oder anderen Stelle dieses Buches meinen Senf ab. Die hohe Qualität und Dichte der Wichtigtuer hat sich aber einen ganz eigenen Grund verdient. Eigentlich wäre es sogar im Sinne der Prahlhanse, wenn man ein ganzes Buch über sie schreiben würde.

Und das Spektakulärste daran wäre, dass sie es einem nicht mal übel nehmen würden, wenn man sie 111x durch den Kakao zieht und sie ein ums andere Mal wie Idioten dastehen lässt.

Die wichtigste Eigenschaft, die sie nämlich noch vor dem ersten Nuckel in die Wiege gelegt bekommen haben, ist die ureigene Gabe, sich selbst in der Welt der Kritik und des Tadels völlig losgelöst vom Rest der Welt zu betrachten.

Gäbe es eine Statistik, die besagt, dass nur einer von 100 Ärzten gut ist, und eine andere, in der 99 von 100 Chefärzten Choleriker sind, dann hätten die Profilneurotiker unter uns nur eine Antwort: »Ja stimmt, ich finde es auch nicht schön, dass all meine Kollegen keine Ahnung haben und ich der Einzige bin, der nicht regelmäßig rumschreit.«

Die Lebensaufgabe dieser Typen ist Selbstbeweihräucherung. Sie wissen immer alles und genau Bescheid und müssen sich ständig hervorheben wie ein fett gedrucktes Ausrufezeichen mit Schriftgröße 30 Punkt Arial Black in einem Times-New-Roman-Text in Größe 8.

Die Ursachen für dieses zwanghafte Verhalten liegen wie so häufig in der Kindheit. Die fehlende Aufmerksamkeit und Anerkennung führen dann meist im Beruf zu übertriebenen Anstrengungen, sich vor anderen Menschen ständig beweisen zu müssen. Um täglich sein Selbstbewusstsein aufpolieren zu können, sucht man sich am besten einen Beruf mit hohem Sozialprestige, oder man sorgt dafür, sich durch seine Tätigkeit mit teuren Luxusgütern ausstatten zu können. Da der Arztbesuch beide Kriterien meist gut erfüllt, sammeln sich in den Krankenhäusern dieses Landes fast noch mehr Geltungssüchtige als in der Pilotenvereinigung oder der Juristenkammer.

In der Antike hat Herostratos eins der sieben Weltwunder, den Tempel der Artemis, zerstört, um Berühmtheit zu erlangen. Der Typ scheint also der Vater aller Profilneurotiker gewesen zu sein. Mit dem Zerstören von Weltwundern geben sie sich in der Neuzeit natürlich nicht mehr ab, sind sie doch in ihrer Welt selbst kleine Wunderwerke. Sie zerstören lieber die Anfangseuphorie und das kleine Pflänzchen Selbstbewusstsein vieler junger Kollegen und

Studienabgänger. Sicher nicht immer bewusst und absichtlich, aber dennoch konsequent und kontinuierlich.

Da ist die Geschichte mit dem Doktortitel (Grund 92) noch die entspannteste. Mehr Freude haben sie an öffentlichen Examinierungen während der Visite oder der Morgenbesprechung. Nicht einmal unbedingt, um den Welpen zu zeigen, was sie nicht wissen, sondern um zu beweisen, wie schlau sie selbst sind. Auch das ständige Abfordern von wissenschaftlichen Arbeiten und Vorträgen zielt insgeheim nur darauf ab, immer mal wieder in Erinnerung zu rufen, wie viele Veröffentlichungen bereits auf ihr Konto gehen. Selbst das unermüdliche Sammeln von Schwesternunterwäsche soll zeigen: Schaut her, ich bin der Beste und hatte sie alle, sogar eine mehr als der Oberarzt.

Wer das alles mal hautnah und live erleben möchte, dem empfehle ich einen Besuch bei irgendeinem renommierten Ärztekongress. Da kann man es mal aus der Nähe erleben, das Adrenalin- und Testosteron-gesteuerte Säbelrasseln, die gegenseitigen Huldigungen während der Abendveranstaltung.

Der engste Kreis nennt sich natürlich immer mit dem Vornamen, um dem traurigen Rest der 500 Kollegen im Hörsaal zu zeigen, dass sie nicht dazugehören.

»Ein guter Vortrag, Gerd, danke; was sagst du denn dazu, Peter?«, »Danke, dass du mich das fragst, Frank, aber ich gehe dann ausführlich in meinem Vortrag auf deine Frage ein, vielleicht kann Hans noch was dazu sagen, der hat doch erst eine groß angelegte Studie dazu im Journal of blablabla veröffentlicht.«

Natürlich sind alle Studien großangelegt, obwohl jeder weiß, dass Hans keinen Finger dafür krumm gemacht hat und nur wieder einige Assistenzärzte schwitzen mussten. Beim abschließenden Gettogether (so nennt man das kostenlose Betrinken nach der Veranstaltung heutzutage) werden dann die erfolgreich durchgeführten Operationen immer größer, und anhand der kolportierten Operationszahlen müsste jeder der Schwätzer im letzten Jahr mindestens jeden Bundesbürger einmal unter dem Messer gehabt haben. Am Anfang seiner Laufbahn ist es also nicht einfach mit den Profilos, aber hat man sie dann mal durchschaut, kann man fast ein wenig Spaß mit ihnen haben.

12. GRUND

Weil ewig am Telefon über den Patienten reden cooler geworden ist, als mal kurz draufzuschauen

In den ersten Jahren meiner Niederlassung habe ich noch nebenbei im Krankenhaus Nachtdienste gemacht. Zum einen, um noch etwas Geld zu verdienen, zum anderen, um einen engen Kontakt zu halten, der für einen Einzelkämpfer in der Praxis von großem Vorteil ist.

Irgendwann war es dann aber nicht mehr sinnvoll, da es immer schwieriger wurde, ohne Probleme direkt nach dem Nachtdienst die Sprechstunde zu beginnen, und ich mich meist erst mal noch kurz hinlegen musste. Das führte dazu, dass ich an dem verlorenen Vormittag in der Praxis mehr Geld nicht verdient hatte, als ich für die Nacht zuvor im Krankenhaus bekam.

Letztendlich war es aber nicht der Hauptgrund, die Sache zu beenden. Vielmehr war es das immer schlechtere Arbeitsklima, geprägt von einer egoistischen und unkollegialen Mentalität, bei der keiner der ärztlichen und nichtärztlichen Mitarbeiter mehr bereit war, Verantwortung zu übernehmen, die über das arbeitsvertraglich geregelte Mindestmaß hinausging.

Ein typischer Fall, der mein Umdenken ausgelöst hat, war ein Gespräch mit einer sehr jungen Kollegin der Allgemeinchirurgie.

Ich war etwa zehn Jahre Facharzt für Chirurgie und Unfallchirurg und saß als erster Ansprechpartner in der Notaufnahme eines großen Leipziger Krankenhauses. Ich hatte nicht alles, aber bereits viel erlebt und konnte den Nachtdienst mit einer ausreichenden Routine abarbeiten. In der Nacht war man der einzige Arzt in erster Front und hatte die Funktion, alles, was so hereinkam, zu sichten, zu untersuchen, die Diagnostik einzuleiten und nach möglichst genauer Diagnosestellung den jeweiligen Diensthabenden des dann zuständigen Fachgebietes zu informieren. Mehr oder weniger begeistert setzte dieser dann seine meist trägen Knochen in Bewegung, um den Patienten zu übernehmen.

Ich hatte also mit hoher Sicherheit einen Blinddarm diagnostiziert und rief die diensthabende Chirurgin an. Diese war noch keine Fachärztin, hatte gerade erst ihre Ausbildung begonnen, aber erfüllte bereits alle Kriterien auf dem Weg zum Profilneurotiker. Ich sagte nett Guten Abend, schilderte ihr kurz den Fall und bat sie, sich weiter um den Patienten zu kümmern. Als Erstes fragte sie etwas genervt:

»Wie spät ist es denn?«

Obwohl mir nicht klar war, was das jetzt zur Sache tat, sagte ich ihr die Zeit an.

»Und was haben Sie da unten?«, war ihre zweite Frage.

Ich ahnte, dass sie gerade geschlafen hatte, blieb deshalb weiterhin nett und wiederholte meine Ansage in verkürzter Form.

»Und Sie sind sich wirklich sicher, dass es ein Blinddarm ist?«

Jetzt merkte ich, dass dieses Gespräch keinen guten Verlauf nahm, und antwortete mit einem kurzen, aber bestimmten »Ja!«.

»Sind Sie wirklich sicher, dass die Patientin keine Oberbauchschmerzen hat?«

»Nein, sie hat Unterbauchschmerzen, und zwar rechts, dort, wo meist der Blinddarm ist.«

»Aber der Oberbauch, so in der Magengegend, tut ihr nicht weh?«

Meine Antworten wurden etwas schärfer im Ton.

»Nein, keine Oberbauchschmerzen, Sie können die Sache nicht an den Internisten abschieben.«

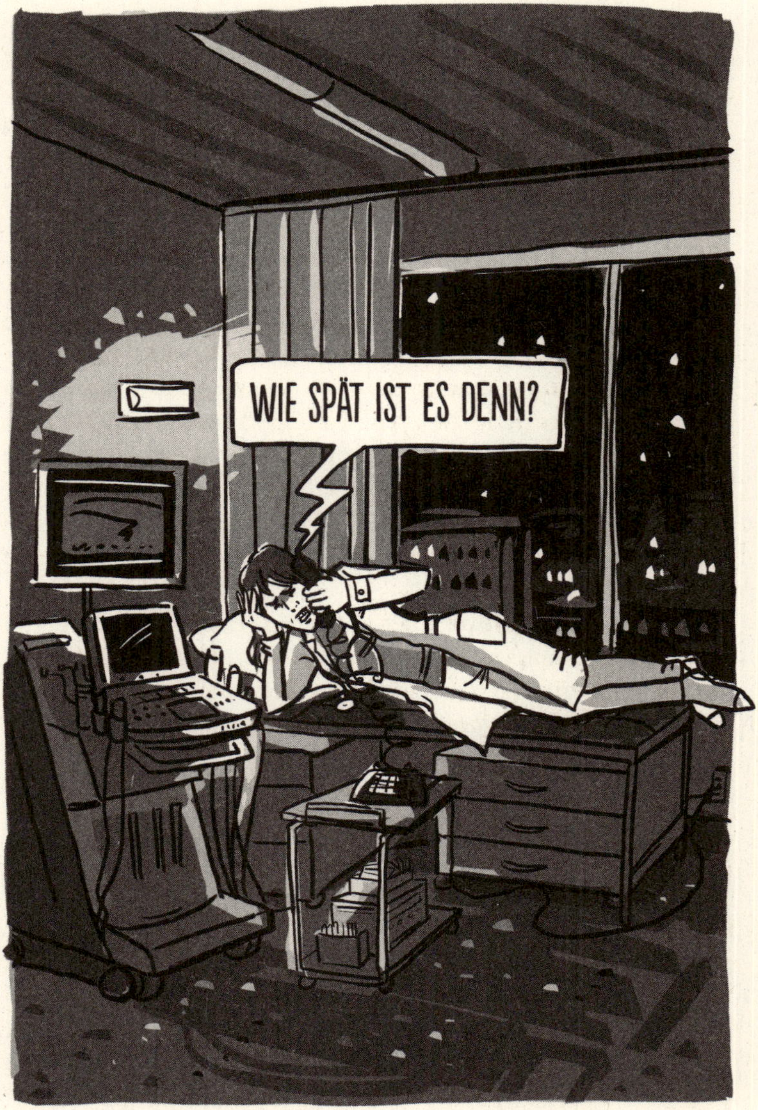
WIE SPÄT IST ES DENN?

Sie schien gemerkt zu haben, dass ich ihr Ansinnen, mir eine Magenblutung einreden zu wollen, enttarnt hatte.

»Gestürzt war sie nicht?«

Mit dieser Frage versuchte sie nun die Sache wieder an mich zu übergeben.

»Nein, auch da muss ich Sie enttäuschen, sie ist nicht auf den Blinddarm gefallen.«

Ihren letzten verzweifelten Versuch, ihren sicherlich süßen, aber eben faulen Arsch auf der Matratze liegen lassen zu können, startete sie mit der Frage danach, ob es denn wirklich schon so schlimm sei oder ob ich sie nicht mit einem Eisbeutel und guten Worten erst noch mal nach Hause schicken könne. Nach einem deutlichen »Nein« rechnete ich ihr vor, dass unser Gespräch bereits zehn Minuten dauerte und sie in der Zeit sich schon fast wieder hätte betten können, wenn sie sofort losgelaufen wäre. Sie hauchte noch ein »Na gut, dann komm ich eben jetzt mal runter« in den Hörer und war sicherlich mehr über ihre Niederlage als über die anstehende Arbeit verärgert.

Ein paar Nachtdienste später musste ich einen Patienten mit Schädelhirntrauma nach Fahrradsturz einer CT (Computertomografie) zuführen, um eine Blutung in der Rübe auszuschließen. Ich glaubte kurz ein Déjà-vu zu haben. Auch diesmal war die erste Frage:

»Wissen Sie eigentlich, wie spät es ist?«

Ich nahm mir vor, am nächsten Morgen zunächst erst mal bei der Klinikleitung Uhren für jedes Dienstzimmer zu beantragen. Es folgten auch jetzt wieder etliche Fragen zu dem Warum, Weshalb, Wieso. Weshalb jetzt, warum nicht morgen, ob ich mir sicher sei und ob ein Röntgen nicht erst mal reiche. Ich entschied mich für die gleiche Taktik wie in jedem Gespräch dieser Art und rechnete dem Kollegen vor, dass unser Gespräch bereits sieben Minuten dauere, ein Röntgen dagegen nur drei Minuten und eine CT fünf. Somit hätte alles andere weniger Zeit in Anspruch genommen als dieses Frage-Antwort-Spiel.

Obwohl ich auch hier wieder als Gewinner den Hörer auflegte, war ich mir sicher, dass ich das nicht mehr brauchte und dass da eine unangenehme Entwicklung stattfand, die ich nicht direkt miterleben wollte. Am nächsten Morgen ging ich zu unserem Dienstplangestalter und bat ihn, mir ab sofort keine Dienste mehr zu geben. Meine Nebentätigkeit im Krankenhaus war an diesem Tag beendet. Und das war gut so, die Dienstzimmer haben zwar Uhren bekommen, aber die Telefonate sind in den letzten Jahren noch länger geworden.

13. GRUND

Weil »Dienst nach Vorschrift« die neue Arbeitsmoral ist

Ein weiterer Grund, mein Engagement im Krankenhaus zu beenden, war die sich wie ein bösartiger Tumor ausbreitende Dienst-nach-Vorschrift-Mentalität.

Eine neu entdeckte Arbeitsmoral, die sich im ärztlichen und leider auch im Pflegepersonal ausbreitete wie der letztjährige Schimmelpilz im feuchtwarmen Milieu auf der Fußmatte meines Oldtimers. Irgendwie hatte ich vergessen, das Fenster etwas offen zu lassen, und nach der Winterpause sah es im Fahrgastraum aus wie Frau Holles Kopfkissen von innen. Ein weißer wolliger Flaum im ganzen Auto.

Das aber nur nebenbei, zurück zur Sache.

Ich kann mich an Zeiten erinnern, da waren alle, die was lernen wollten, egal ob Jungärzte oder Schwestern, scharf darauf, auch einmal Dinge zu machen, die sonst nicht unbedingt zu ihrem Aufgabengebiet gehörten. Es war natürlich auch mal eine interessante Abwechslung, wenn der Oberarzt den Assistenzarzt oder der Stationsarzt mal die Stationsschwester besondere, nicht alltägliche

Aufgaben hat machen lassen. Anstatt immer nur Blutabnahmen vorzubereiten, freuten sich die Schwestern, wenn sie mal selbst das Blut abnehmen durften. Anstatt immer nur zu fragen, einfach mal machen war die Devise. Selbstvertrauen, Eigeninitiative und ein wenig Mut waren noch willkommene Wegbegleiter.

Leider ändern sich die Zeiten und mit ihnen auch die Menschen und ja leider auch oft zum Negativen.

Früher gab es Nachtdienst, Tagdienst, Zwischen- und Teildienst oder auch mal Mitteldienst. Der Dienst, der heute im Mittelpunkt steht und den alle gerne machen, ist aber nur noch der »Dienst nach Vorschrift«.

»Herr Doktor Wild, können Sie mal bitte bei Herrn Müller Blut abnehmen?«

Da wir immer noch keine Uhren in den Dienstzimmern hatten, musste ich jetzt auch mal fragen, wie spät es denn eigentlich sei. Es war drei Uhr in der Früh, und ich war so nett und erlaubte der Schwester, das Blut selbst abzunehmen, weil ich wusste, dass sie das kann. Da ich ein freudiges »Oh ja, fein, das mach ich gern« erwartete, war ich natürlich enttäuscht, als sie sagte:

»Nein das liegt nicht in meinem Aufgabenbereich und steht auch nicht im Arbeitsvertrag.«

Ich war nicht sonderlich böse darüber, dass ich jetzt selbst aufstehen musste, da ich doch vier Minuten später meinen Kopf wieder ins Kissen drücken konnte. Ich war aber böse und enttäuscht darüber, dass sich junge, eigentlich dynamische und interessierte Menschen scheinbar damit zufriedengeben, streng nach Arbeitsbeschreibung Schieber auszuleeren, den Patienten das Frühstück zu bringen, Betten zu machen und alte Patienten zu windeln.

Es war leider kein Einzelfall, und Berichten zufolge ist auch das in den Jahren nach mir ebenfalls nicht besser geworden. Der beliebteste Dienst ist immer noch der »Dienst nach Vorschrift«.

14. GRUND

Weil man sich in der Hierarchie lange Zeit zwischen »Fastarzt« und »Totalarsch« bewegt

Houston. Wir haben ein Problem. Ein Hierarchieproblem. So oder ähnlich könnte eine Doku über uns Ärzte beginnen. Besonders die im Krankenhaus müssten sich öfter mal an Houston wenden.

Hierarchie ist so viel wie eine stufenmäßige Ordnung im gesellschaftlichen Leben, die auf Überordnung oder Unterordnung beruht und auf Herrschaft und Unterwerfung aufbaut.

Die Positionierung auf den Stufen ist dabei bestimmt durch die Entscheidungsmacht und die Kompetenzen.

Das Problem in der Welt der weißen Kittel besteht darin, dass Kompetenzen selbstbestimmt festgelegt und meist überschätzt werden. In modernen Branchen, in denen sich teilweise sogar schon der Posten eines Feel-Good-Managers etabliert hat, wird, wenn es unbedingt sein muss, höchstens noch von Über- und Unterordnung gesprochen. In unseren Kreisen würden die mit der größten Entscheidungsmacht in Wort und Handeln aber auch heute noch gern die Bezeichnung »Herrschaft und Unterwerfung« benutzen.

Natürlich ist die Ordnung eines Systems und auch in diesem erforderlich, besonders wenn es aus mindestens zwei Elementen besteht, deren Beziehung zueinander durch Hierarchie zu klären ist. Auch hier hält die Definition mit der Bezeichnung »Element« für die untergeordnete Gruppe der Praktikanten, Assistenzärzte und Auszubildenden die passende Bezeichnung parat. Viele andere Unternehmen und Branchen haben da schon lange auf Kollege, Mitarbeiter oder wenigstens Beschäftigter umgestellt.

Auch hat sich in den meisten Fällen eine Polyhierarchie entwickelt, in der mehrere über- und untergeordnete Elemente oder eben Kollegen vorhanden sind. Diese stehen dann zwar auch noch auf unterschiedlichen Stufen, welche aber so eng beieinanderliegen, dass sie schon mit einem flachen Absatzschuh höher stehen können als der Typ darüber.

Besonders in den deutschen Krankenhäusern hält sich aber die Monohierarchie noch sehr hartnäckig. Hier gibt's den Chefarzt, der natürlich um sich rum und auf seiner Ebene keinen anderen duldet und das auch regelmäßig allen zu verstehen gibt.

Unter ihm gibt es den 1. Oberarzt, der zumindest das Gefühl haben darf, ähnlich unantastbar zu sein wie sein Vorgesetzter, da er ja der Einzige ist, der auf dieser, seiner Stufe stehen sollte.

Unterhalb dieser Profilneurotiker wird es dann schon langsam haarig, da die Stufe der normalen Oberärzte folgt. Da gibt es meist mehrere, und deshalb ist auf dieser Ebene immer etwas Gedrängel. Gelöst wurde dieser Konflikt, indem man Abteilungen geschaffen hat.

Somit fühlt sich der Oberarzt der Abteilung für linke Kniegelenke zumindest auf der höchsten Stufe seiner kleinen Welt.

Das mit dem Studium inhalierte überdurchschnittliche Selbstbewusstsein führt dann dazu, dass er geschickt die Nebenbuhler der anderen Abteilungen und manchmal sogar die beiden Logenplätze über ihm ausblenden kann. Unter diesen Abteilungsleitern kommen dann schon die ersten Elemente dieser Hierarchie. Dort herrscht ein wüstes Durcheinander, da die Stufe klein, aber im besten Fall überfüllt ist. Jeder versucht durch gute Leistungen, grenzdebiles Dauerlächeln, Veröffentlichungen und Vorträge sowie eine leicht gebückte Haltung bei Chef- und Oberarztvisite die beste Position für den nächsten frei werdenden Oberarzttitel zu erhaschen.

Die nächsttiefere Stufe wird dann ausschließlich noch von Elementen besiedelt. Das hat aber leider nichts damit zu tun, dass diese Stufe für den Arbeitsalltag in einem Krankenhaus elementar wichtig ist, sondern weil es meist die namenlosen Assistenz- und Jungärzte sind. Gerade das Studium beendet und die Ausbildung zum Facharzt begonnen, sind sie es, die den größten Teil der täglichen Arbeit erledigen. Nicht den schwierigsten und nicht immer den wichtigsten, aber auf jeden Fall den größten. Selbstverständlich ist es ohne Zweifel gerade in einer Branche, in der es nicht selten um Menschenleben geht, enorm wichtig, eine funktionierende und klar festgelegte Hierarchie zu haben, aber es gibt mit Sicherheit keine andere Branche, in der diese noch so intensiv ausgelebt wird wie in der Medizin.

15. GRUND

Weil wir Dienste machen müssen

Mit Diensten meine ich jetzt die lästige Zusatztätigkeit zur alltäglich geregelten Tagesarbeit. Die Kreativität kennt da keine Grenzen. Es gibt Nachtdienste, Früh-, Mittel-, Spätdienste, Zwischendienste, kurze und lange Dienste, Bereitschaftsdienste, welche, die ich von zu Hause bediene, bei anderen muss ich vor Ort sein, und zu meiner Zeit gab es sogar noch 48-Stunden-Dienste.

Wir Ärzte sind natürlich nicht die Einzigen, die in Schichten, nachts oder nach irgendeinem Dienstsystem arbeiten müssen. Eigentlich fallen mir kaum Berufe ein, die von Haus aus lediglich einen geregelten Arbeitstag von 8 bis 16 Uhr haben.

Somit kann man diese nervigen »Rund-um-die-Uhr-Berufe« schon als völlig normal ansehen. Allerdings führt die Tatsache, dass irgendetwas normal ist und es alle machen müssen, nicht gleichzeitig dazu, dass es auch allen gefallen muss und großartig ist.

Ich für meinen Teil konnte die Dienste immer leiden wie ein übergroßes Doppelkinn in Kombination mit einem viel zu kurzen Unterkiefer.

Bestimmt gibt es auch Kollegen, die ohne ein gepflegtes Dienstsystem, lange Nachtschichten und Bereitschaftsdienste über Weihnachten weniger Spaß an ihrem Beruf hätten. Das sind aber dann die, denen auch 111 Gründe einfallen würden, diesen Beruf zu lieben. Ein richtiges Leben neben dem als Arzt und Mediziner können diese Workaholics auch nicht haben.

Dienste führen nämlich nur zu einem: dass ein geordnetes regelmäßiges und entspanntes soziales Leben mit Freunden, Familie und dem Rest der Welt nur schwer aufrechtzuerhalten ist.

»Kommst du Samstag zum Grillabend?«

»Nein, ich habe Nachtschicht.«

»Kannst du unseren Sohn am Samstag zum Fußball bringen?«

»Nein, ich habe Dienst.«

»Was willst du denn noch für ein Bier, oder vielleicht schon einen Kurzen?«

»Nein danke, ich nehme ein Wasser, ich habe Bereitschaft.«

»Machst du schon los?«

»Ja, ich habe morgen Frühdienst.«

Ich könnte jetzt noch drei Seiten vollschreiben mit deprimierenden Beispielen, die zeigen, wie viele schmerzliche und niederschmetternde Antworten es auf eigentlich fröhlich, gut gelaunt und heiter gemeinte Fragen gibt. Situationen, in denen man einfach nur das erste Bier öffnen, mit einem erwartungsvollen Ja auf eine Einladung für einen sicherlich geilen Abend antworten möchte oder einfach gern noch ein Stündchen länger bleiben würde.

Wenn ich schon einen Abend vorzeitig beende, ein Abendessen absage oder ein Bier gegen ein Wasser eintausche, dann nur, weil der Abend auf der Couch neben einer hübschen Frau weitergeht, ich anstatt mit Kollegen essen zu gehen mit Freunden grillen kann oder statt Bier oder Schnaps irgendwo Bier und Schnaps bekomme. Aber auf all das verzichten aufgrund von Dienstverpflichtungen, das kam irgendwann für mich nicht mehr in die Tüte, und ich wusste einmal mehr, dass eine Krankenhauskarriere für mich keine Alternative ist.

16. GRUND

Weil die Verwaltung entscheidet, womit wir arbeiten müssen

Dieses Problem betrifft mich als Niedergelassenen zum Glück nicht, aber ich kenne es noch gut aus meiner Zeit im Krankenhaus, und es muss in den letzten Jahren auch noch schlimmer geworden sein.

Jeder, der etwas schafft, braucht dazu in erster Linie seine Hände, ab und zu sein Hirn und sehr oft auch noch irgendwelche Werkzeuge.

Die Homos, also nicht die von heute, die das natürlich vorgesehene Schlüssel-Loch-Prinzip abgewählt haben, sondern die Homo erectus genannten Urmenschen haben angefangen, sich Geräte zu bauen, mit denen alles leichter von der Hand ging.

Der große Vorteil: Sie konnten genau das bauen, was sie brauchten und für ihre Arbeit optimal war. Die Frau von Homo rudolfensis (so hieß der erste Urmensch, der Werkzeuge herstellte) konnte da auch kein Veto einlegen; was der Alte brauchte, hat er gebaut und Schluss.

Da es zunehmend auch Ungeschickte mit zwei linken Händen gab und der Bedarf an Werkzeugen stieg, gab es bald welche, die das ganze Zeug hergestellt, und andere, die es erworben und benutzt haben. Das war der Beginn einer Entwicklung, die selbst der Homo von früher sich nicht hätte vorstellen können.

Das erste Problem war, dass man nicht mehr selbst entscheiden konnte, ob der Stiel vom Hammer dick oder dünn und das Hackebeil breit oder schmal ist. Erst war es der Kunstschmied und dann Leatherman, Skil oder Krupp, die entschieden haben, wie ein Arbeitsgerät auszusehen hat.

Das zweite Problem war der Preis. Plötzlich konnte Homo Rudolf nicht mehr sein Holzstöckchen aus dem Wald holen und kostenneutral ein Messer daraus schnitzen. Nein, er musste plötzlich was dafür bezahlen, und der Faktor Geld ruft seit Jahrtausenden die Chefin des Hauses, also die Frau von Rudolf, auf den Plan. Diese ist in den meisten Fällen Herrscherin über die Haushaltskasse, und Rudolf konnte sich nicht mehr das kaufen, was er wollte, sondern nur das, was die Gemahlin ihm erlaubte.

Und somit fand der arme Drops sich am Ende einer traurigen Kette wieder, in welcher der Kunstschmied entschied, wie das Werkzeug auszusehen hat, und die Frau, welches er sich zulegen darf.

Leider hat sich die Situation in der folgenden Evolution nur noch weiter verschlechtert. Seit es in den meisten Betrieben so etwas Hinterlistiges gibt wie eine Verwaltung, hat sich die Situation für die, die ernsthaft arbeiten müssen, erheblich verschärft.

Damit, dass Synthes, S&N, Medtronic, Phillips oder eine der anderen 1.000 Medizinproduktefirmen entscheidet, wie eine Schere oder eine Gelenkprothese auszusehen hat, kann man sich ja noch anfreunden, zumal in die Entwicklung meist Anwender mit eingebunden werden.

Eigentlich inakzeptabel ist allerdings die Tatsache, dass die Verwaltung zunehmend entscheidet, welche Werkzeuge und Produkte die Homos und Rudolfs am OP-Tisch und im Untersuchungszimmer in die Hand bekommen. Um dem arbeitenden Volk scheinheilig das Gefühl zu geben, sie könnten mitentscheiden, werden meist unsinnige Testverfahren initiiert. Verschiedene Firmen dürfen ihre Produkte mal vorbeibringen, diese werden dann von Fachpersonal in der Praxis auf Herz und Nieren geprüft, und am Ende sagt Oberarzt Rudolf, was er haben möchte. Diese Information geht aber meist auf dem Weg in die Verwaltung verloren, und Rudi bekommt am Ende das, was am günstigsten ist oder ins Jahresbudget der Klinik passt.

Damit er sich auch wie zu Hause fühlt, sind Verwaltungsangestellte meist weiblich. Mein alter Oberarzt und bestimmt auch viele weitere Handwerker in den OP-Sälen dieses Landes haben oft eine kleine »Werkzeugkiste«. Frei nach dem Motto »Was nicht passt, wird passend gemacht« hat man sich mit der Situation und dem, was man vorgesetzt bekommt, arrangiert. Es wird gebogen, gehämmert, gefräst, bis die Prothese oder Platte, die uns unsere Verwaltung ausgesucht hat, dann unseren Vorstellungen entspricht. Und so schließt sich der Kreis, und wir fühlen uns wieder wie Homo rudolfensis, der seine Arbeitsutensilien selbst geschnitzt hat.

3. KAPITEL

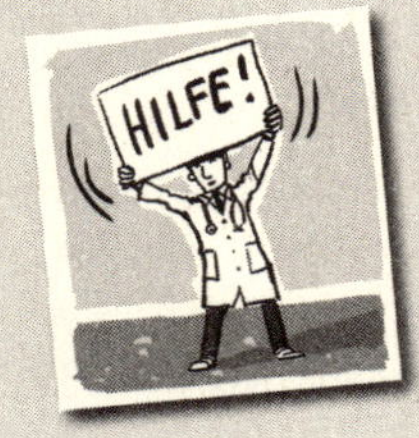

ALS ARZT IN DER NIEDER-LASSUNG

17. GRUND

Weil man Angestellte anstellen muss

Angestellte sind, na ja, ich will es mal vorsichtig ausdrücken, eine eigenwillige Spezies. Oder darf man überhaupt noch »Angestellter« sagen? Das Wort beinhaltet ja per se eine untergeordnete Position.

Und das könnte heutzutage schnell als Diskriminierung durchgehen. Wo doch das Lob die neue Kritik ist in einer Zeit, in der doch alle gleich sein sollen und wollen.

Im Zeitalter von Teambuildingmaßnahmen, Feel-Good-Managern und Gleichstellungsbeauftragten, in dem vom Chef bezahlte Betriebsräte diesem direkt und ungestraft an die Anzughose pinkeln dürfen. Ich glaube, da muss man wenigstens »Mitarbeiter« sagen.

Gut, dann eben Mitarbeiter, aber eigenwillig sind sie trotzdem. Sie sind natürlich nicht bösartig, zumindest die meisten. Auch sind sie für jedes Unternehmen wichtig, aber eben nicht so sehr, wie sie es oft selbst denken.

Selbstbewusst sind sie fast alle, vor allem, wenn sie in regelmäßigen, viel zu kurzen Abständen nach einer Gehaltserhöhung fragen. Selbstkritisch sind sie natürlich auch. Leider aber nur, wenn es um ihre schlechte Regenerationsfähigkeit geht, für die unbedingt ein paar mehr Urlaubstage wichtig wären.

Ihr größter Trumpf, und das wissen sie, ist die Tatsache, dass nicht nur die guten immer weniger werden, sondern es auch bald keine schlechten mehr gibt. Während sich in meinen Anfangsjahren die Bewerbungsmappen auf dem Tisch der Sekretärin zu kunstvollen Papiertürmen stapelten, muss man heute froh sein, wenn mal noch ein oder zwei Bewerbungen den Weg in den Firmenbriefkasten finden. Die Qual der Wahl haben heute die potenziellen Angestellten, und die Personalchefs müssen zu Kreuze kriechen.

Flexible Arbeitszeiten, maximal 30 Stunden, aber für das Gehalt von 40, Freitag nur bis Mittag, am Wochenende nie, Elternzeit sowieso, obwohl sie noch nicht mal einen Partner bzw. ordentlichen und Erfolg versprechenden Sex gehabt haben. Die Liste der Forderungen ist länger als der Lebenslauf, und gearbeitet wird, um zu leben, und nicht umgekehrt. Unter »Hobbys und besondere Fähigkeiten« steht in der Bewerbung »Work-Life-Balance«.

Prinzipiell keine pauschal zu verurteilende Einstellung, aber bei Arbeitgebern ist diese Spezies so beliebt wie ein fliehendes Doppelkinn oder hartnäckiger Fußpilz.

Aber wo sollen sie auch herkommen, die Macher. In einer Zeit, in der es schon im Kindergarten keine Verlierer gibt.

Meine Tochter erzählte mir neulich von einem Staffelspiel im Sportunterricht. Beide Staffeln hatten die gleiche Punktzahl gesammelt. »Ach so«, fragte ich, »da habt ihr also unentschieden gespielt?« »Nein«, sagt sie ganz entsetzt, »wir waren beide Sieger und haben gewonnen.« Mein Sohn spielt Fußball. Bei den heutigen Turnierveranstaltungen spielen nach der Vorrunde die besten Mannschaften in einer Goldrunde, die schlechteren in einer Silberrunde und die ganz schlechten in der Bronzerunde weiter. Früher hieß das Siegergruppe und Verlierergruppe, und die absoluten Nieten konnten nach Hause fahren. Aber anscheinend steht das böse Wort für das Gegenteil von Sieger seit einigen Jahren auf der schwarzen Liste. Es muss nur noch Gewinner geben, und wenn Klein-Paul mit fünf Jahren Mama und Papa mit drei Beinen malt, wird er auch noch dafür gelobt. Seine fehlende Auffassungsgabe für einfache Dinge wird dann mit hochbegabter Kreativität erklärt. Eins weiß ich ganz sicher, die Lebensläufe werden immer kürzer, die Wunschlisten der Neueinsteiger länger und die Zukunft auf dem Arbeitsmarkt immer dunkler. Irgendwie ist es mit Mitarbeitern wie in einer ordentlichen Ehe. Es geht eigentlich nicht mit, aber auch nicht ohne den anderen.

18. GRUND

Weil man immer nur loben muss

Lob ist ja prinzipiell was Gutes, und dort, wo es hingehört und angebracht ist, auch wichtig.

Aber wie die Nacht zum Tag und die Sonne zum Regen oder Schwarz zu Weiß gehört, ist der notwendige Partner vom Lob ja nun mal der Tadel. Ohne das eine ist das andere nicht schön und auch nichts wert. Leider muss es mal eine Zeit gegeben haben, in der Herr Tadel auf einer Urlaubsreise im Bermudadreieck verschwunden und bis heute nicht wieder aufgetaucht ist. Wie Unkraut in einem ungepflegten Garten hat sich daraufhin das Lob ausgebreitet und ist inzwischen zum einzigen Stilmittel für Kritik geworden.

Ich will jetzt nicht sagen, dass die Generation Z (1995–2010 geboren) und der junge Teil der Generation Y (nach 1990 geboren) nun völlig kritikunfähig sind. Neeeeeein, auf keinen Fall, aber wenn Kritik, dann bitte positive.

Das fängt schon im Kindergarten an. Dort wird nicht selten ein Lob fällig, wenn Klein-Klaus es schafft, regelmäßig Luft zu holen. Wenn man sich mal erlaubt, auch nur seine eigene Tochter vorsichtig zu korrigieren, wird einem von yogaaffinen, sich vegan ernährenden Eltern pädagogisches Fehlverhalten vorgeworfen.

Kein Wunder also, dass die Jungs und Mädchen später ohne tägliches Lob für allerdings alltägliche Leistungen depressiv werden und es seit einigen Jahren solche verrückten Modeerkrankungen wie Burn-out gibt. Als Chef werden einem sofort sämtliche Führungsqualitäten abgesprochen, wenn man nicht ständig überall und jeden auszeichnet. Und da geht es nicht um besondere Leistungen, die mit blumigen Worten gewürdigt werden sollen, nein, es geht um ganz normale und eigentlich selbstverständliche Tagesleistungen.

Früh auf Arbeit kommen, am besten pünktlich, acht Stunden dort verweilen und die Dinge tun, für die man mal eingestellt wurde und bezahlt wird. Loyal seiner Firma gegenüber sein, die Pausenzeiten einhalten oder einfach nur versuchen, sein Tagesziel zu erreichen. Eigentlich normal, im Arbeitspapier festgehalten und mit einer vereinbarten Entlohnung ausgeglichen.

Ja, schöne Zeiten waren das mal, heute siehts anders aus. Da wird man nicht selten mit den Worten verabschiedet:

»Na Chef, waren wir nicht gut heute, da können Sie sich ruhig mal bedanken.« Dann bleibt man kurz stehen und denkt sich: Moment, es ist 18 Uhr, keiner hat Überstunden gemacht. Wir haben 75 Patienten behandelt, das liegt im Durchschnitt. Okay, keiner hat heute was kaputt gemacht, und alle Patienten haben die Praxis wieder selbst verlassen. Das ist schön, aber sollte schon so sein. Besonders schwere Fälle gab es nicht, ein richtiges Leben wurde auch nicht gerettet. Also eigentlich ein ganz normaler Tag, an dem all die Dinge abgearbeitet wurden, für die man seine Mitarbeiter nun mal hat. Wo ist jetzt der Teil, der ein besonderes Dankeschön verdient?

Gedanklich gehe ich noch mal die Arbeitsverträge durch, ob mir irgendwas auffällt, was unvereinbart und zusätzlich geleistet wurde. Das Einzige, was mir dabei ins Auge fällt: dass in keinem Arbeitsvertrag drinsteht, dass ich jedem Mitarbeiter kostenlos einen Parkplatz, die Kaffeemaschine, den Kühlschrank oder einen Wasserspender zur Verfügung stellen muss. Hat sich dafür einer von den Goldstücken jemals bei mir bedankt? Ich sage einfach Tschüss, wünsche noch einen schönen Feierabend und verlasse die Praxis. Danke.

19. GRUND

Weil »Kostenumlage« anscheinend nicht für alle Unternehmer gilt

Mit Kostenumlage meine ich jetzt nicht die Umlage der Gemeinkosten auf verschiedene Kostenstellen, so wie es der Typ von Wiki uns erklärt, sondern das Aufschlagen von erhöhten Ausgaben auf die Produkte, mit denen ein Unternehmen Geld verdient.

Ein mehr oder weniger aktuelles Beispiel ist die ständige Erhöhung des Mindestlohnes. Mehr oder weniger aktuell deshalb, weil die erste Erhöhung zwar nicht lange, aber zumindest so lange her ist, dass es jeder betroffene Arbeitnehmer schon wieder vergessen hat. Was aber auch nicht heißt, dass es besonders lange her sein muss, weil allen Gehaltsempfängern das rasche Vergessen einer Gehaltserhöhung scheinbar mit in die Angestelltenwiege gelegt wurde.

So kommt es schon mal vor, dass der Mitarbeiter im November 2017 ein paar Mücken mehr bekommt und er im Februar 2018 schon wieder den genervten Chef fragt, weil ja, O-Ton, »die letzte Erhöhung 2017 und damit schon fast wieder ein Jahr her ist«.

Nun gut, zurück zum Mindestlohn. Dieser wird nun immer mal wieder erhöht, und der, der ihn zahlen muss, fragt sich natürlich erst mal, woher er die notwendigen Penunzen dafür nehmen soll.

Der Bäcker hat es da recht leicht, der macht seine Nougat-Sahne-Torte einfach 50 Cent teurer und haut auf das Kürbisbrot noch zehn Cent drauf, und schon passt es am Ende wieder.

Der Blumenmann macht die Rose und die langstielige Sonnenblume etwas wertvoller, und mein Kumpel Jeff aus der Eckkneipe verkauft plötzlich das kleine Bier zum Preis vom großen.

Der gemeine Kunde stutzt zwar kurz, aber er braucht die Rose sofort, weil er am Hochzeitstag nicht ohne heimkommen darf; mein Sohn, der Samstag früh zum Bäcker wackelt, hat sowieso keinen

Plan, was welche Schrippe kostet; und nach dem dritten Bier kann ich auch nicht mehr zwischen Groß und Klein unterscheiden.

Also alles top, und der Mindestlohn ist refinanziert.

Leider gibt es ein paar wenige Branchen, die können das nicht einfach so machen. Und wie soll es anders sein, wir Ärzte gehören natürlich auch dazu. Wie an anderer Stelle des Buches ausführlich erklärt, sind unsere »Verkaufspreise« festgelegt. Ich kann also nicht einfach zu Frau Müller oder der Krankenkasse sagen:

»So, tut mir leid, ich muss Mindestlohn, deshalb kostet mein Röntgenbild ab heute einen Euro mehr, und für die Naht an Ihrem Kopp gibt es sogar 1,20 Aufschlag.«

So oder ähnlich wäre schön und ich denke auch fair, aber wir sind Ärzte, und für die ist fair nicht immer vorgesehen.

Noch unerfreulicher wird es, wenn ich dann Post von Firmen bekomme, auf die ich irgendwie angewiesen bin. Und so flattern in regelmäßiger Pünktlichkeit von der Reinigung oder der Softwarefirma nett gemeinte Briefe ins Haus, in denen mir mitgeteilt wird, dass sie leider Mindestlohn zahlen müssen und ich doch bitte verstehen sollte, dass sie diese Kostenerhöhung selbstverständlich auf mich als Kunden umlegen müssen.

Und schwuppdiwupp bin ich schon wieder doppelt am Arsch, weil ich nicht nur meinen Mindestlohn nicht umlegen kann, sondern auch noch indirekt die Lohnerhöhung der Reinigungsfirma mitfinanziere.

Wenn Mindestlohn das Einzige wäre, könnte ja die soziale Ader in einem dafür sorgen, dass man sich nicht darüber aufregt. Einige, die auf den ersten Blick davon profitieren, haben es ja tatsächlich verdient, und bei all den anderen kann man ja wenigstens noch hoffen, dass es kurzfristig zu einem Hauch von Motivation führt. Aber es werden ja leider auch in regelmäßigen Abständen alle anderen Kostenpositionen wie Nebenkosten, Miete, Versicherung usw. erhöht. Im Gegenzug sind die letzten Honorarerhöhungen für uns teilweise noch aus dem letzten Jahrhundert.

Aber was solls, ich gebe es gern, weiß ich doch, dass der Chef meiner Softwarefirma bei meinem Freund Jeff ab und zu sein Feierabendbier trinkt, und wenn ich ihm helfen kann, das kleine Bier zum Preis vom großen weiterhin bezahlen zu können, weiß ich ja auch, dass es Jeff gut geht und er meine Lieblingskellnerin Cindy nicht wegen der Mindestlohnerhöhung kündigen muss. So schließt sich der Zahlenkreis, und in jedem ordentlichen Kreis muss es ja schließlich auch eine Null geben.

20. GRUND

Weil es keine Praxisgebühr mehr gibt

Natürlich habe ich mir vor dem Schreiben dieses Buches das Gegenwerk durchgelesen. *111 Gründe, Arzt zu sein* ist zunächst mal eine gute Vorlage. Man könnte meinen, man nimmt einfach alle Gründe und dreht sie schnell mal um. Das geht natürlich nicht, da ich selbstverständlich auch zwei, drei gefunden habe, mit denen der Kollege ein wenig recht hat, und nicht alles, was der eine gut findet, der andere auch gleichermaßen als schlecht ansieht.

Es gibt aber einen Grund, den kann und den muss ich auch 1:1 umdrehen. Und zwar die Abschaffung der Praxisgebühr.

Wer das wie Kollege Stirkat gut findet, ist entweder in einem kritiklosen Enthusiasmus zu seinem Beruf gefangen oder kennt die Mühen der großen weiten fach- und hausärztlichen Ebene nicht.

Die Praxisgebühr einzuführen war wohl die sinnvollste Entscheidung, seit ich mich mit kranken Menschen beschäftige, sie wieder abzuschaffen dementsprechend wohl die schlechteste. Ausnahmslos stöhnen deutschlandweit Krankenhäuser, Notaufnahmen, Praxen und auch der vom Autor so geliebte Notarztdienst über Patienten, die es überhaupt nicht nötig haben, die eine oder andere Einrichtung aufzusuchen oder die Notfallnummer anzurufen.

Das ewige unsinnige Argument, dass der arme Patient als Laie ja nicht entscheiden kann, ob er so krank ist, dass er zum Arzt muss, oder eventuell noch ein, zwei Tage warten kann, lass ich da nur ganz eingeschränkt gelten.

Für viele ist es einfach selbstverständlich geworden, als Erstes an den netten Arzt um die Ecke zu denken, wenn es irgendwo zwickt. Viele langweilen sich ja auch nur zu Hause, das TV-Programm am Vormittag für »Hartz-IV-Peter« wird auch immer schlechter, und Chantal hat seit drei Wochen Ferien und nervt ihre Mutter sowieso schon lange. Oma Hilde hat seit Wochen keinen Besuch mehr von Enkeln und Kindern bekommen, und ihre Bingofreundin Gertrud ist auf Kaffeefahrt.

Da kommt doch ein kleines Stechen oder Kribbeln an der einen oder anderen Stelle wie gerufen, und Chantal, Hilde oder Peter schleppen sich mit letzter Kraft zum nächstliegenden Arzt.

Hilde um sich mal wieder mit jemanden zu unterhalten, Peter um zu schauen, ob im Praxis-TV ein besseres Programm läuft, und Chantal wird gebracht, damit sie mal kurz jemand anderem auf den Keks geht als immer nur ihrer Mutter. Die ganz Harten unter diesen schwerkranken Patienten bestellen sich über die 112 oder 116117 den Pausenkasper und Entertainer gleich nach Hause.

Der richtige Ansatz war, dort einen Riegel vorzuschieben, indem ich versuche, ein steuerndes Element einzustreuen. Und tatsächlich führte die Einführung der Praxisgebühr dazu, dass Peter, Hilde und die Mutter von Chantal zum kurzen laienhaften Nachdenken angeregt wurden und überlegten, ob es denn wirklich schon so schlimm ist. Der Blick ins Portemonnaie half dann sehr schnell bei der Entscheidungsfindung. Bei Peter war nix drin, Hilde musste noch Kaffee und zwei Streuselschnecken einholen, und Chantals Mutter wollte sich lieber vorm Wochenende vom letzten Taler noch eine Notschachtel Marlboro besorgen.

Gegner der Praxisgebühr werden jetzt natürlich schreien, dass es doch nicht sein kann, dass der Füllstand der Geldbörse über die Möglichkeit entscheidet, zum Arzt gehen zu können oder eben nicht. Zweiklassenmedizin und der ganze Unsinn. Alles Quatsch, auch jetzt gibt es zwei Klassen. Nämlich die, die versuchen, mal ein kleines Zwicken mit Omas Hausmitteln und ein wenig eigenem Verstand auszusitzen, und wissen, dass sich sehr vieles auch ohne oder sogar trotz unserer Hilfe erledigt. In der anderen Klasse die, die völlig kritiklos zum Arzt rennen, ohne auch nur annähernd darüber nachzudenken, ob man einen Mückenstich ja eventuell mal kurz kühlen könnte oder auf einen kleinen, nicht blutenden Stich im Zeigefinger durch die Stricknadel ein kleines Pflaster draufkleben könnte.

Ich denke, das sollte man der heutigen mündigen Gesellschaft genauso zutrauen und auch zumuten wie das Lesen eines Beipackzettels. Ich habe auch keine Kenntnis davon, dass in den Jahren der Praxisgebühr plötzlich mehr Menschen schwer krank zu Hause verstorben sind, weil sie keine zehn Euro hatten. Im Alltag der Praxen und Notaufnahme gab es aber schon deutlich weniger Aufkommen an gesunden Kranken und Patienten überhaupt. Und es fehlten nicht die, die es nötig gehabt hätten, zum Arzt zu gehen, sondern es fehlten Chantal, Peter und Hilde.

21. GRUND

Weil ich die ein oder andere Kapelle bezahlen muss, obwohl ich sie nicht bestellt habe

Wenn ich mit meinen Jungs in der Kneipe sitze und der Kellnerin lauthals »Fünf Bier bitte« entgegenrufe, ist es das normalste der Welt, dass am Ende des feuchtfröhlichen Abends diese fünf Bier dann auch auf meinem Zettel stehen. Unter Freunden würden zwar auch diverse Verschiebungen toleriert werden, aber korrekt wäre es nicht, wenn einer ständig nur die Bardame in Bewegung hält und ein anderer dafür die langen Scheine lockermachen müsste. So ist das meist, oder so sollte es zumindest sein. Der, der eine Leistung in Auftrag gibt, muss sie schlussendlich auch bezahlen. Andersrum ist es natürlich auch nicht so großartig, wenn für eine Lieferung, die ich nicht geordert habe, plötzlich eine Rechnung mit meiner Anschrift ins Haus flattert.

Noch unangenehmer wird es, wenn ich zu einer Leistung verpflichtet bin, bzw. diese erbringen muss, und ein anderer diese Situation ausnutzt, indem er sich viele lustige Dinge einfallen lässt, die in erster Linie dazu führen, mir unnütze Arbeit zu verschaffen und mir Geld aus der Tasche zu ziehen.

Mit anderen Worten: Er verpflichtet mich dazu, allein aufgrund der Tatsache, dass ich in der Kneipe sitze, Bier zu trinken. Er legt außerdem die Menge fest, schreibt mir vor, in welchem Abstand ich die Biergläser leeren muss, bestellt sie mir, kontrolliert, ob ich auch immer schön ausgetrunken habe, und schickt mir am Ende die Rechnung für alles.

Einer abgeschwächten Form dieser Ungerechtigkeit sehen sich regelmäßig alle Autofahrer dieser Republik ausgesetzt. Jedes Mal, wenn ich zum TÜV muss, frage ich mich, warum ich für etwas bezahlen soll, was ich doch gerade gar nicht in Auftrag gegeben habe. Ich werde von Gesetzes wegen dazu gezwungen, diese Kapelle zu bestellen, die ich dann auch noch bezahlen muss. Aber freiwillig würde ich den Automechaniker nicht aller zwei Jahre lauthals anschreien: »Fünfmal TÜV bitte!« Diesen Fall könnte man sich zumindest noch schönreden, da Autofahren ja irgendwie ein Hobby ist, und nur wenige brauchen tatsächlich ständig ein eigenes Auto. Die öffentlichen Möglichkeiten und diverse Mietstationen würden es ermöglichen, sich von diesem zweijährigen Zwang freizumachen.

Ich bin aber nun mal als Unfallchirurg niedergelassen. Da verlangt nicht nur der Patient, sondern auch einige indirekte Vorgesetzte (Krankenkassen, Kassenärztliche Vereinigungen, Landesärztekammer) von mir, dass ich im Rahmen meiner täglichen

Arbeit ein Röntgen- und Ultraschallgerät, Bildschirme oder ein Sterilisationsgerät bediene. Sicherlich könnte ich das alles weglassen, aber dann könnte ich meinen Versorgungsauftrag nicht erfüllen und bräuchte mich gleich gar nicht niederzulassen.

Deshalb kann ich das alles nicht wie das Autofahren einfach so weglassen und muss den TÜV dafür still akzeptieren. In regelmäßigen Abständen muss ich Röntgen- oder Ultraschallbilder einschicken, Messwerte meiner Bildschirme kostenpflichtig von mitverdienenden Zweitfirmen erstellen oder andere diverse Geräte prüfen lassen. Alles wird dann in irgendwelchen ominösen Instituten und Prüfstellen begutachtet, kontrolliert und gesichtet. Meist gibt's ein Schreiben, in dem mir, um die Daseinsberechtigung dieser Kontrollstellen auch nachzuweisen, natürlich auch ein, zwei unbedeutende kleine Fehler mitgeteilt werden. Der Bitte, diese möglichst abzustellen, folgt die Erlaubnis, die geprüfte Leistung weiter durchführen zu dürfen. Am Ende soll ich noch Danke sagen, dass mir unaufgefordert Zusatzarbeit ins Haus geschickt und von mir ungewollt kontrolliert wurde, um mir dann etwas mitzuteilen, was ich gar nicht wissen wollte. Das Schlimmste an diesem Unsinn: Ich muss die ganze Sache auch noch bezahlen.

22. GRUND

Weil es mir an immer mehr Tage schlechter geht als allen Patienten im Wartezimmer

Auch wenn die Niederlassung das kleinere Übel im Vergleich zum Krankenhaus ist, gibt es natürlich auch da einige Nachteile. Einer der größten ist die Gemengelage, wenn der Praxischef dann mal selbst krank wird.

Obwohl wir eigentlich glauben, in einem göttlichen Schutzfilm vor allen bösen Keimen geschützt zu sein, kommt es dennoch vor, dass auch den Doc mal Flitzekacke, Männerschnupfen oder die eine oder andere Alltagskrankheit dahinrafft.

Wenn der Angestellte oder auch der Krankenhausarzt früh mit Kopfweh, Halsschmerzen, Fieber oder Magenkrämpfen aufwacht oder deswegen die ganze Nacht nicht schlafen konnte, ruft er einfach auf Arbeit an und meldet sich mit trauriger und enttäuscht klingender Stimme ab. Nach einer kleinen Verschiebung in der personellen Tagesplanung fällt es gar nicht mehr auf, dass Kollege XY sich zu Hause ausschläft, und alle Patienten werden trotzdem uneingeschränkt behandelt.

Wenn es dem armen Einzelunternehmer in der Praxisenklave am Morgen beschissen geht, fällt er erst in ein tiefes Loch und dann in eine riesige Zwickmühle. Sein Körper sagt ihm unmissverständlich: »Junge, das wird nix heute, wenn du jetzt aufstehst, lass ich dich einfach umfallen.«

Sofort meldet sich aber der pflichtbewusste Teil des Verstandes und flüstert ihm ins Ohr:

»Doc, im Wartezimmer sitzen jetzt schon zehn Leute, wenn du dich nicht beeilst, sind es, wenn du dann die Praxis betrittst, bereits 25, und du weißt ganz genau, dass heute mindestens noch 50 weitere bestellt sind.«

Der genervte Körper gibt noch mal zu bedenken:

»Cheffe, du bist auch schon über 40, wenn sich deine Erkältung auf das so schon geschundene Herz legt, fällst du bald mal um wie eine angesägte deutsche Eiche im Herbstwind.«

»Halts Maul«, wird der Verstand lauter, »der Chef muss gehen, er kann doch nicht die armen Patienten enttäuschen. Da haben sich viele heute extra frei genommen, um ihn zu besuchen, anderen geht es vielleicht auch wirklich nicht gut, und denk nur an die armen Schwestern. Zum einen müssen sie allen Patienten absagen, sie vertrösten und neue Termine für sie finden. Zum anderen machen sie Minusstunden.« Das Generve zwischen den beiden geht dann noch eine Weile weiter, und eh sie sich geeinigt haben, ist der Doc dann meist schon losgelaufen, um sein Tagespensum abzuarbeiten.

So oder ähnlich kommt es tatsächlich mehrmals im Jahr auch bei mir zu der Situation, dass ich der Einzige in meiner Praxis bin, der wirklich krank ist.

Es gab Tage, die ich nach einem eigenartig schmeckenden Essen beim Chinesen um die Ecke nur mit dem gefürchteten 3:1-Verhältnis geschafft hatte. Also drei Patienten, einmal Durchfall, drei Patienten, einmal Brechen und wieder drei Patienten. An anderen Tagen habe ich wegen Rückenbeschwerden mehr Schmerztabletten genommen, als ich all meinen Patienten zusammen verschrieben habe. Und wenn man selbst mit 40° Fieber noch im Sprechzimmer steht und Patienten einem empfehlen, dass ich doch ruhig mal das Fenster aufmachen könnte, wenn mir zu warm ist, dann fragt man sich schon mal, ob man nicht doch am Morgen auf seinen Körper hätte hören sollen.

Die Tage, an denen nicht ein einziger Patient die Praxis betritt, der es mehr verdient hätte, eine Krankschreibung zu bekommen, als der Doktor selbst, werden eigenartigerweise immer häufiger.

Das liegt natürlich daran, dass auch wir Ärzte nicht jünger werden und die Zipperlein zunehmen. Es liegt leider aber auch daran, und das ist eigentlich beängstigend, dass man immer weniger Leid und Krankheit selbst mitbringen muss, um die Patienten zu übertrumpfen.

Mit der dann noch fehlenden Empathie, die einem kranken Arzt von seinen Patienten an schlechten Tagen entgegengebracht wird, muss man sicherlich lernen umzugehen, da sie leider einem zunehmend allgemein fehlenden Mit- und Feingefühl in unserer Gesellschaft zuzuschreiben ist.

23. GRUND

Weil wir unser Geld erst ein halbes Jahr später bekommen

Der normale Ablauf im Dienstleistungsgewerbe und auch sonst in der Welt, wo Leistung gegen Bezahlung erbracht wird, ist normalerweise folgender:

Der Dienstleister oder Leistungserbringer macht ein Angebot. Das können die Preise auf der Speisekarte im Restaurant oder der Kostenvoranschlag vom Dachdecker sein. Anschließend schaut sich der Leistungsempfänger das in Ruhe an und muss es heutzutage durch eine Unterschrift oder die Bestellung annehmen.

Meist hat er dazu auch keine andere Wahl. Im Restaurant, weil er Hunger hat oder weil es ihm zu blöd ist, wegen der teuren Hauptgerichte wieder aufzustehen und zu gehen. Oder natürlich, weil er seine neue Freundin eingeladen hat und es peinlich wäre, wenn er aus Kostengründen den romantischeren Besuch an der Pommesbude vorschlägt. Beim Handwerker sind seine Möglichkeiten nicht viel größer, die Auftragsbücher der Ganoven sind voll, was prinzipiell schön ist, aber eben den Verhandlungsspielraum des Kunden quasi auslöscht.

Der vorgeschlagene Preis wird also abgenickt, und der Dienstleister erledigt seine Pflicht, die damit endet, dass der Kunde meist noch am Tag der Fertigstellung die Rechnung präsentiert bekommt. Im Restaurant nicht zu umgehen und akzeptabel, im Handwerk könnte man schon ab und zu wenigstens warten, bis der Fliesenkleber oder Tapetenleim ausgetrocknet ist.

Meist liegt der endgültige Preis etwas über dem Angebot, was aber eigentlich auch schon Normalität ist und worüber sich deshalb keiner ernsthaft mehr aufregt. Der nächste Schritt ist dann die Bezahlung der erbrachten Leistung. Im Restaurant muss das gleich passieren, da man sonst nicht nach Hause gelassen wird und die Sache noch peinlicher enden kann, als wenn man lieber gleich nach dem Blick in die Karte wieder das Haus verlassen hätte. Alle sonstigen Dienstleister legen den Zeitpunkt der Zahlung mit einem Zahlungsziel fest, welches in Fettschrift am Ende der Rechnung verewigt ist. Meist sind das 14 Tage, und das ist eigentlich auch okay, da man sich ja vor Bestellung schon überlegt haben sollte, wie man denn die Sache dann begleichen möchte. Sollte man dann doch mal gewollt oder aus Versehen diese Frist verstreichen lassen, dauert es nicht lange, und es folgt die erste Mahnung und von anständigen Unternehmen vorher noch eine Zahlungserinnerung.

Diese führt dann dazu, dass die meisten ihr Geld innerhalb von vier bis sechs Wochen endgültig irgendwie bekommen. Nur wenige müssen einen Anwalt, Inkassobüro oder Wladimir mit den dicken Oberarmen und der dunklen Brille bemühen, um ihre Kohle zu bekommen.

Ich sage dem aufmerksamen Leser sicherlich jetzt nichts Neues, wenn ich wieder mal erwähne, dass für uns Ärzte dieses prinzipiell korrekte und etablierte Verfahren mal wieder nicht zutrifft.

Das fängt schon mit dem Angebot an. Dies ist für uns selbstständige Ärzte gar nicht vorgesehen. Wir sind Leistungserbringer, Handwerker, Unternehmer, aber scheinbar die Einzigen, für deren Leistung ein anderer ein Angebot macht. Leider aber sind wir in dem Fall nicht begeistert, dass uns die Krankenkassen da die Arbeit abnehmen, da eine eigene Preisgestaltung dem tatsächlichen Dasein als Geschäftsmann mehr Rechnung tragen würde. Dass wir unseren Kunden den Preis für unsere Leistung nicht selbst nennen dürfen, ist aber jetzt gar nicht Thema und wird an anderer Stelle noch mal beleuchtet.

Jetzt geht es mir eher um das Zahlungsziel. Ich muss sicher nicht erwähnen, dass auch dieses wir nicht selbst festlegen dürfen, sondern für uns entschieden wurde, wann wir unser Geld für die erbrachte Leistung bekommen dürfen. Ich darf auch keine Mahnung schreiben, wenn es mir zu lange dauert. Auch eine Zahlungserinnerung beschleunigt die Sache nicht. Das Zahlungsziel, welches für uns festgelegt ist, liegt nicht zwei Wochen, auch nicht vier oder acht Wochen nach der Leistungserbringung. Nein, wir bekommen unser Geld tatsächlich erst nach längstens sieben Monaten, also jeweils vier Monate nach Quartalsende.

Einen Auftrag, den ich am 2. Januar annehme und pflichtbewusst sofort an diesem Tag erledige, bekomme ich also erst Ende Juli bezahlt. Ich weiß nicht, wo das Geld bis dahin so rumliegt, möchte mir aber gar nicht ausrechnen, wie viele Zinsen die Millionen Honorare für alle Ärzte deutschlandweit den Kassenärztlichen Vereinigungen eingebracht hatten, als es noch vor einigen Jahren ein paar Prozent Zinsen von den Banken gab. Der einzige Vorteil an diesem wieder mal ungerechten Spiel: Ich bekomme meine Bezahlung dann auch sicher, ohne dass ich Wladimir mit grimmiger Miene zur Krankenkasse schicken muss. Positiv denken ist alles, sag ich da nur.

24. GRUND

Weil Hygienekontrollen als Kabarettveranstaltung durchgehen würden

Alle Jahre wieder kommt das Christuskind auf die Erde nieder, wo wir Menschen sind. Fast genauso oft kommt aber auch der Hygienedoktor, und so, wie die sich meist benehmen, hat man auch das Gefühl, sie lassen sich herab aus höheren Sphären zu uns kleinen unbedeutenden Menschenkindern in Form von noch unwichtigeren Ärzten.

Zu den vielen Fachkollegen, die denken, etwas Besseres zu sein, gehören die Hygieneärzte auf jeden Fall dazu. Das hängt in erster Linie damit zusammen, dass sie sich ein Fachgebiet ausgesucht haben, welches eigentlich keiner so richtig machen will. Das führt per se schon einmal zu einem Status der Einzigartigkeit und Besonderheit. Der zweite Grund für eine leicht herablassende Art und Weise in der Kommunikation ist die Tatsache, dass sie immer an einem enorm längeren Hebel sitzen.

Da ich operieren will und muss, sollte ich eben nicht nur die leicht übertriebenen Hygienerichtlinien einhalten, sondern ich muss auch noch regelmäßig über mich ergehen lassen, dass ich ungefragt, unaufgefordert und eigentlich auch ungewollt mich kontrollieren lassen muss, ob ich auch alle diese Richtlinien und Gesetze einhalte. Wie an anderer Stelle schon bemängelt, muss ich selbstverständlich dann auch noch die nicht durch mich bestellte Kapelle bezahlen.

Und so passiert es, dass entweder angekündigt oder überraschend zwei fleißige Mitarbeiter vom Gesundheitsamt die Praxis betreten und sich mal kurz fünf, sechs Stunden umschauen wollen. Einer von denen kann meist schon böse aus der Wäsche schauen und die typisch unangenehme Penetranz an den Tag legen, und die oder der andere ist da, um sich in Spitzfindigkeit und Arglist ausbilden zu lassen und mitzuschreiben. Die beiden beginnen also einen Rundgang durch die Praxis, den man eigentlich live mitschneiden müsste, um ihn dann als Comedy im Abendprogramm auszustrahlen. Es gibt zweifelsfrei Dinge, die man beachten und einhalten muss, um die Patienten nicht übermäßig durch eine zu hohe Keimzahl in Gefahr zu bringen. Wenn ich mir aber nur mal vorstelle, welche enorme Keimzahl und Bakterienbesiedlung der Kunde selbst mit in die Praxis oder den OP-Saal bringt, könnte ich den Fußboden gern auch mal eine Weile ungewischt lassen. Es würden sich dort auch nach Tagen weniger Keime befinden als an der Nasenspitze des Patienten, dessen Hemd, welches er nach der OP wieder über sich wirft, oder dem Sofa zu Hause, auf das er sich im Anschluss wieder schmeißt.

Die beiden beginnen also einen Rundgang, auf dem alles notiert wird, was ihrer Meinung nach nicht gesetzeskonform ist und abgestellt werden muss.

Im Ergebnis meiner letzten Begehung musste ich zum Beispiel mein rundes Waschbecken im Waschtischausschnitt um einige Grad nach links oder rechts drehen, da der Wasserstrahl aus dem Hahn direkt in den Siphon lief. Das kann unter Umständen die jedem bekannten, saugefährlichen und allseits gefürchteten Strudel-Aerosole aufwirbeln und so Keime mithilfe der im Abfluss entstehenden Windhose aus diesem in die Raumluft schleudern. Schon der Gedanke daran lässt mir jetzt noch den kalten Schauer über den Rücken laufen.

Des Weiteren wurde ich aufgefordert, den Kunststoffbezug meines Bürostuhles auszutauschen, da dieser auf einer gewaltigen Länge von 1 cm auf der Unterseite der Sitzfläche beschädigt bzw. gerissen war. Zu beachten ist dabei, dass der Stuhl an einem Schreibtisch in einem Zimmer steht, in dem ich keinen Patientenkontakt habe.

Zu guter Letzt wurde auch noch eine 1,5 x 0,3 cm große abgeplatzte Furnierkante vom Fensterbrett bemängelt, da das Holz des Brettes nicht freiliegen darf und auf jeden Fall vom Furnierholz bedeckt sein muss. Nun denkt man sich, Holz ist Holz, der Keim kann es sowieso nicht unterscheiden, wo er sich anheftet, und abwischen und desinfizieren kann ich sowohl Fensterbrettholz als auch Furnierholz. Aber nein, der gute Mann vom Amt gab erst nach Austausch des Fensterbrettes wieder Ruhe.

Unterm Strich will ich dieser Institution ihre Daseinsberechtigung gar nicht absprechen, und prinzipiell ist es auch allgemein wichtig, dass mal ein Fremder mit einem anderen Blick als der vom Betriebsblinden nach Recht und Ordnung schaut. So einige Dinge sind dann am Ende des Tages doch schon verbesserungswürdig, und es ist völlig in Ordnung, so einiges mal anzusprechen, um nicht in den Trott »Bis jetzt ist noch nie was passiert …« zu verfallen.

Dennoch sollte man auf der anderen Seite auch die Realität, Machbarkeit und Sinnhaftigkeit von Forderungen im Auge behalten und auch diese regelmäßig auf den Prüfstand stellen. Ich denke nicht, dass eine mittelschwere Epidemie durch einen Riss im Kunstleder vom Chefsessel im Dienstzimmer ausgelöst werden kann. Aber bei allem Frust, den so ein Hygienerundgang mit sich bringt, nach einem großen Kaffee, einem fetten Rinderfilet zum Abendessen und einer Nacht drüber schlafen kann man am nächsten Tag insgesamt eigentlich eher über diese Kabarettveranstaltung schmunzeln, als sich zu ärgern.

25. GRUND

Weil die rote Couch unterschätzt wird

Den bösen Rückenschmerz kennt so fast jeder. Meist ohne ersichtlichen Grund zwickt es plötzlich kurz über dem Beginn der Poritze, der Muskel macht zu, und man bewegt sich wie ein alter Ritter in seiner Rüstung mit zusätzlichem Stock im Hintern.

Auch ich habe seit Jahrzehnten regelmäßig Beschwerden im Lendenbereich. Früher wunderte ich mich und dachte zunächst auch an irgendeine schlimme Krankheit. Irgendwann merkte ich aber, dass meine Schmerzen immer nur kurz vor einer Prüfung oder nach einem Streit mit meiner Freundin auftraten. Wenn wir uns wieder vertragen hatten bzw. die Prüfung bestanden war, verschwanden die Rückenschmerzen von einer Sekunde auf die andere wie Jack the Ripper im Nebel von London. Auch heute noch verspannt sich mein Rücken zu einem Klumpen Muskelfettmasse und zieht und zwickt, wenn Ärger oder Stress das übliche Maß übersteigen. Ich habe also eine psychosomatische Erkrankung, die, wenn man es erst einmal akzeptiert hat, völlig harmlos und gut zu behandeln ist.

Man muss einfach das aktuelle Problem in seinem Leben lösen, und schon lässt einen der Rücken, oder welches Körperteil sich die Psyche eben nun mal ausgesucht hat, auch wieder in Ruhe. Natürlich ist es nicht so, dass man nun gar nichts Strukturelles bzw. Organisches hat. Auch ich hatte mir den Rücken mit 18 Jahren mal beim

Surfen etwas lädiert. Nicht schlimm, aber eben ausreichend, dass sich in schlechten Phasen meine Psyche die kleine Schwachstelle in der Lendenwirbelsäule aussucht, um sich genau dort auszutoben. Man muss es einfach akzeptieren, und das ist leider das Problem in Deutschland.

In anderen Ländern, besonders den USA, gehen die meisten Leute, wenn was zwickt, erst mal zum Seelenklempner, legen sich auf die rote Couch und fangen an zu reden. Erst wenn der Psychologe meint, es ist wirkliche nix für ihn, dann machen sie sich auf den Weg zu einem Arzt, der nach einer körperlichen Krankheit sucht, röntgt, Labor abnimmt oder eine MRT veranlasst.

Bei uns ist es leider noch so, dass man das Thema Leidensdruck oder Psyche gar nicht ansprechen darf.

»Ich bin doch nicht verrückt, Sie wollen doch nicht sagen, dass ich eine Macke habe«, ist dann meist die erste erboste Reaktion der Patienten.

Ohne das statistisch nachweisen zu können, schätze ich aber, dass mindestens die Hälfte meiner Patienten auf der roten Couch besser aufgehoben wäre. Aber eben nicht, weil sie eine Macke haben, und auch nicht, weil sie nichts haben. Im Gegenteil, sie oder allgemein wir haben alle irgendwas, der eine einen kleinen Bandscheibenschaden, der andere etwas Arthrose oder eine gereizte Achillessehne, einen Knick-Senk-Spreiz-Fuß, eine alte Verletzung oder Narbe von früher oder sonst einen kleinen »strukturellen« Schaden.

Diesen und die möglichen Schmerzen, die davon ausgehen, möchte ich keinem meiner Patienten absprechen. Wir alle rennen mit der einen oder anderen Zeitbombe und dem sprichwörtlich vollen Wasserglas durch die Gegend. Wann diese Bombe aber mal explodiert oder das Wasserglas überläuft und wie sehr wir uns von unseren Schmerzen das Leben dann schwer machen lassen, entscheidet allein unsere Psyche. Sind wir gut drauf, frisch verliebt oder glücklich in der Beziehung, hat uns der Chef eine Gehaltserhöhung gegeben oder wir haben unseren Traumjob gefunden, dann kann uns nichts aus der Bahn werfen, kein kleiner Bandscheibenvorfall und auch keine alte Narbe und schon gar nicht der Fersensporn, der immer mal zwickt. Wir stehen da drüber und sind Herr über unsere Schmerzen.

Ist aber ein Angehöriger verstorben, die Kündigung ins Haus geflattert, wir haben Stress mit der Frau, oder Schulden »sitzen uns im Nacken«, dann wird der Fersensporn, die Bandscheibe oder die alte OP-Narbe plötzlich zum richtigen Problem. Unsere Psyche haut uns in die Pfanne und braucht ein Ventil, die Bombe geht hoch, und das Glas läuft über. Wir sind plötzlich im Leben und im Kampf gegen unsere Zipperlein nicht mehr Herr des Geschehens und Sklave unseres eigenen Schmerzes.

Wenn ich dann Psychosomatik mit Macke oder Verrücktsein verwechsle und unbelehrbar von Arzt zu Arzt renne, kann die Sache richtig chronisch werden. Dann wird eine unauffällige MRT nach der anderen gemacht, Ultraschall, etliche Laboruntersuchungen, invasive Untersuchungen, Zweit-, Dritt- und Viertmeinungen eingeholt, aber nichts wird gefunden. Immer alles in Ordnung, und keiner kann helfen. Dass ein Besuch auf der roten Couch der schnellere Weg gewesen wäre, wollen die meisten nicht hören, weil es leider in unserer Gesellschaft noch genauso verpönt und peinlich ist wie eine gepflegte Depression, für die man in Deutschland deshalb sogar die schickere Bezeichnung »Burn-out« gefunden hat.

26. GRUND

Weil wir Dienstleister sind

Ja, Herr Kollege Stirkat, auch wenn Sie sich, wie in Ihrem Buch mit den 111 Lobeshymnen auf unseren Beruf zu lesen ist, vehement dagegen wehren, unser ärztliches Handeln als Dienstleistung zu bezeichnen, ist es dennoch in den letzten Jahren genau dazu geworden.

Wir Ärzte sind leider, auch wenn mir das ebenso wenig wie Ihnen gefällt, nichts weiter als ganz normale Dienstleister.

Der Duden sagt:

Dienstleistung ist entweder ein Dienst, den jemand freiwillig leistet oder zu dem jemand verpflichtet ist, oder auf die Wirtschaft bezogen eine Leistung oder Arbeit in der Wirtschaft, die nicht unmittelbar der Produktion von Gütern dient.

Wikipedia haut da noch einige andere Schlagworte ins Rennen. Dienstleistung setzt sich aus »Dienst« und »Leistung« zusammen, wobei Dienst von »dio« abgeleitet ist, was so viel heißt wie Knecht. Damit ist Wiki zumindest schon mal näher an dem Gefühl dran, welches ich manchmal habe, wenn ich so meine Tagesarbeit erledige. Weiterhin wird dort festgestellt, dass ein Dienst primär nicht dem eigenen Interesse nützt, sondern dem des Dienstherrn.

Auch das Gefühl werde ich des Öfteren nicht los.

Breits die griechische Antike verband das Dienen mit der Tätigkeit an einer Person, abgeleitet aus dem griechischen *diakonéo,* woraus dann auch das Wort »Diakonie« abgeleitet ist. Zum Glück wird durch Wiki aber der im englischsprachigen Bereich und im deutschsprachigen Raum als Anglizismus verwendete Begriff »Service« nicht mit dem Dienstleistungsbegriff gleichgestellt. Denn »Service« geht auf das lateinische Wort *servitium* für den kostenlosen Sklavendienst zurück.

Wobei ich sagen muss, am Ende des Quartals, wenn ich wie an anderer Stelle des Buches erläutert, einige Wochen Patienten kostenlos behandle, würde es partiell auch schon irgendwie zutreffend sein.

Jetzt wird es aber interessant. In der weiteren allgemeinen Erklärung heißt es im Netz:

Unternehmen, die ausschließlich oder überwiegend Dienstleistungen erbringen, heißen Dienstleistungsunternehmen (beispielsweise

Kreditinstitute, Versicherungswirtschaft, Handelsunternehmen, Verkehrsbetriebe, Gastronomie, Ärzte, Notare, Friseure), die übrigen sind Sachleistungsunternehmen. Ups, Herr Kollege, da waren sie, die Ärzte, aufgezählt unter den Dienstleistern. Bei der geschichtlichen Erklärung des Begriffes wird es noch verrückter. Dort steht:

Das römische Recht kannte die Dienstleistungen freier Tagelöhner und Handwerker, doch die Masse der Arbeiter erbrachte Dienstleistungen als Sklaven, die als Sachmiete galten. Der Dienstverpflichtete hatte seine Dienstleistung ordnungsgemäß dem Dienstherrn zu erbringen und erhielt hierfür eine Vergütung. Dienste der Ärzte oder Lehrer mit intellektuellen Leistungen erfolgten aufgrund eines Auftrags ohne Vergütung!

Bereits hier gehörte zum »Knecht sein« die Unterordnung mit einem unbezahlten Sklavendienst.

Na ja, damit könnten die Krankenkassen unsere viele unbezahlte Arbeit zumindest geschichtlich legitimieren.

Prof. Dr. med. Hans Friederich Kienzle äußerte sich bereits 2002!!! im *Ärzteblatt* folgendermaßen interessant zu diesem Thema:

Die Arzt-Patient-Beziehung ist ein fragiles Phänomen, das dem Zeitgeist und damit dem Wertewandel in der Gesellschaft unterworfen ist. Derzeit mehren sich die Stimmen, die die Ärzteschaft auffordern, sich mehr als Dienstleister und den Patienten stärker als Kunden zu betrachten und die ärztliche Leistung entsprechend auszurichten.

Auch er warnte aber gleichzeitig:

Das Arzt-Patienten-Verhältnis kann und darf nicht zu einer Art Konsumenten-Dienstleister-Verhältnis umgestaltet werden … Den Patienten mit der Haltung eines »Dienstleisters« entgegenzutreten, bei dem Diagnostik- und Therapieleistungen »eingekauft« werden können, ist falsch und gefährlich – obgleich sich diese Haltung bis in den gesundheitspolitischen Bereich fortsetzt. Das zeigt bereits die Sprache: Werden doch die Ärzte hierzulande zunehmend seltener als Ärzte oder Mediziner und häufiger als Leistungserbringer, Dienstleis-

ter oder bestenfalls als Behandler bezeichnet. Allzu oft wird der Arzt dabei vom Helfer zum »Verursacher von Kosten« degradiert und der Patient selbst zum »Kostenfaktor«.

Sinnvoller wäre es, wenn man sich auf die Grundwerte des ärztlichen Handelns besinnen und im Arzt-Patienten-Verhältnis eine gute Partnerschaft anstreben würde. Diese aber ist oft schon aus Zeitmangel nicht zu gewährleisten. Denn neben der medizinischen Tätigkeit, die zunehmend aufwendiger wird, verstärkt sich die Zeitnot des Arztes auch maßgeblich durch die weitere Reduktion von Planstellen und das Überhandnehmen der bürokratischen Aufgaben. Der Patient in seiner individuellen Not ist weit mehr als ein Kunde oder eine statistische Größe. Er sucht neben sachlicher Kompetenz oftmals kontinuierliche Betreuung und Ermutigung über Jahre. Und: Er hat fast immer Angst. In einer solchen Situation ist jedoch keineswegs ein »Dienstleister Arzt«, sondern vielmehr ein »Partner Arzt« gefordert. Unter diesem Aspekt hat sich die Gesundheitspolitik von der ärztlichen Realität und den Patientenbedürfnissen sehr weit entfernt.

Und das stellte der Professor schon vor 16 Jahren fest. Besser ist es auf jeden Fall nicht geworden.

Als Letztes noch eine Äußerung zum Thema von Anja Lüthy, Professorin für Dienstleistungsmanagement an der Fachhochschule Brandenburg, die ebenso erschreckend, aber passend die Situation zusammenfasst, indem sie feststellt:

Noch immer treffe ich Ärzte, die mir sagten, sie seien keine Dienstleister. Wer so denkt, hat leider noch nichts begriffen.

Weiter heißt es in dem Bericht in der *Ärztezeitung* von 2010, dass Frau Lüthy sich wünscht, dass trotz der bestehenden Unterschiede Ärzte und Klinikmanager den Dienstleistungsgedanken mehr verinnerlichen. Die Kriegsgeneration sterbe langsam aus. Diese Generation der über 70-Jährigen sei »schon bei Kleinigkeiten ziemlich dankbar«. Ärzte seien für sie »Halbgötter in Weiß« und Kliniken alles – nur keine Dienstleistungsunternehmen. Anders die Nachfolgegeneration, die mit Handy, Internet und Markendenken groß geworden sei. »Die heute fast 50-Jährigen erwarten weit mehr im Krankenhaus.« Mails vom Klinikbett verschicken, mit dem Handy über Google schauen, ob Freunde in der Nähe sind und zu Besuch kommen können, oder im Aufenthaltsraum mit der Wii-Konsole spielen – das seien die Wünsche der »Babyboom-Generation«.

Also, irgendwie werden wir nicht verhindern können, dass wir Dienstleister sind und werden, weil auch die Patienten es zunehmend fordern und wir es mit uns machen lassen und uns nicht wehren. Der abschließende Beitrag von Internet-Blogger Jürgen, der dafür eigentlich ein paar aufs Maul bekommen müsste, ist da schon bedenklich. Leider ist auch er im tiefen undurchsichtigen Netz nicht auffindbar, und leider gibt es immer weniger Ärzte, die ihm dann auch mal ihre Meinung, am besten mit einer langen Geraden, sagen würden.

Im *Deutschen Ärzteblatt* wird Jürgen, für den es keine Zweifel gibt, folgendermaßen zitiert: *Natürlich sind Ärzte Dienstleister. So wie Klempner oder Logistiker, wo soll der Unterschied sein? Nur weil er im Zweifel an mir rumschnippelt, soll ich ihn für etwas Besseres halten als den Bäcker von nebenan?*

Zum Glück hat wenigstens Dr. Frank Ulrich Montgomery, Vize-Chef der Bundesärztekammer, entgegnet:

Wir leisten einen Dienst an der Gesellschaft. Aber wir verkaufen keine Ware, sondern wir bieten Hilfe an. Auf die Hilfe des Arztes kann ein Kranker nicht verzichten. Auf die Leistungen klassischer Dienstleister wie Bäcker, Klempner oder Friseur schon.

27. GRUND

Aber genau das ist eben das Problem in der Dienstleistungsgesellschaft

Auch wenn ich Herrn Montgomery da recht geben muss, sieht es die verwöhnte, von jeglichen ernsthaften und existenziellen Nöten befreite Dienstleistungsgesellschaft in Deutschland leider anders.

Ich habe letztens erst von einer Umfrage gehört, in der entschieden werden musste, ob man lieber mal eine Woche auf WLAN oder Heizung und warmes Wasser in der Wohnung verzichten würde. Tatsächlich wollten 80 % der Befragten lieber ihr WLAN behalten und dafür eine Woche kalt duschen und mit Jacke und Mütze im Wohnzimmer sitzen. Na gut, kann jeder machen, wie er will, aber genau aus dem Grund bin ich der Meinung, dass bei einer Umfrage, bei der man sich zwischen Arzt und Bäcker, Klempner oder Friseur entscheiden muss, mit Sicherheit auch der Großteil der Konsumgesellschaft sich gegen den Arzt entscheiden würde. Denn die anderen drei braucht man ja irgendwie viel öfter, den Bäcker jeden Sonntag und noch einmal in der Woche, den Friseur brauchen manche wöchentlich, und selbst den Klempner braucht man doch noch öfter als einen Arzt. Wann braucht man denn den schon, wird schon nichts passieren, und krank werde ich selten bis nie.

Die Wichtigkeit von Dingen im Leben bemisst sich heutzutage leider nicht mehr an der wirklichen Notwendigkeit für unser Dasein und Überleben, sondern mehr daran, wie oft wir es brauchen. Und das, was wir oft brauchen, ist eben auch besonders wichtig. Die wirklich wichtigen Dinge im Leben sind leider in unserer von Wohlstand und Reichtum verdorbenen Luxusgesellschaft schon in Vergessenheit geraten. Und da rede ich nicht nur von der Ober- oder Mittelschicht.

Wenn man in einem Land darüber nachdenkt, einer gewissen Personengruppe ein bedingungslosen Grundeinkommen zu geben, ohne dass sie überhaupt irgendetwas dafür machen muss, dann zählt auch das zu einer Art Luxus. Dass die Menschen dann völlig verloren sind, die sich mit einem »Bürgergeld« oder wie der Nachfolger von Hartz IV auch immer heißen soll, dann den ganzen Tag vor die Glotze setzen können, ohne auch nur wenigstens einmal im Monat ihren Hintern zum Arbeitsamt zu bewegen, das ist mir ja eigentlich egal. Aber was bitte schön soll aus Chantal, Jeremy oder Kevin werden, wenn sie sehen, dass Mama und Papa überhaupt keinen Finger mehr für ihr Monatsgehalt krumm machen müssen. Das kann für die Nachfolgegeneration nicht so richtig motivierend sein.

Aber na ja, ich schweife mal wieder ab, zurück zum Thema. Es entspricht also ganz einfach den Werten unserer Zeit, dass der Arzt ein Dienstleister ist, der mir mal schön für die fette Kohle, die er laut Medienberichten ja bekommt, schnell helfen soll. Und am besten ohne lange Wartezeit, ohne dass ich was dazubezahlen muss und ohne viel eigenen Aufwand.

Wehe, er kommt mit IGe-Leistung oder Selbstübungen und Zuzahlung um die Ecke, und wehe, er hält mir einen Vortrag, weil ich zu viel rauche, mich nicht bewege oder dass ich mal wieder arbeiten gehen sollte. Fresse halten und behandeln, aber schnell.

Zum Bäcker, Klempner und Friseur sind die meisten freundlicher als zum Arzt. Der soll ja nur die Galle rausnehmen, aber bitte ohne dass was schiefgeht. Wichtiger ist da der Termin mit dem Telekommann, ohne den kann ich ja nicht Fernsehen schauen und im Netz surfen. Da kann man auch mal Danke sagen, wenn er fertig ist. Das ist natürlich nicht prinzipiell so, und es gibt auch noch welche, die beim Bäcker und beim Arzt Danke sagen, wenn diese ihren Dienst geleistet haben, aber unterm Strich und zusammenfassend, sind, bleiben und werden wir immer mehr zum Dienstleister. Und das wird leider auch von unseren »Vorgesetzten«, den Krankenkassen und KVen unterstützt und ist von der Öffentlichkeit, von den Medien und der Gesellschaft so gewollt.

28. GRUND

Weil wir erpressbar sind

Und da hat Kollege Stirkat nun wieder mal recht, wenn er auf Seite 155 schreibt: *Das ärztliche Selbstverständnis verbietet es nämlich, dringend notwendige Aufgaben dem Streben nach Profit hintenanzustellen. Und genau deshalb sind wir im Prinzip erpressbar.* So weit erst mal richtig, aber eben traurige Wahrheit. Deshalb kann ich nicht verstehen, wenn es dann in seinem Buch mit den Worten weitergeht:

Aber egal. Ich bin froh, dass es so ist und nicht anders. Denn sonst wären wir keine Ärzte ...

Sorry, aber darauf fällt mir jetzt nur ein lieb gemeintes »Bullshit« ein. Genau dieses träumerische, von alten überholten Werten geprägte Standesdünkel und diese Egal-Stimmung, gepaart mit der Meinung, wir müssten heute noch bedingungslos diese alten ehrenhaften Werte aus der Zeit der Götter in Weiß aufrechterhalten, führt dazu, dass es eben alle mit uns machen können und wir für alle und jeden erpressbar sind.

Erst kürzlich wurde »Ehrenmann« zum Jugendwort des Jahres 2018 gekürt. Irgendwie passend, aber eben nicht nur für die Jugend und auch nicht, weil die es tatsächlich, wie ich beim Fortnite-Spielen von meinem Sohn hören konnte, auch benutzen.

Nein, passend eher, weil die Zeit der wirklichen Ehrenmänner leider langsam zu Ende geht. Die Zeit, in der eine aufrechte, loyale, ehrenhafte, faire und grundanständige innere Einstellung das Handeln und den zwischenmenschliche Umgang bestimmt hat. So richtig hält sich keiner mehr an diese alten Werte, einzig und allein wird es noch von uns Ärzten verlangt.

Wir haben es ja mit Menschen zu tun, okay, das haben alle Dienstleister, aber bei uns sind sie krank und brauchen Hilfe. Der Notarzt muss sowieso so schnell es geht fahren, sich Zeit lassen verbieten ihm nicht nur sein Anstand, die Moral und der Respekt vor dem fremden Leben. Der Klempner kann sich Zeit lassen, weil es bei ihm selten um Leben und Tod geht. Und genau damit und dem Hippokratischen Eid haben sie uns alle in der Hand. Es geht bei uns immer irgendwie um Leben und Tod, es geht um arme kranke Menschen und hilflose Bürger und zu guter Letzt auch noch um arme Krankenkassen, die wenig Geld haben. Aber Geld ist ja sowieso nicht wichtig, zumindest nicht für uns. Die Wichtigkeit unserer Arbeit verlangt selbstverständlich immer, die höchste Qualität zu liefern, und das ärztliche Selbstverständnis und die Moral verbieten es uns, dabei an Profit zu denken.

Und genau das wissen alle. Die Krankenkassen, um uns an der finanziell kurzen Leine zu führen. Die Politik und die Presse, um uns alles, was schiefgeht, zu hohe Kosten im Gesundheitswesen oder Korruption in die Schuhe schieben zu können. Die Patienten, die uns ebenfalls mit immer höheren Forderungen und Ansprüchen unter Druck setzen und uns damit erpressen, ein Fehlverhalten auch mal ganz schnell melden zu können oder noch trauriger, bei Jameda einzustellen.

Wir sind also am Arsch, die Deppen der Nation, erpressbar und sitzen zwischen den Stühlen der ehrenwerten Vergangenheit und der charakterreduzierten, unfairen Gegenwart.

4. KAPITEL

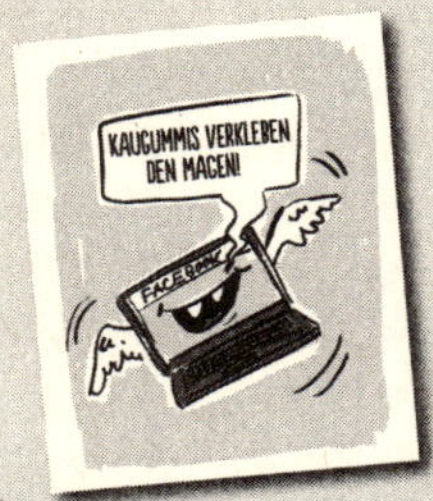

DIE LIEBEN PATIENTEN, HERR JAMEDA UND GOOGLE

29. GRUND

Weil Patienten den Beipackzettel lesen

In deutschen Apotheken und Medizinschränken findet man unendlich viele Tabletten, Pulver, Tropfen, Tinkturen oder Salben, und irgendwie haben auch alle einen Sinn und ihre Daseinsberechtigung.

Aufgrund laienhafter Betrachtungsweise, gefährlichen Halbwissens und populistischer medialer Unterstützung eilt den vielen Medikamenten leider ein viel zu schlechter Ruf voraus.

Arzneimittel kann man auch nicht einfach mal so im Hinterzimmer seiner Studenten-WG oder der Hobbydrogenküche »Pablo Escobar jr.« anmischen und unter die Leute bringen. In Deutschland muss jahrelang geprüft, getestet, kontrolliert und noch mal geprüft werden, bevor es dem Menschen verabreicht werden darf. Deshalb kann man auch davon ausgehen, dass alle offiziell angebotenen heilsamen Stoffe prinzipiell für jeden gut verträglich sind.

Natürlich gibt es auch die eine oder andere Nebenwirkung. Je schlimmer die Krankheit ist, gegen die man die Pillen nehmen muss, und je größer deshalb auch die Hoffnung in das Heilmittel wird, umso krasser muss natürlich auch die Wirkung sein.

Fette Wirkung auf der einen Seite heißt aber eben auch heftigere Nebenwirkung auf der anderen Seite.

So gibt es gegen unsere stressbedingten Alltagskopfschmerzen Tabletten, die eigentlich keine Probleme verursachen. Krebsmedikamente müssen natürlich eine gewaltige Wirkung haben, was man sich aber dann oft mit heftigem Durchfall, Übelkeit und vielen anderen ungewollten Reaktionen erkaufen muss. Diese kleinen Waffen unter den Medikamenten nimmt man selbstverständlich nicht gern und freiwillig, aber was soll ich machen, wenn mich eine Krankheit im finalen Klammergriff hat, mir das Leben schwer oder dieses sogar streitig macht. Dann werden mich Nebenwirkungen sowieso nicht mehr interessieren.

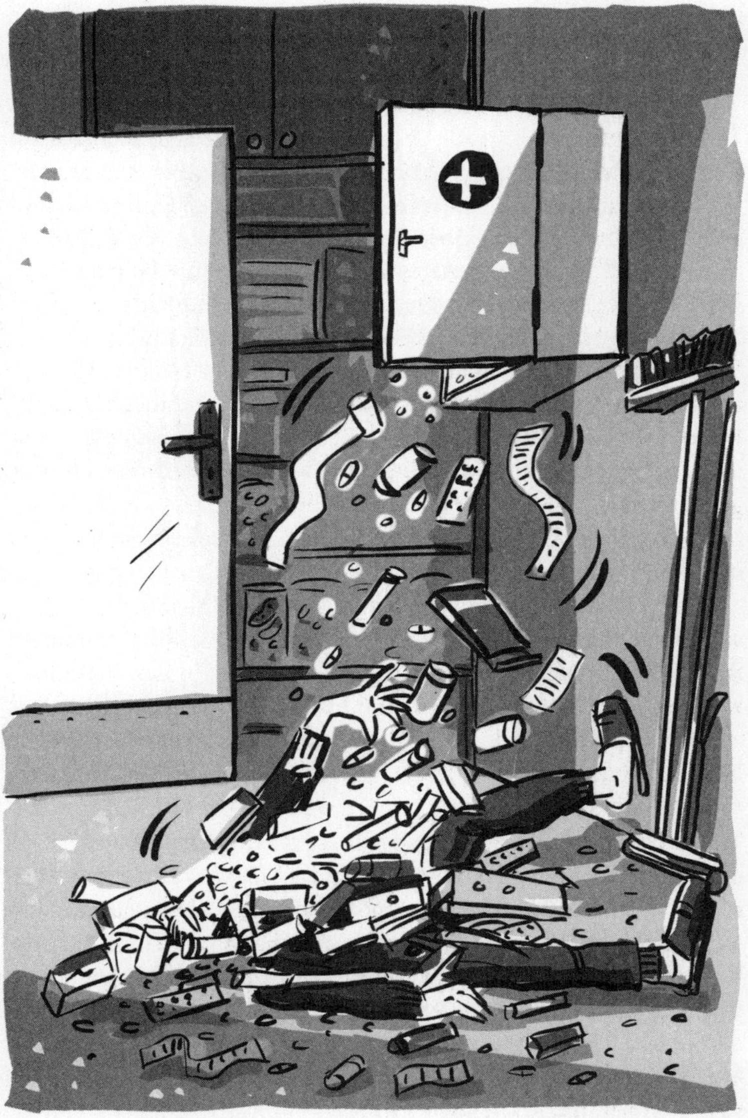

Aber selbst diese schärferen Drogen sind in Deutschland auf Herz und Nieren geprüft und somit in erster Linie hilfreich und ein Segen für alle Patienten, die mehr krank als gesund sind.

Die Misere dabei ist die gesetzliche Vorschrift, den mündigen Bürger prinzipiell über alles und im Speziellen darüber zu informieren, was denn alles so passieren kann, wenn er sich eine Tablette in den Rachen wirft. Auch diejenigen, die es gar nicht wissen wollen, werden durch ein romanartiges Schriftstück, genannt Beipackzettel, auf alles Mögliche und das Gegenteil von all dem hingewiesen.

Wie der Name erahnen lässt, liegt dieser Beipackzettel jeder Medikamentenpackung bei und scheint in erster Linie den Zweck zu haben, den armen Patienten unnötig und eigentlich auch unbegründet zu beunruhigen. Das Wörtchen »Zettel« ist im Zusammenhang mit diesem mehrseitigen Schriftstück natürlich maßlos untertrieben.

Zu lesen gibt es eine Fülle an Informationen, die eigentlich kein Mensch braucht.

Mit den Infos über etliche Inhaltsstoffe in schwer lesbarer und für den Nichtmediziner nicht verständlicher Sprache kann sowieso keiner etwas anfangen.

Die Anwendungsbereiche sind auch eher überflüssig, da der Patient die Krankheit, gegen die er die Pille anwenden muss, ja selbst hat und sich nicht eine der vorgegebenen Möglichkeiten aussuchen darf.

Ein wenig Sinn erkenne ich noch in den Angaben zur Dauer und Art der Anwendung, sofern der Patient im Gespräch mit dem Arzt nicht richtig zugehört und der Apotheker vergessen hat, ihm »3x1« oder so ähnlich auf die Packung zu schreiben.

Diese drei Bereiche sind auf dem Beipackzettel auch relativ schnell abgearbeitet. Was dann folgt ist die schier unendliche Aufzählung von allen Nebenwirkungen, die es jemals auf der Welt bei irgendeinem Medikament und einem einzelnen Menschen gegeben hat. Man könnte auch sagen, es ist eine wahllose Aufzählung von allen Krankheiten, Leiden und Beschwerden, von denen man jemals gehört hat. Der einzige Grund für diese lückenlose Aufzählung ist einzig und allein die hundertprozentige Absicherung der Pharmafirmen, die sich denken, bevor wir auch nur eine Sache vergessen und eine unschöne Klage riskieren, dann schreiben wir lieber gleich alles drauf, was es so gibt und mal gegeben hat.

Nach offensichtlich interner Absprache werden die Nebenwirkungen auf allen Beipackzetteln aber in variabler und immer wechselnder Reihenfolge geschrieben, damit der Patient gar nicht die Chance hat zu merken, dass auf allen Zetteln das Gleiche steht. Was soll der arme Patient auch mit der Information anfangen, dass die Tabletten Übelkeit, Kopfschmerzen und Durchfall hervorrufen können, wenn ich sie aufgrund einer sonst unheilbaren Krankheit oder einfach nur wegen Kopfschmerzen, die mir tierisch auf den Sack gehen, einfach mal nehmen muss oder möchte.

Das Problem für uns Ärzte ist, dass es immer mehr Leute gibt, die offensichtlich die Zeit haben, diese Ausarbeitung auf dem kleinen Zettel zu lesen. Das führt zum einen dazu, dass bis zum nächsten Praxisbesuch zunächst erst mal auf keinen Fall die verordneten Medikamente genommen werden, und zum anderen ein völlig verunsicherter Patient das Behandlungszimmer betritt mit der Frage, ob ich denn wüsste, was ich ihm da für ein Teufelszeug aufgeschrieben hätte. Der aktuelle Bericht in der letzten *Neuen Woche* über einen schlimmen Fall, bei dem ein Rentner nach Einnahme einer Tablette Paracetamol dreimal hintereinander pupsen musste, führt dann endgültig dazu, dass ich den Patienten für den Rest unserer gemeinsamen Tage nur noch Globuli empfehlen kann.

30. GRUND

Weil es Jameda und ähnliche Plattformen gibt

Das World Wide Web oder kurz gesagt das Netz hat in den letzten Jahren scheinbar die Macht über die Menschheit bekommen. Nichts geht mehr ohne, alles geht nur noch mit, auch die anfängliche Angst, dass es mal alle sein könnte, hat sich nicht bestätigt.

Im Gegenteil, es wird immer voller, voll mit Informationen, die sicherlich das eine oder andere Mal auch sehr nützlich sind, aber eben auch voll mit Informationen, die eigentlich kein Mensch braucht. Teilweise ist das Netz Lebensmittelpunkt von Leuten geworden, die ohne ihre täglichen, besser gesagt stündlichen oder minütlichen, Einträge in diverse Chats und Foren gar nicht mehr selbstständig leben könnten. Sie freuen sich über 100 oder 1000 Follower und Freunde, die sie noch nie gesehen haben, und wenn sie mal umziehen müssen, tragen sie den Kleiderschrank alleine von einer Wohnung in die andere, weil kein Follower zu Hilfe kommt.

Das Netz ist Segen und Fluch zugleich. Leider auch Segen für viele, die in der Anonymität des Netzes das Selbstbewusstsein haben, das ihnen von Geburt an fehlt und sie sich auch nie erarbeitet haben. Leute, die einen im richtigen Leben nicht anschauen können, wenn sie mit einem reden, und wenn sie einen anschauen, dann nicht mehr reden können. Leute, die sich mächtig fühlen, weil sie sich im Schutz irgendeines Fakenamens scheinbar alles erlauben können, wovon sie in der Realität nicht mal zu träumen wagen.

Auf der anderen Seite Fluch für die, die irgendwie bei diesen Weicheiern in Ungnade gefallen sind und denen die Waschlappen dann mal richtig die Meinung geigen wollen.

Früher hat man so was noch wie Männer geklärt, hat sich gegenübergestellt, ein Meter Abstand, und tief in die Augen geschaut. Der eine sagte: »Cowboy, das gefällt mir nicht«, der andere sagte: »Mir egal.«

Wer dann zuerst den Abzug seines Revolvers gezogen hatte, der bekam recht. Nun sind wir alle nur Menschen und nicht von Fehlern befreit. Auch Ärzte sind nicht jeden Tag in Topform und bringen 100 % Leistung. Auch Ärzte können nicht jeden, der zur Tür reinkommt, leiden und kommen mit jedem Charakter und jedem Menschen klar. So gibt es natürlich auch mal Spannungen, und es gibt zwangsläufig Patienten, die völlig ohne ernsthaften Grund einfach mal unzufrieden sind.

Das ist auch gar nicht schlimm, kein Arzt hat den Anspruch an sich selbst, jeden seiner 10.000 Patienten im Jahr voll und ganz glücklich zu machen, und hat auch gar kein Problem damit, wenn die, die sich nicht gut aufgehoben fühlen, zu einem anderen Arzt gehen. Es gibt sicherlich auch keinen Arzt, den es stört, wenn man ihm sagt, was nicht so gut war und was man vielleicht verbessern könnte. Konstruktive Kritik nennt man so was, aber davon haben anscheinend immer weniger Leute was gehört.

Ich hatte in den letzten zehn Jahren, in denen ich selbstständig bin, einen einzigen Patienten, der sich vor mich hingestellt hat, ein Meter Abstand Auge in Auge, und sagte:

»Doc, ich war nicht ganz zufrieden.«

Anstatt die Waffe zu ziehen, habe ich gesagt:

»Okay, erzähl doch mal, was hat dir nicht gefallen?«

Wir haben nett geplaudert, er hat seine Beschwerde angebracht, ich habe sie mitgenommen, konnte sie mit meinen Schwestern auswerten und ab sofort verbessern. Niemand ist dabei durch die Kugel eines Revolvers gestorben, und wir alle konnten es das nächste Mal besser machen. Das ist konstruktive Kritik, mit der man auch was anfangen kann. Ich hatte selbstverständlich auch einige weitere Patienten, die nicht ganz so zufrieden waren, aber anstatt es einfach mal anzusprechen, klauen sie sich selbst kostbare Zeit am Wochenende und schreiben ihre Kritik scheinbar anonym ins große weite Netz. Scheinbar anonym deshalb, weil ich anhand der Fakten und Daten, die diese Nasen meist mit in ihren Aufsatz tippen, natürlich ganz genau weiß, welcher Patient es war. Allein die Tatsache, dass ich im Netz anonym jemanden teilweise aufs Übelste beleidigen darf, ist eine unansehnliche Blüte unserer Zeit, die die zwischenmenschlichen und emotionalen Schwächen unserer Gesellschaft nur zu deutlich zu Tage bringt.

Diese Leute haben nicht nur den Arsch nicht in der Hose, Dinge von Mann zu Mann oder Frau zu Frau oder wie auch immer zu klären. Nein, sie haben scheinbar nicht mal die Hose für den fehlenden Arsch. Ich kann nur sagen, da läuft was schief im Rechtsstaat Deutschland, wenn es möglich ist, dass ich als Arzt und Mensch öffentlich und namentlich anonym diffamiert werden kann.

Dass es Gesetze gibt, die das einerseits erlauben und mir zugleich verbieten, in einer möglichen Antwort dann auch den Namen des Patienten zu erwähnen, passt nur zu gut in die heutige Zeit ungerechter Gerechtigkeit.

Zum Glück habe ich nicht ganz so viele Netztouristen unter meinen Patienten und habe es mir auch abgewöhnt, mich über die zwei oder drei negativen Einträge pro Jahr zu ärgern. Leider haben die vielen zufriedenen Patienten, die man so hat, anscheinend nicht dieses Mitteilungsbedürfnis. Aber auch das scheint ein Symptom unserer Gesellschaft zu sein, dass sich Tadel besser schreiben lässt als Lob und man im Netz mit Beschimpfungen mehr Aufmerksamkeit erntet als mit Anerkennung und Beifall.

31. GRUND

Weil Jameda und ähnliche Plattformen leider zu oft für unsachliche Kritik genutzt werden

Die Daseinsberechtigung von Jameda und vielen anderen Internetbewertungsportalen ist zumindest und höflich ausgedrückt sehr fraglich. In erster Linie brauchen nur diejenigen derartige Meinungsplattformen, deren Hose am Hinterteil enger genäht werden könnte, weil nicht so viel drin ist. Ich habe nichts gegen Kritik, meinetwegen auch im Netz. Aber auch dort und anonym sollte es sachlich und korrekt abgehandelt werden. Wenn man sich aber die einzelnen Plattformen so anschaut, sind viele und allen voran Jameda meilenweit von Objektivität entfernt.

Der unzufriedene Patient, der sich dafür entschieden hat, seine Meinung über seinen behandelnden Arzt der ganzen Welt mitzuteilen, hat bei den meisten Portalen zunächst die Möglichkeit, einen kleinen Text zu schreiben. Da dies aber den meisten aufgrund einer sehr kurzen Schulausbildung oft nicht ausreichend gelingt, geben diese Portale den Anklägern einige Themenbereiche vor.

Dort müssen sie dann nur zwischen Note 1 und Note 6 unterscheiden. Da die Zahlen 1–6 in der 1. Klasse behandelt wurden und die in Deutschland jeder mindestens einmal besuchen musste, schaffen es dann auch die dunkelsten Nachtjacken, sich für eine entsprechende Note zu entscheiden.

Nun sind bei diesen vorgegebenen Rubriken aber Themen dabei, die meines Erachtens eigentlich gar nichts mit der Behandlung des Arztes zu tun haben. Wenn ich zum Friseur gehe, will ich, dass er mir die Haare schneidet. Okay, ich finde es auch nicht toll, dass mein Friseur, obwohl ich seit sieben Jahren danach frage, mir immer noch keine Cola anbieten kann und ich nach wie vor einen Latte macchiato trinken muss. Auch die Musik, die dort gespielt wird, gefällt mir nicht sonderlich. Das alles würde ich doch aber nicht gleich ins Internet tippen und mich beschweren. Das liegt mir so fern wie dem FC Schalke die Deutsche Meisterschaft, bin ich doch ausschließlich zu nichts anderem als zum Haareschneiden dort.

Der erboste Bürger aber darf über Behandlung, Aufklärung, Vertrauensverhältnis, genommene Zeit, Freundlichkeit, Wartezeiten, Praxisausstattung usw. frei entscheiden und seine Meinung abgeben. Patienten, von denen wir wissen, dass sie nicht mal einen

Führerschein haben und jedes Mal mit der Straßenbahn kommen, urteilen dann zum Beispiel über die Parkplatzsituation.

Andere, die noch nie Kinder hatten und auch nie welche haben werden, beschweren sich über die Kinderspielecke.

Dann gibt es da noch welche, die keinen oder leider nur einen für sie unpassenden Termin bekommen haben und nur den Tresen kennengelernt haben. Diese dürfen dann aber auch die Qualität des Arztes und des Wartezimmers benoten, obwohl sie beides nie gesehen haben.

Das Verrückteste ist die Möglichkeit, das Entertainment bewerten zu dürfen. Entertainment heißt ja eigentlich so viel wie Bespaßung, Fernsehen, Radio. Ich biete da schon überdurchschnittlich viel an, habe sogar einen PC, mit dem Patienten während der Wartezeit ins Internet können, Getränke- sowie ein Snackautomat stehen bereit, Praxis TV, 20 verschiedene Zeitschriften und vieles mehr. Trotz alledem bekommt man dann von Patienten, die meinetwegen und vielleicht auch berechtigt mit ihrer Behandlung unzufrieden waren, eine Note 5 für das Entertainment.

Das ärgert mich nicht nur deshalb, weil ich denke, viel zur Bespaßung meiner Patienten beizutragen, sondern in erster Linie deshalb, weil ich nicht verstehen kann, warum ich als Arzt überhaupt etwas fürs Entertainment meiner Patienten tun muss.

So wie ich zum Friseur gehe, um Haare zu schneiden, sind diese Meckerfritzen doch ausschließlich zur Behandlung bei mir. Weder im Vertrag mit der kassenärztlichen Vereinigung, den Krankenkassen oder den Berufsgenossenschaften steht irgendwo, dass ich als Arzt verpflichtet bin, meinen Patienten einen Parkplatz anzubieten, Musik im Wartezimmer zu spielen, ein TV bereit zu halten, oder in irgendeiner anderen Form für die Unterhaltung während der Wartezeit zuständig zu sein. Ich bin nicht mal verpflichtet, Stühle in mein Wartezimmer zu stellen. Leider sehen das Jameda und damit viele Patienten anders, und so bekommt man mal schnell die Note 5 oder 6, obwohl der Patient vielleicht nur mit der Behandlung unzufrieden war oder die Praxis gar nicht gesehen hat, weil ihm schon am Telefon kein passender Termin angeboten werden konnte.

32. GRUND

Weil sich viele die Füße nicht waschen

Genau wie im Sport kann man auch in der Berufswelt zwischen Non-Contact- und Contact-Tätigkeiten unterscheiden.

Ich war acht Jahre meines Lebens ein ganz erfolgreicher Judoka gewesen und habe deshalb die Erfahrung gemacht, wie es ist, den Schweiß und den Geruch und vielleicht sogar das Blut des Gegners direkt und unmittelbar am eigenen Körper zu spüren.

Etwas später habe ich dann mit Tennis angefangen und fand es auch gar nicht so schlecht, dass der stinkende und schwitzende Gegner weit weg von mir war und mir auch nicht näherkommen konnte.

Die meiste Zeit meines Lebens habe ich Fußball gespielt, per se eine Kontaktsportart, aber wenn man schnell und flink ist, kann man diesen Kontakt auf ein Minimum reduzieren.

Wenn ich nur dieses eine Kriterium betrachte, fand ich im Nachhinein den Tennissport für mich am angenehmsten, da ich von Haus aus kein Freund von nicht gewollter Körpernähe bin.

Man könnte mir jetzt vorwerfen, Augen auf bei der Berufswahl, da man ja weiß, dass das Dasein als Arzt auch nicht ganz ohne direkte menschliche Berührung zu absolvieren ist. Und wenn schon Arzt, dann wenigstens Radiologe oder Strahlentherapeut, da in diesen Fachbereichen das Risiko, einen Patienten anfassen zu müssen, deutlich geringer ist.

Als ich den Beruf des Chirurgen gewählt hatte, bin ich anscheinend davon ausgegangen, dass man immer einen Kittel und Handschuhe trägt, wenn man näheren Kontakt zum Bürger aufnehmen muss. Was ich nicht beachtet hatte: dass vor jeder Operation die Sprechstunde und die Untersuchung anstehen. Obwohl ich es jahrelang versucht hatte, muss ich jetzt feststellen, dass Chirurg doch kein Non-Contact-Beruf ist und dass es ganz ohne Anfassen wirklich nicht zu schaffen ist.

Die Versuche, einen Patienten von ferne zu untersuchen oder aus sicherem Abstand ganze Diagnosen zu stellen, wurden dann häufig mit den Worten meines damaligen Chefs enttarnt:

»Nun, Herr Kollege, schreiten wir jetzt zum Äußersten und schauen uns den Patienten mal an.«

Mir war rasch klar, dass ich nicht zu den Ärzten gehören werde, bei denen der erste Satz des Patientengespräches lautet:

»Nun machen Sie sich mal frei bis auf die Unterhose und legen sich auf die Liege.«

Eher versuche ich auch heute noch das Gebiet, in dem der Patient Beschwerden äußert, so gering wie möglich frei zu legen. Das kommt natürlich auch einigen Patienten ganz entgegen. Den einen, weil sie sich aufgrund einer verschobenen Figur oder anderer körperlicher Defizite etwas schämen, und den anderen, weil sie stinken, sich nicht gewaschen haben oder die braune Bremsspur im vier Tage alten weißen Schlüpfer nicht gleich jeder sehen soll. Am angenehmsten finde ich die Patienten, die weder zu der einen noch zu der anderen Gruppe gehören. Körperlich wenig Defizite, immer schön geduscht, parfümiert und regelmäßig die Unterbuxe gewechselt.

Ganz okay sind die, die ihre Defizite noch selbst erkennen und denen es zumindest so peinlich ist, dass sie sich wenigstens noch entschuldigen oder eine intensive Untersuchung von sich aus versuchen zu verhindern.

Die schlimmsten unter den Patienten sind aber scheinbar noch stolz darauf, dass sie im letzten Monat wieder unendlich viel Wasser sparen konnten, indem sie sich nur zweimal geduscht haben. Genau die machen sich auch überhaupt nix daraus, den Geruch ihrer

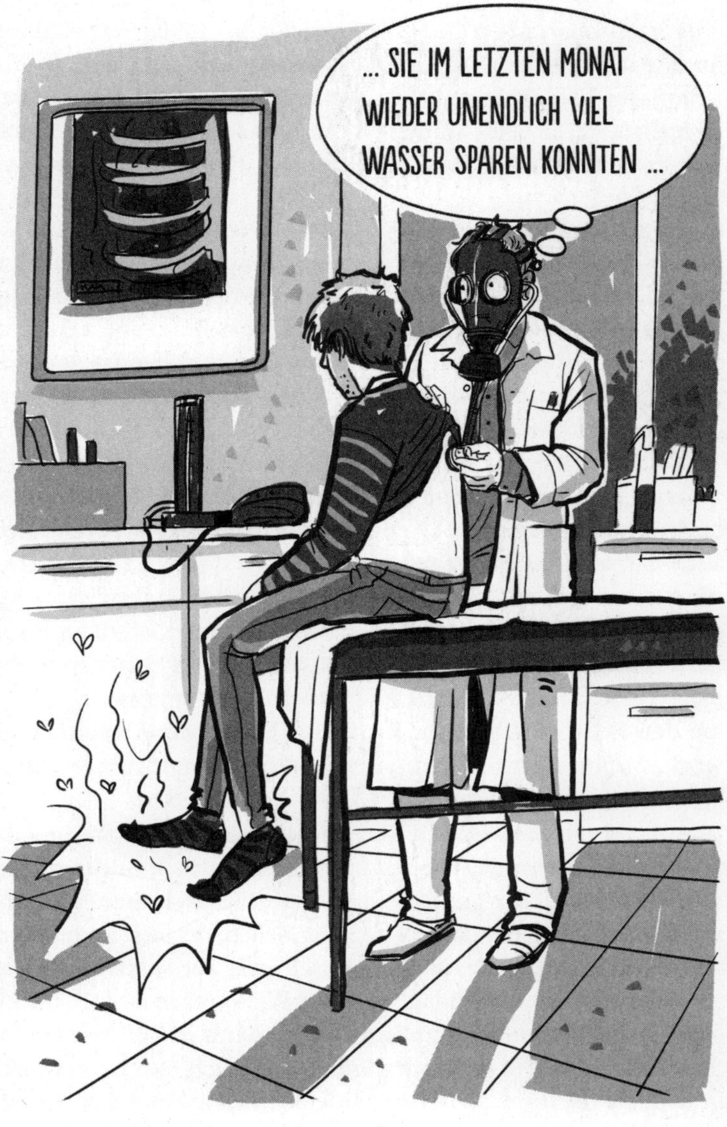
... SIE IM LETZTEN MONAT WIEDER UNENDLICH VIEL WASSER SPAREN KONNTEN ...

übel riechenden Achsel durch mehrmaliges Anheben des Armes für ihre unmittelbare Umgebung erlebbar zu machen. Ähnliche olfaktorische Verwirrung entsteht, wenn sie allein schon ihre Schuhe ausziehen. Diese Leute sind es dann aber leider auch, die bei Problemen an der Großzehe des linken Fußes sofort auch den rechten Fuß mit frei machen.

Die alleinige Öffnung des Fensters zur lebensnotwendigen Belüftung des Raumes reicht da oft nicht mehr aus, und es muss im Anschluss an die Behandlung versucht werden, mit einer halben Flasche Deospray den Raum wieder einer Nachnutzung zuzuführen. Im Ranking der unangenehmsten Körperstellen ist der Fuß gefolgt von der verschwitzten Achsel und dem behaarten Rücken ganz oben auf der Horrorliste.

Als Unfallchirurg und Sportmediziner ist leider genau der unterste Teil des Menschen die Gegend, mit der wir uns am meisten beschäftigen müssen. Dummerweise ist dieses Körperteil aber auch das, welches am weitesten weg ist von unseren Händen. Da wir diese aber benötigen, um die Füße ab und zu mal zu waschen, kommt dies bei einigen leider viel zu kurz. Wenn ich dann noch ein Problem mit dem Rücken habe, mich beim Duschen nicht mehr bücken kann oder die Hüfte nicht mehr mitmacht, sodass ich den Fuß nicht mehr in Richtung Hände heben kann, dann wird es schwer für den armen Fuß und für den, der sich damit beschäftigen muss.

Am schlechtesten sind die Mauken bei denjenigen dran, die aufgrund eines Bier- oder Fressbauches diese gar nicht mehr sehen. Denen ist es vielleicht gar nicht vorzuwerfen, dass sie ihre Füße vernachlässigen. Der Dreck zwischen den Zehen, der sich nach unten biegende Zehennagel oder die Hornschwiele, die so dick und fest ist wie ein trockener Kuhfladen auf der Wiese, leben einfach unbeobachtet vor sich hin. Wenn sich bei mir dann ab und zu mal für ein, zwei Tage die Fingerkuppen schälen, weiß ich, dass irgendwann in den letzten Tagen zwischen all den Schwielen und dem Dreck auch mal wieder ein kräftiger Pilz dabei gewesen sein muss, gegen den mein Desinfektionsmittel leider auch nicht mehr geholfen hat.

33. GRUND

Weil immer mehr Patienten vergessen, dass sich nicht nur Autoreifen und Schuhsohlen abnutzen

Der TÜV sagt, Autoreifen müssen nach drei Jahren neu. Meine Mutter sagt: »Junge, kauf dir lieber mal neue Reifen, sie sind doch schon fast zwei Jahre alt.« Der Gesetzgeber hat 2017 eine Mindestprofiltiefe von 3 mm abgelehnt und kommt mir mit seinen 1,6 mm schon eher entgegen. Fakt ist, ein Reifen hält nicht ewig. Der Gummi rubbelt sich nun mal ab, je älter, umso spröder die Dinger.

Das gleiche Schicksal ereilt eines jeden Schuhsohle. Ob Gummi, Leder, Kunststoff, selbst aus der tiefsten Outdoorsohle wird irgendwann flaches Land. Beim Speckmantel schneller als beim Spargeltarzan und beim Marathonläufer eher als beim Büro- und Couchmonster. Unterm Strich wissen wir alle, dass sich Gewebe aller Art und Strukturen jeglicher Herkunft unter Belastung abnutzen und nichts auf dieser Welt das ewige Leben hat.

Diese Betrachtungsweise ist nicht hochwissenschaftlich, aber allgemeingültig und hinlänglich von uns allen akzeptiert.

Aus irgendeinem mir unverständlichen Grund endet diese sachlich nüchterne Betrachtungsweise bei vielen Menschen allerdings bei der Beurteilung ihrer eigenen Körperteile.

Obwohl wir von Jahr zu Jahr im Spiegel das Leid des Älterwerdens mehr oder weniger frustriert betrachten können, klammern wir scheinbar unbelehrbar unsere eigenen Gelenke und da besonders unsere Kniegelenke von diesem Verfall aus.

Alles um uns wird alt und spröde, die Ehefrau allen voran, das beste Stück des Mannes und der immer tiefer hängende schrumpelige Beutel sowieso, und die Oma ist es gefühlt schon immer. Umso unverständlicher und zunehmend nervend ist vor diesem Hintergrund folgender Dialog.

Oma Schumpelig: »Herr Doktor, warum schmerzen mir denn meine Knie so sehr in letzter Zeit?«

Ich: »Weil Sie schon eine ganz schön dolle Gelenkabnutzung haben, da ist der Gummi, oder wie wir Ärzte sagen der Knorpel, runter, und Sie laufen quasi auf der Felge, oder wie wir Ärzte sagen auf dem blanken Knochen.«

Oma Schumpelig: »Na ja, aber wie kommt denn das, das hat doch früher nie wehgetan.«

Ich: »Na ja, irgendwann ist eben der Lack mal ab, das ist ein wenig auch der Lauf der Zeit.«

Oma Schumpelig: »Na gut, ist mir schon klar, aber warum denn so plötzlich?«

Ich: »Nun ja, wenn Ihnen der Fahrradreifen platzt, ist das zwar auch plötzlich, aber abgefahren hat er sich schon länger, wissen Sie, was ich meine, die Sache mit dem Glas, da kann ich auch eine Menge Wasser reinschütten, ohne dass es überläuft, und dann plötzlich der letzte Tropfen, und zack ist es so weit.«

Oma Schumpelig mit sicherem und verständigem Blick: »Ja, ist mir ja auch klar, ich bin nun nicht mehr die Jüngste, aber trotzdem.«

Nach einer bedächtigen Pause, in der in mir die Hoffnung keimt, dass ihr das Grundproblem tatsächlich klar ist, wird scharfsinnig nachgewaschen.

»Ich verstehe das trotzdem nicht, so plötzlich, ich habe doch früher viel Sport gemacht und bin auch heute noch im Turnverein, und jeden Morgen fahre ich fünf Minuten Bettfahrrad.«

Und ohne mit der Wimper zu zucken, setzt sie mir dann endgültig die Pistole auf die Brust.

»Herr Doktor, das kann doch nicht so weitergehen, da müssen Sie doch was machen können.«

Ein etwas grober orthopädischer Kollege von mir beendet zu diesem Zeitpunkt das Gespräch für den Moment und die Arzt-Patienten-Beziehung für alle Ewigkeit mit folgendem Satz: »Kurzfristig kann ich Ihnen ein Schmerzmedikament aufschreiben, für langfristig hätte ich ein Gewehr zu Hause, da können wir beide zusammen SIE erschießen, dann ist Ihr Problem gelöst.« (die vollständige Geschichte später)

Okay, kann man so machen, muss man aber nicht. Ich versuche, trotz Kesselstand kurz vorm Überkochen einige freundlichere Möglichkeiten anzubieten. Aber nicht ohne Oma Schumpelig noch mal zu bitten, später in Ruhe Ihren Ausweis aus der Einkaufstasche zu zaubern und über die Zahlenkombination, die unter »Geburtsdatum« steht, noch mal nachzudenken. Denn Oma Schumpelig ist nicht 50 oder 60, auch bei 65 oder 70 würde ich mich nicht so aufregen. Die nette Oma ist 85. Und damit ist sie nicht die Älteste, mit der man zunehmend derartige Unterhaltungen führen muss. Einmal die Woche habe ich mir das am Anfang meiner Laufbahn auch noch gefallen lassen. Wenn aber heutzutage täglich mehrere 80- und 90-Jährige vor einem stehen und die böse Gelenkwelt nicht mehr verstehen, dann läuft bei mir regelmäßig das Glas über, und meine psychosomatischen Rückenschmerzen zwingen mich nach Feierabend zu einem entspannenden Fichtennadelbad.

34. GRUND

Weil unser Kollege Dr. Google uns das Leben schwer macht

Das mit der Zweitmeinung ist so eine Sache. Ich habe prinzipiell nichts dagegen, und jeder Patient muss selbst entscheiden, von wie vielen Ärzten er sich im Rahmen seiner Behandlung verrückt machen lassen möchte.

Sicherlich ist es für den Patienten wirklich oft nicht einfach, als Laie den Erklärungen des Arztes zu folgen. Die meisten von uns schaffen es auch nicht, für ihre vielen medizinischen Begriffe, die sie im Studium lernen durften, normal verständliche einfache deutsche Worte zu finden. So verlässt der Patient erst recht nach einem Arztgespräch mit riesengroßen Fragezeichen in den Augen die Praxis und rennt, vielleicht auch nur aus purem Unverständnis, zu einem Zweit- oder Drittarzt. Wenn er dann das Pech hat, dass auch dieser nur Latein sprechen kann, kein Vertrauen bei ihm erweckt oder eine völlig neue Ansicht der Dinge verbreitet, ist der Punkt bei den meisten Patienten gekommen, an dem der Superarzt schlechthin gefragt wird: Doktor Google, wohnhaft im Internet und für alle Patienten jederzeit zu erreichen. Für die, die es können und das Suchen im Internet gelernt haben, immer noch eine bessere Variante als Doktor *Apothekenzeitung* oder Frau Doktor *Die Bunte*.

Der Besuch bei Doktor Google ist natürlich auch viel angenehmer. Man muss nicht im Wartezimmer warten, bärbeißige Schwestern überwinden, und wenn man Doktor Google lange genug nervt, sagte er einem am Ende auch das, was man eigentlich hören will. Das Hauptproblem ist, dass genauso, wie jeder dem Internet alles entlocken kann, auch jeder in dieses alles hineinschreiben darf. Der Patient merkt oft nicht, dass auch dies nicht zur Klärung seines Problems beitragen wird, und googelt sich den Finger so wund, dass er zusätzlich zu seinem eigentlichen Problem am Ende noch einen Mausarm oder Handyfinger hat.

Wie so oft bei der Suche im Internet bleibt der Laie bei den Seiten hängen, die ihm auf den ersten Blick am besten gefallen, auf denen die Berichte vielleicht auch etwas verständlich sind und wo ein netter Arzt mit zugeknöpftem Kittel und fein gekämmten Haaren aus dem Computer lächelt.

Dieser Doktor bekommt dann ihr Vertrauen, und das, was er sagt, ist zunächst erst mal Gesetz. Mit der Ansicht von Doktor Internet rennen sie dann voller Freude zu ihrem Hausarzt oder Facharzt und konfrontieren ihn mit der Meinung des weltweiten Netzes.

Da die meisten Ärzte kleine Egomanen sind und die Meinung von Doktor Google noch weniger wert ist als die Meinung des Kollegen um die Ecke, reagieren sie oft weniger erfreut auf diese Gegenüberstellung und gut gemeinte Hilfestellung des Patienten. Das Ganze führt zunächst erst mal nicht zu einer weiteren Steigerung des Vertrauensverhältnisses zwischen Arzt und Patient.

Diejenigen von uns, die sich zumindest mit der Expertise von Professor Google auseinandersetzen und dem Patienten versuchen zu erklären, warum dies oder das vielleicht nicht ganz so korrekt ist, haben dann aber gute Chancen, die Behandlung des Patienten weiterführen zu dürfen oder eben zu müssen. Das muss man sich als Arzt vorher eben ganz genau überlegen, und manchmal ist es dann doch besser, den einen oder anderen Patienten an diesen netten Kollegen aus dem Internet zurückzuüberweisen.

35. GRUND

Weil die Ansprüche der Patienten oft nicht mit ihren biologischen Möglichkeiten übereinstimmen

Es gibt Krankheiten, es gibt Leiden, und es gibt Menschen, die glauben, an einer Krankheit zu leiden. Oft ist es aber nur ein ganz normaler Teil ihres Lebens, an dem sie sich stören. Am glücklichsten sind doch diejenigen, die mit dem, was sie haben, im Leben zufrieden sind und sich freuen über das, was sie können und was noch geht.

Leider neigt der Mensch aber zunehmend und prinzipiell dazu, eher mit dem, was er nicht hat und was er nicht oder nicht mehr kann, unzufrieden zu sein und sich darüber zu ärgern.

Das ist nicht nur im weiten Feld der Gesundheit oder eben Krankheit so, das zieht sich oft durch alle Bereiche des täglichen Lebens.

Wenn der linke Nachbar einen 20x10 m großen Megapool im Garten hat und der rechte Nachbar nur ein aufblasbares Planschbecken, freut sich der chronisch unzufriedene Deutsche in der Mitte nicht, dass er mit einem 10x5-m-Durchschnittspool dem Planscher im Aufblasbecken weit überlegen ist, nein, er ärgert sich, dass der Großkotz von links neben ihm einen viel größeren hat als er. Also zumindest einen größeren Pool.

Dieses typisch deutsche Denken breitet sich leider immer mehr auch in unserer Branche aus. Jeder will immer alles und das dann ganz lange. Genetische Voraussetzungen, Alter und die damit verbundenen Abbauprozesse, ja sogar von Gott vorgesehene Limits werden da nicht mehr akzeptiert und sollen von uns Ärzten außer Kraft gesetzt werden. Da ist bereits der Teenager, der vielleicht nicht unbedingt selbst, aber auf Wunsch der Eltern mal ein großer Tennisspieler werden soll. Schmerzen in der Schulter, der tolle Aufschlag nicht mehr möglich, seit drei Jahren Physiotherapie und bereits zehn Meinungen eingeholt. Der Junge selbst mit krummem Rücken, kurzen Armen, steifer Schulter, alles nicht dramatisch und eher ein unsportlicher Normalbefund, aber eben angeboren und damit schlechte Voraussetzungen, nun gerade Boris Becker nachzueifern. Wenn man das jetzt zum Besten gibt und die Empfehlung ausspricht, dass der Bub beim Schach oder als Schiedsrichter besser aufgehoben wäre, dann ist das Geschrei groß, und es wird eine zwölfte Meinung bei einem weiteren Spezialisten eingeholt.

Es gab Zeiten, da wurden mögliche Talente und die Eltern gleich mit untersucht, getestet und durchleuchtet, und am Ende stand fest: Der Nachwuchs taugt entweder zum Sprinter oder Langstreckenläufer oder eben zu gar nichts. Das war sicher auch nicht die beste Herangehensweise an eine sinnvolle Selektion. Aber dass heute zunächst jeder erst mal alles machen darf, führt eben dann auch oft in eine unangenehme Sackgasse.

Im Alter dann das gleiche Elend. Herr Müller, der nach seiner vierten Kreuzbandoperation nicht einsehen will, dass es mit dreimal Fußball in der Woche dann doch mal vorbei ist.

Oma Hildegard, die sich mit 75 ärgert, ihren Halbmarathon, den sie doch früher immer gerannt ist, nicht mehr zu schaffen.

Patienten, deren Körper es einfach nicht hergibt, mit einem Gewicht von 120 kg bei 1,65 m Körpergröße schmerzfrei Poweryoga oder Hochleistungszumba zu machen.

Unverständige Rentner, die unzufrieden sind, weil sie eigentlich nicht schon mit 76 ein künstliches Kniegelenk haben wollen, aber hartnäckig und stur verdrängen, dass Oma und Opa schon mit 50 Gelenke so dick wie Melonen hatten, am Stock unterwegs waren und die eigenen Eltern mit 60 schon mehr Metallgelenke hatten als Robocop.

Wir alle haben Limits, einige, die uns in die Wiege gelegt wurden, andere, die die Zeit mit sich bringt, und ab und zu auch mal welche, die uns irgendein Schicksal im Leben zugefügt hat. Ein großes Problem, weil schwer zu behandeln und oft auch zur Krankheit übergehend, ist der zu hohe Anspruch an sein eigenes Leben und die Fehleinschätzung, was ich selbst und mein Körper denn überhaupt leisten kann. Gepaart mit dem Nicht-Erkennen und -Akzeptieren der eigenen Grenzen wächst eine Patientenpopulation heran, mit der man es, nett ausgedrückt, nicht immer einfach hat.

Deshalb versuche ich meist als Erstes den Patienten davon zu überzeugen, dass er sich lieber über das freut, was er kann, und sich nicht ständig darüber ärgert, was er nicht mehr kann. Den ganz Unbelehrbaren empfehle ich dann, auch mal ab und zu auf den Friedhof zu gehen und sich einfach nur mal darüber zu freuen und Gott dafür zu danken, dass sie noch oben stehen und das Gras nicht schon von unten anschauen müssen. Relativ gesehen geht es uns oft besser als absolut betrachtet.

36. GRUND

Weil alle übergewichtigen Menschen kaum was essen

Übergewicht heißt nicht einfach, dass die Waage zu viele Kilos anzeigt. Entscheidend ist immer noch die Relation zur Größe. Ein Gewicht von 150 kg ist voll in Ordnung, wenn man 2,50 m groß wäre. Dann hätte man einen optimalen BMI von 24 und damit Idealgewicht. Da es aber nicht viele 250 cm lange Latten gibt, sind 150 kg in jeden Fall zu viel. Man hätte es also uneingeschränkt mit einem Dicken zu tun.

Für Marius Müller-Westernhagen, der selbst froh war, »ein dürrer Hering« zu sein, war etwas Übergewicht anscheinend gar keine Alternative. Er war so »froh, dass er kein Dicker ist«, dass er sogar ein Lied darüber gesungen hat. Dick sein wäre eine »Quälerei«, und nur »Dünn bedeutet, frei zu sein«. Angeblich hätten »Dicke Atemnot«, »schrecklich dicke Beine und ein Doppelkinn«, sie würden »schwitzen wie die Schweine und stopfen Fressen in sich rin«.

Auch rein medizinisch betrachtete er das Thema sehr tiefgründig und meinte, erkannt zu haben, dass »Dicke Blähungen haben« und aufgrund einer vermehrten Einnahme von Abführmitteln häufiger aufs Klo rennen als dünne Heringe.

Als sein Lied 1978 veröffentlicht wurde, gab es scheinbar »für Dicke nichts anzuziehen«. Das Problem konnte zumindest bis heute durch viele Anbieter von Mode für Übergrößen wie zum Beispiel »Pfundskerle XXL« behoben werden.

Marius beendet seinen Lobgesang auf Hohlwangige mit den Worten »Na, du fette Sau«, um sein Statement noch mal auf den Punkt zu bringen.

Ich habe eigentlich nix gegen unsere speckigen Mitbürger. Also prinzipiell nicht. Schließlich muss jeder selbst wissen, wie er durchs Leben wandern will, ob er im Sommer ein wenig mehr schwitzen

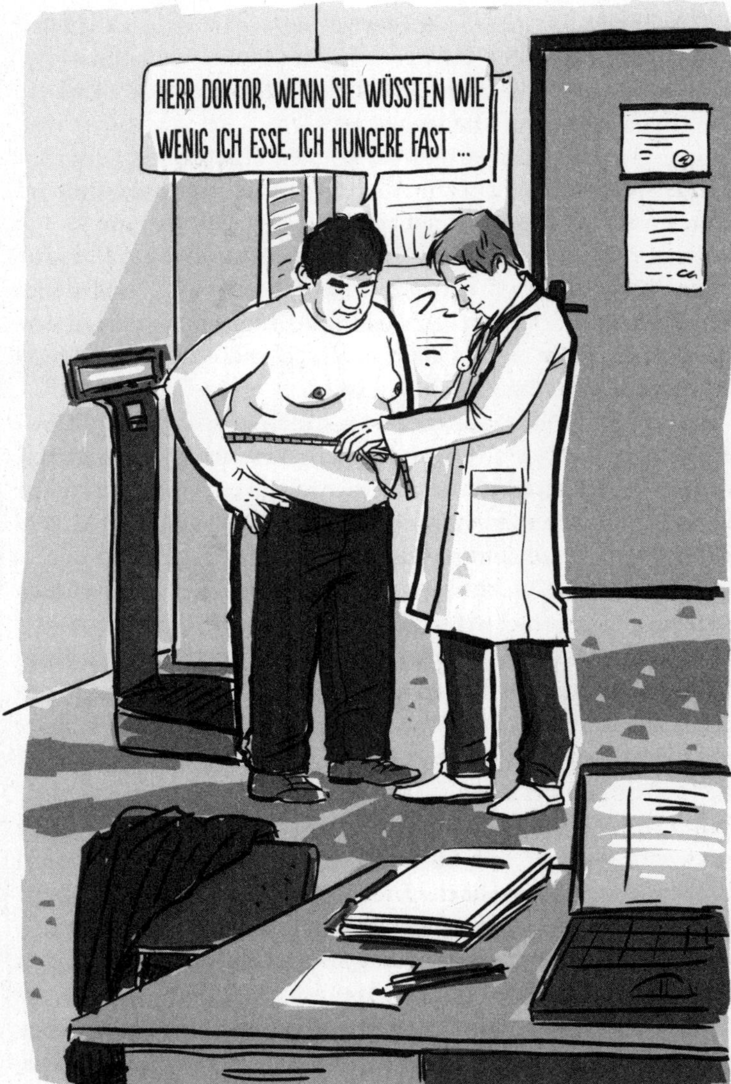
HERR DOKTOR, WENN SIE WÜSSTEN WIE WENIG ICH ESSE, ICH HUNGERE FAST ...

und im Flieger etwas beengter sitzen möchte. Solange ich nicht den Platz daneben erwische, bin ich da eigentlich meist tolerant.

Etwas Ärger bekommen die Vielesser aber mit mir, wenn sie irgendwann mit gesundheitlichen Problemen bei mir auftauchen, die irgendwie direkt oder indirekt mit den übermäßigen Pfunden zu tun haben. Leider hat mehr oder weniger fast alles, weswegen sie bei uns Ärzten vorsprechen, mit dem Übergewicht zu tun.

Herz, Zucker, Galle, Fersensporn, Gelenkarthrose. Selbst das Umknicken mit dem Sprunggelenk würde glimpflicher ablaufen, wenn nicht auf die kurz in Fehlstellung befindliche zarte Fessel und die vergleichsweise kleinen Füßchen die Gewalt von zwei zu Boden sinkenden Kartoffelsäcken wirken würde.

Unterm Strich ist es also für die eigene Gesundheit nicht besonders gut, ein paar Kilo zu viel zu haben. Leider sehen das die Dicken nicht so richtig ein. Der Versuch, ihnen das zu erklären, führt meist in eine Sackgasse und ist vergebene Liebesmüh. Die meisten sind ja tatsächlich davon überzeugt, dass sie nichts dafür können.

Meine Oma hat es immer auf den kräftigen Knochenbau oder die Drüsen geschoben. Anscheinend meinte sie den Knochenbau an der kräftigen Schweinehüfte, die es mal wieder zum Mittag gab.

Andere sind mit den Genen nicht zufrieden, die ihnen ungewollt ständig zusetzen. Und wieder andere müssen zum Glück irgendein Medikament einnehmen, welches ja bekannt dafür ist, dass es fürchterlich dick macht.

Und so hat jeder seine Erklärung gefunden und glaubt irgendwann ganz ernsthaft auch selbst an seine traurige Geschichte.

Was alle aber vereint, ist der feste Glaube daran, dass »ich eigentlich kaum was esse, Herr Doktor …«, untermauert von dem Folgesatz: »Wenn Sie wüssten, wie wenig ich esse, ich hungere fast, also am Essen kann es nicht liegen.« Wenn ich Zeit habe, nehme ich meine Patienten dann auf eine kleine gedankliche Reise mit, indem wir dann beide versuchen, uns schreckliche Bilder von hungernden Menschen in Afrika, aus Kriegszeiten oder im Hungerstreik vorzustellen. Im Anschluss frage ich dann, ob sie irgendwo einen Dicken gesehen haben.

Die meisten sehen es dann zumindest bis nach Hause vorm Kühlschrank ein, dass bis auf wenige Ausnahmen Dicke schlicht und einfach dick sind, weil sie »stopfen Fressen in sich rin«. Und da muss ich leider dem Marius Müller-Westernhagen uneingeschränkt recht geben.

37. GRUND

Weil Privatpatienten nicht immer einfach sind

Das Thema Privatpatienten hätte eigentlich auch mein Kollege Stirkat im Buch *111 Gründe, Arzt zu sein* bearbeiten können. Irgendwie sind sie Segen und Fluch zugleich. Man freut sich, wenn sie kommen, aber auch, wenn sie dann wieder weg sind.

Eine dezente Freude keimt noch mal auf, wenn man ihnen eine, wenn auch im Vergleich zum Kassenpatienten längst nicht mehr so üppige, aber zumindest extrabudgetäre Rechnung schreiben darf.

Immer häufiger ärgert man sich dann aber auch wieder, wenn diese nicht gleich oder gar nicht bezahlt wird. Wie immer im Leben kann man nicht alles und jeden über einen Kamm scheren. Auch in dieser Spezies von Patienten findet man Gut und Böse, nette und eben weniger nette.

Der große Vorteil von Privatpatienten ist, dass sie bis auf ganz wenige Ausnahmen alle einem Arbeitsverhältnis nachgehen. Das ist auch die Grundvoraussetzung, um überhaupt Privatpatient werden zu können, da ein ordentliches Gehalt die Zugangsvoraussetzung für eine Privatversicherung ist. Wer nicht arbeitet, Hartz IV oder Arbeitslosengeld bekommt oder sich mit einem Minijob verdingt, der bekommt eben keinen Aufnahmeantrag zugeschickt.

Das Einstiegsgehalt wurde auch so hoch gewählt, dass Privatpatienten meist keine Mitläufer im Berufsalltag sind, sondern irgendwie und irgendwo ein wenig mehr Verantwortung haben, ein wenig wichtiger sind und den Achtstundentag nur vom Kollegen oder ihren Angestellten kennen.

Das führt wiederum zu diesem charmanten Vorteil, dass man sie pro Krankheit oder Verletzung meist nur einmal in der Praxis sieht. Sie schneiden sich in den Finger oder verdrehen sich das Bein, kommen kurz rum, lassen sich beraten, behandeln, ihre Wunde nähen, einen Verband um das Knie wickeln und werden oft nie wiedergesehen. Selbst die Fäden popeln sie sich irgendwie meist selbst raus. Alles nur, weil sie gar keine Zeit haben, sich neben ihrer Arbeit stundenlang und am Ende noch mehrmals ins Wartezimmer zu setzen. Deshalb findet man unter den Privatpatienten kaum Drückeberger, Faulenzer oder Jammerfritzen. Wenn sie zum Arzt gehen und auch noch eine Krankschreibung benötigen, dann kann man davon ausgehen, dass sie auch wirklich dem Tod näher sind als dem Leben. Diese Eigenschaft macht mir diese Patientengruppe äußerst sympathisch.

Der Nachteil ist allerdings, dass Menschen, die im Berufsleben wichtig sind, meist auch in allen anderen Lebensbereichen genauso wichtig sein wollen. Leider gibt es diese bedeutenden und gewichtigen Alphatiere immer wieder. Sie bauen sich dann vor dem Tresen auf, wie der übergroße Ivan Drago vor dem vergleichsweise winzigen Silvester Stallone in *Rocky 4*. Noch bevor das Gespräch mit einem wenigstens halb netten »Guten Tag« begonnen wird, stellen sie laut und deutlich ihren Lieblingssatz in den Raum: »Ich bin Privatpatient.«

Wenn meine Schwestern dann wie angewiesen nett und freundlich antworten: »Das ist doch nicht so schlimm mein Herr, wir nehmen Sie trotzdem dran«, merken auch die Wichtigsten unter ihnen wie blöd ihre Ansprache war, und benehmen sich im weiteren Verlauf dann meist auch wie ganz normale nette privat versicherte Menschen. In den gehobenen Versicherungskreisen ist der eine oder andere eben immer noch der Meinung, er wäre aufgrund dessen, dass der Onkel Doktor doch mit ihm viel mehr verdient als mit dem Kassenheini, irgendwie auch etwas besser als dieser und müsse deshalb bevorzugt behandelt werden. Was sie nicht wissen: Die privaten Kassen haben im Vergleich zu den gesetzlichen Kassen in den letzten Jahrzehnten vergessen, die Honorare anzuheben, was dazu führte, dass bei sehr vielen Leistungen kein wirklicher Verdienstunterschied mehr existiert. Weiterhin ist ihnen oft nicht klar, dass ich als Arzt beim Kassenpatienten zwar erst ein halbes Jahr später, aber dann zumindest sicher mein Geld bekomme, während ich beim Privaten das Risiko trage, diesem hinterherzurennen oder es nie zu bekommen. Und drittens mache zumindest ich sowieso keinen Unterschied zwischen Hartz IV und Manager. Es gibt da und da Arschlöcher oder eben auch ganz nette Typen, und da man es nicht vorher weiß, werden bei mir alle erst mal gleich behandelt.

38. GRUND

Weil eine Zweitmeinung oft nicht mehr reicht

Es war einmal vor vielen Tausend Jahren, da gab es auf der Welt nur eine Meinung. Meist war es die von denen, die sowieso den Hut aufhatten, dem römischen Kaiser, König Ludwig dem XIV., am häufigsten von der Kirche oder von Napoleon, dem etwas zu groß geratenen Liliputaner. Sie hatten alle ihre eigene Meinung und ließen natürlich keine zweite zu.

Immer mal wieder kam jemand, der der Meinung war, die Erde sei keine Scheibe, oder dem Christen verkaufen wollte, dass Jesus nicht der Sohn Gottes sei. Diesem wurde dann deutlich gesagt, dass seine Ansicht von den Dingen eindeutig falsch, nicht angebracht und für eine Zweitmeinung aktuell kein offenes Ohr zu finden sei. Die ganz Hartnäckigen unter ihnen wurden dann auch mal rasch gepfählt, geköpft, gerädert oder am Pferdewagen durch die Arena gezogen. Heute gibt es diese Gesellschaft der einen Meinung natürlich auch noch ab und zu. In Russland wird sie seit Jahren sehr unauffällig gepflegt von dem, der das meiste Öl hat. In der Türkei ist sie gerade wieder neu entdeckt worden, und den vielen Dritte-Welt-Ländern geht es zuletzt auch deshalb nicht so gut, weil irgendwo einer sitzt, der die Reichtümer des Landes verplempert und meint, nur er habe das Recht auf Geld, dicke Autos und viele Frauen.

In Europa und besonders in Deutschland pfeift aber schon lange ein anderer Wind. Da gab es zwischen '33 und '45 noch mal einen, der alles besser wusste und bestimmen wollte, aber zum Glück relativ schnell damit scheiterte. Auch in Ostdeutschland war eine Zeit lang eine zweite Meinung so beliebt wie abstehende Ohren.

Im Großen und Ganzen durfte man aber schon sehr lange auch mal anderer Ansicht sein. Ausdruck dieser modernen Akzeptanz und Toleranz war mal eine TV-Serie, die irgendwie so ähnlich hieß wie »Ein Tisch, zwei Meinungen«. Im aktuellen 21. Jahrhundert würde aber dieser Tisch bei Weitem nicht mehr ausreichen, weil nicht nur zwei, drei oder vier, sondern sechs oder sieben Meinungen an diesem Platz nehmen müssten. Dieser ausufernde Wahn, sich vor einer Entscheidung zunächst erst mal mehrere Meinungen einholen zu müssen, hat sich leider auch in der Medizin ausgebreitet.

Als ich meine ersten Schritte als junger Arzt in Krankenhäusern unternahm, war das Wort des Onkel Doktors noch Gesetz. Ja gut, damals waren es auch noch richtige Ärzte, die Ehrfurcht und Respekt verlangten. Das höre ich zumindest immer von meinem Vater, einem der Letzten, die noch einen bis unters Kinn zugeknöpften Kittel anhaben, mit sauber gelegtem weißen Haar durch die Hallen schreiten und sich sicher sind, dass ein deutscher Arzt einen Mercedes fahren muss.

Wenn ich mir die heutigen Flitzpiepen anschaue, mich nicht ausgenommen, dann erkennt man weder im Alltag noch im Berufsleben, ob denn das nun ein Arzt oder der Haustechniker ist, der einem da gerade über den Weg läuft. Kittel und gekämmte Haare wurden abgeschafft, der Rasierer wird meist nur alle drei Tage benutzt, und statt Mercedes wird Motorrad, Ferrari oder Ente gefahren.

Wir sind also selbst dran schuld, dass das, was wir sagen, oft noch mal überprüft wird. Deshalb gehöre ich auch zu den Ärzten, die überhaupt nichts dagegen haben, ja sogar manchmal befürworten, dass der unsichere und nicht gerade entscheidungsfreudige Patient sich eine Zweitmeinung irgendwo einholt.

Mittlerweile hat das aber dermaßen Blüten getrieben, dass eine zweite Meinung selten ausreicht. Es werden dritte, manchmal sogar vierte und fünfte Meinungen eingeholt. Meist führt das aber eigentlich auch nur dazu, dass der Patient hinterher genauso schlau ist wie davor, weil er leider meist auch von fünf Ärzten fünf unterschiedliche Meinungen bekommt. Glück hat derjenige, der vom sechsten Arzt dann endlich mal eine schon bekannte Aussage eines der fünf Vorgänger hört und so dann wenigstens zweimal das Gleiche erfahren hat.

Mit diesem Wissen von zwei Übereinstimmungen kann der Patient sich schließlich beruhigt in die Hände eines weiteren Kollegen begeben, den er bis dahin zwar noch nicht gesehen, aber zu dem er plötzlich das meiste Vertrauen hat. Noch unangenehmer ist die Situation, wenn sich Patienten nicht nur eine Meinung einholen, sondern ganze Behandlungen und Diagnostiken beginnen. Noch bevor allerdings eine begonnene Therapie überhaupt anschlagen kann oder sie das Ergebnis vom MRT mit dem Arzt besprochen haben, gleich zum nächsten Mediziner rennen. Dann ist auch bei mir der Zeitpunkt gekommen, dass ich mir manchmal Daumenschraube, Mundbirne oder Dunkelhaft zurückwünsche.

Weil es immer mehr Drückeberger und Faulenzer gibt

Eigentlich war es mal so gedacht, dass Menschen nur zum Arzt gehen, wenn sie krank sind, bzw. maximal davon überzeugt sind, dass etwas nicht stimmt. Wenn diese Meinung dann vom Arzt uneingeschränkt bestätigt wird, hat dieser die Möglichkeit, den Patienten krankzuschreiben bzw. eine Arbeitsunfähigkeitsbescheinigung auszustellen. Diese Krankschreibung berechtigt den kranken Bürger dann, zu Hause zu bleiben.

Arbeitsunfähigkeit heißt also, dass ein Arbeitnehmer wegen Krankheit seine zuletzt ausgeübten Arbeitsaufgaben nicht mehr oder nur unter der Gefahr der Verschlimmerung der Erkrankung ausführen kann (so sagt es Mister Wikipedia).

Entscheidend dabei ist also die Tatsache, dass der Arbeitsunfähigkeit eine Krankheit vorausgeht. Die Ursache dieser Krankheit kann medizinisch, psychologisch oder geistig-mental sein. So weit, so gut könnte man denken.

Völlig ungeachtet gesetzlicher Vorgaben und Definitionen wurde in den letzten Jahren diese Betrachtungsweise von sogenannten Drückebergern aber individuell angepasst und ergänzt. Die primäre und entscheidende Änderung in den neuen Statuten der GfaF (Gesellschaft für anonyme Faulenzer) war die Tatsache, dass eine Krankheit ab sofort keine zwingende Voraussetzung mehr für eine Arbeitsunfähigkeit sein sollte.

Der Drückeberger muss sich also nicht mehr unbedingt schlecht fühlen, um sich beim Arzt vorstellen zu dürfen. Auch bei völliger objektiver Gesundheit ist es ihm erlaubt, dem Arzt mit dem Wissen aus einschlägigen Internetforen die Symptome einer Krankheit vorzugaukeln und so zu tun, als habe er bis zum Morgen vor dem Praxisbesuch unter all diesen gelitten.

Die Fortgeschrittenen unter den Faultieren können aufgrund einer durchzechten Nacht oder eines Wochenendes vor der PS4 auch noch mit ihrem erschöpften blassen Aussehen und Augenringen so groß wie Schokodonuts punkten. Neben banaler Unlust gibt es natürlich eine Vielzahl anderer Ursachen für den gefährlichen Morbus Drückeberger. Denken wir da nur an die vielen Arbeitnehmer, die eine Tätigkeit im Freien haben. Zwischen 5 und 25 Grad ideal, immer braun gebrannt, frische Luft und der eine oder andere kurze Rock, dem man hinterherpfeifen kann. Bei Minusgraden und im Hochsommer kann man das natürlich keinem zumuten, und jeder Arzt sieht ein, dass man da zu Hause bleiben muss.

Das gleiche Verständnis bringen wir natürlich den Arbeitgebern entgegen, die im Winter weniger Aufträge haben oder bei Minusgraden und Schnee ihre Fassaden nicht putzen oder aufs Dach steigen können. Damit diese ihre Mitarbeiter nicht in die Winterarbeitslosigkeit schicken müssen, ist es doch selbstverständlich, wenn sie diese zu uns schicken, um mal zwei, drei Monate rumzujammern, bis die Sonne wieder scheint.

Mit der alten Gelenkarthrose, die immer mal wieder zwickt, dem altbekannten Tennisellenbogen oder, noch besser, einem kleinen Arbeitsunfall Anfang Dezember kann man dann die Krankschreibung schon mal bis Anfang März hinziehen.

Ein sehr hoher Bedarf an Arbeitsunfähigkeitsbescheinigungen gibt es auch regelmäßig während diverser Sportveranstaltungen. Morbus Olympia oder der gefürchtete Rückenschmerz während einer Fußballweltmeisterschaft sind ähnlich tragisch wie die notfallmäßige Warzenoperation vor der Tour de France.

Erstaunlich ist immer wieder der kreative Einfallsreichtum des sonst schnöden kleingeistigen und einfallslosen Drückebergers. Wenn sie sonst keinen Fritzchenwitz geradeaus und ohne Fehler erzählen können und Panik bekommen, wenn sie mehr als drei Leuten gleichzeitig Hallo sagen müssen, werden sie aber im Sprechzimmer zu wahren Schauspielern. Diese ganz eigene Vortragskunst des Faulenzers gepaart mit der Tatsache, dass wir Ärzte meist noch an das Gute im Menschen glauben und den Patienten mit seiner Geschichte auch immer erst mal im Grunde ernst nehmen müssen, führt leider zwangsläufig dazu, dass die Darbietungen dann doch leider oft von Erfolg gekrönt sind.

40. GRUND

Weil immer mehr Patienten Angst vor Schmerztabletten haben

Es gibt so einige Sätze, die ich im Praxisalltag bald nicht mehr hören kann. Einer, der sich auf den Weg macht, in die Top 10 vorzustoßen, ist folgender.

»Nein, Herr Doktor Schmerztabletten nehme ich nicht.«

In einem kurzen Gespräch über die Gründe folgen dann weitere unsinnige Untersätze wie:

»Ich nehme die nicht so gerne.«

»Ich will mich nicht so schädigen damit.«

»Nicht, dass ich abhängig werde«, oder auch:

»Ich merke lieber, wenn was wehtut.«

Gab es vor zehn Jahren mal einen im Monat, der Angst vor Schmerztabletten hatte, sitzen mir heute täglich solche Patienten gegenüber. Sicherlich haben da auch unsere Freunde der allgemeinen Medien und die Macher solcher hochgeistigen Zeitschriften wie der *Apothekenrundschau* oder diverser wenig durchdachter TV-Sendungen ihren Anteil dran. Dennoch sind bis auf wenige Ausnahmen alle mit einem eigenen Gehirn auf die Welt gekommen, und selbst die mit nicht so hohen Leistungen sollten da etwas differenzieren können. Es ist ja nicht so, dass all die Medikamentenneurotiker sonst so gesund leben wie die Ordensbrüder auf Kloster Montserrat. Die meisten schaden durch Rauchen, Trinken, Übergewicht, wenig Bewegung oder wenig Sex ihrem Leben täglich viel mehr, als es die bösen Schmerztabletten jemals tun könnten. Okay, jetzt könnte man sagen, wenn ich schon saufe, fresse, rauche, dann muss ich ja nicht noch Tabletten in mich reinwürgen. Da gehe ich prinzipiell fast ein wenig mit, aber selbst ein Tag Schmerzen kann für unsere armen geschundenen Körper schlechter sein, als mal zwei kleine Pillen zu nehmen.

Ganz verrückt wird es dann, wenn das Patientengespräch mit den Sätzen beginnt:

»Was führt Sie denn zu uns?«

»Ach Herr Doktor, mir tut alles weh.«

und etwas später dann auf die Frage

»Würden Sie sich denn vorstellen können, wieder auf Arbeit zu gehen?« die Antwort folgt:

»Auf gar keinen Fall, Herr Doktor, ich habe doch noch solche Schmerzen.«

Oft frage ich absichtlich erst jetzt:

»Was haben Sie denn für Schmerzmittel genommen und wie viel?« Wenn dann die besagte Top-10-Antwort folgt, hoffe ich, dass der Patient es jetzt wenigstens selbst merkt, dass da irgendwas nicht zusammenpasst. Die meisten merken es aber nicht. Ich versuche meist vergebens, ihnen die Ungereimtheiten unserer Konversation zu erklären.

»Schmerztabletten sind, wie der Name sagt, genau für Ihr Problem erfunden worden, Sie sollen sie ja nicht dauerhaft nehmen, Krankschreibung wegen Schmerzen, aber keine Tabletten nehmen ist irgendwie Quatsch«, blablabla und hin und her, bis der Mund fusselt. Meist kann ich mir die Worte aber sparen. Die Spezies lassen sich weiter krankschreiben, versprechen mir jetzt, doch mal was einzunehmen, schmeißen aber wahrscheinlich das neu ausgedruckte Rezept gleich wieder in meinen Praxismülleimer.

Vielleicht habe ich ja auch die Kinofilme verpasst, in denen nicht Vögel, Spinnen oder The Fog – der Nebel des Grauens die Menschheit bedroht, sondern gefährliche Schmerztabletten aus Pharmawerken und Apotheken fliehen und für Angst und Schrecken sorgen. Vielleicht sehe ich es ja auch viel zu unkritisch und sollte mal die *Bleib gesund* oder den *Seniorenratgeber* lesen. Vielleicht sehe ich es aber auch einfach aus der Sicht eines Patienten, der selbst manchmal Schmerzen hat und dem ein oder zwei Tabletten dann schnell und erfolgreich helfen.

41. GRUND

Weil Schmerzen nicht mehr Schmerzen sind

Der häufigste Grund, weswegen Patienten in meine Praxis kommen, sind Schmerzen. Das ist auch nicht verwunderlich, da doch irgendwie jede Verletzung oder Erkrankung ein Brennen, Kratzen, Kneifen, Ziehen, Stechen oder Drücken verursacht.

Das ist auch gut so, weil Schmerz das Lebewesen im Allgemeinen und das aufrecht gehende Säugetier im Speziellen darauf aufmerksam machen soll, dass irgendwo im Körper etwas nicht stimmt.

Rein wissenschaftlich erklärt man deshalb den Schmerz auch als eine komplexe subjektive Sinneswahrnehmung, die den Charakter eines Warn- und Leitsignals aufweist und in der Intensität von unangenehm bis unerträglich reichen kann.

Ziel unseres Schöpfers, und damit meine ich nicht einen der ersten Chefärzte auf dieser Welt, sondern den wahren Gott selbst, war es, uns damit zu zeigen, dass wir ein Problem haben und wir irgendwie darauf reagieren sollten.

Ziel unseres Schöpfers war es aber eben nicht, dass die einzige Reaktion auf diesen Schmerz immer der Besuch eines Arztes und das sofortige Vorjammern seiner subjektiven Sinneswahrnehmung ist. Schmerz kann also unangenehm bis unerträglich sein. Wenn ich die Beschreibungen meiner Patienten mit einfließen lasse, dann würde die Spanne von

»ein bisschen«,
»hintergründig«
»ganz zart« bis
»brutal«,
»total beschissen« oder
»mörderisch« gehen.

Man hört die verrücktesten Sachen, ist aber froh, wenn man überhaupt eine Beschreibung bekommt. Einige ganz Schmerzempfindliche kommen auch mal ganz ohne Schmerz zum Arzt, nur weil sie denken, es tut weh, aus Angst, dass es eventuell mal wehtun könnte, oder weil es irgendwann mal wehgetan hat. Auch wenn es nur der Nachbar war, der mal solche Schmerzen an genau dieser Stelle gehabt hat.

Es ist also nicht einfach mit dem Schmerz und dem Umgang damit. Natürlich, und das ist genetisch bedingt, haben wir alle ein anderes Schmerzempfinden, welches dann auch noch davon abhängt, in welcher Situation wir gerade sind.

Arthur Abraham hat mal neun Runden eines Weltmeisterschaftskampfes mit gebrochenem Unterkiefer geboxt. Er blutete aus dem Mund wie ein lebendig geschlachtetes Mastschwein und bekam diesen, sicherlich nicht nur aus Erstaunen über seine eigene Leidensfähigkeit, bis zum operativen Geraderücken nicht mehr zu. Dass sein Gegner sich bis zum Ende des Kampfes für seine rechte Gerade nun gerade diesen Kiefer als Ziel ausgesucht hat, kann man zumindest aus sportlichen Gründen verstehen, störte aber Arthur auch nicht sonderlich. Er gewann den Kampf und hat bewiesen, dass man, wenn es sein muss und der Wille groß ist, viel mehr Schmerzen aushält als die definierten unerträglichen.

Auf der anderen Seite gibt es Menschen, die in Sachen Schmerzempfinden weniger abkönnen als ein einlagiges Toilettenpapier bei Schmierstuhl. Genau wie das hauchdünne Blättchen zwischen wegzuwischender Masse und Zeigefinger zwangsläufig zerreißt, genauso flach ist der Widerstandspegel eines genetisch Benachteiligten bereits bei einem kaum sichtbaren Mückenstich.

Genetik hin oder her, insgesamt ist leider festzustellen, dass sich bei den meisten Bürgern der Schmerzbegriff zunehmend Richtung unerträglich verschiebt. Egal ob Typ »dünnes Toilettenpapier« oder »Boxer Arthur«, was früher nur wehtat, tut heute total schlimm weh. Was kurz nach dem Krieg die Trümmerfrauen höchstens veranlasst hat, einen Stein weniger zu schleppen, führt heute gnadenlos zu einer mehrwöchigen Krankschreibung. Der postoperative Wundschmerz, der früher als unangenehmer, aber logischer Beigeschmack einer Operation akzeptiert wurde, ruft heute oft schon am zweiten Tag Unverständnis, Todesangst und die Vermutung einer Falschbehandlung auf den Plan.

Schmerz ist einfach nicht mehr nur Schmerz und Warnsignal, es ist viel mehr geworden. Es ist für viele Lebensinhalt und -mittelpunkt, Ausrede für jegliches menschliche oder soziale Versagen, Grund für Zusatzurlaub, unsichtbarer Gegner im Kampf gegen alltägliche Probleme und schlicht und einfach das Schlimmste, was dem einen oder anderen passieren kann.

42. GRUND

Weil die Patienten immer gesünder werden, das Wartezimmer aber nicht leerer

Das deutsche Gesundheitswesen kann sich im weltweiten Vergleich eigentlich sehen lassen. Bei einer der letzten Studien von Christopher Murray und Freunden von der University of Washington in Seattle kam Deutschland von 195 Ländern zumindest auf Platz 20.

Auf den ersten Blick gar nicht so schlecht.

Dass die Schweiz und fast alle skandinavischen Länder vor uns liegen, war fast zu erwarten. Wenn man aber weiß, dass sich Griechenland, Singapur und sogar ein mir bisher eher unbekanntes Land namens Brunei Darussalam vor uns einreiht, dann sollte man zumindest Nachholbedarf anmelden.

Auf Platz eins steht übrigens Andorra mit 94,6 von 100 Punkten. Wir haben 86,4 Punkte, müssten aber anhand unserer Entwicklungsstufe bei 90,7 liegen. Die Lücke von mehr als vier Punkten war vor 20 Jahren noch elf Punkte groß. Das spricht zwar dafür, dass das deutsche Gesundheitssystem in den letzten Jahren deutlich aufgeholt hat, aber dennoch besser sein könnte.

Offensichtlich hat man im Rahmen der Studie die Meinung der Ärzte nicht oder nur sehr begrenzt mit einbezogen, sonst hätte sicherlich jedes Land die volle Punktzahl.

Zahlen hin, Zahlen her, unterm Strich sind wir richtig gut und werden von Jahr zu Jahr besser. Immer mehr Krankheiten können geheilt werden, viele, die früher noch zum Tode geführt hätten, werden gänzlich überlebt, und selbst wenn wir krank sind, sehen wir heutzutage viel besser aus. Wir quetschen täglich massenhaft menschliche Körper in Magnetröhren, schieben Schläuche in alle Löcher der Bürger dieses Landes und können Dinge sehen, von denen selbst unser eigener Körper nicht weiß, dass er so was in sich hat.

Das Ergebnis sieht man auf den Straßen der Republik, in überfüllten Yogakursen, am Buffet der Kreuzfahrtschiffe oder in den Tausenden bis unters Dach vollgestopften Seniorenreisebussen.

Kurz gesagt, das nicht immer angenehme Resultat dieses Aufschwungs im Gesundheitswesen sind schlicht und einfach immer mehr alte Menschen.

Wir müssen damit klarkommen, dass die Bürger älter, gesünder und gesünder älter werden. Nun hätte ich da prinzipiell nichts dagegen, sollte man doch erwarten können, dass als Folge dieser Volksgesundung die Wartezimmer leerer werden müssten. Leider gibt es da aber scheinbar überhaupt keinen Zusammenhang.

Die Tatsache, dass trotz gleichbleibender Einwohnerzahl und gesünderer Bürger die Stühle in meiner und anderen Praxen zunehmend nicht mehr ausreichen, lässt nur folgende Schlussfolgerungen zu:

1. Die Kollegen und ich arbeiten zunehmend langsamer.
2. Wir hatten alle mal mehr Stühle im Wartezimmer.
3. Die Leute gehen zunehmend auch mal nur so zum Arzt, ohne dass ihnen wirklich was fehlt.

Die Stühle hatte ich vor Kurzem extra noch mal gezählt, alle, die ich vor fünf Jahren gekauft hatte, waren noch da.

Auch das Arbeitstempo ist laut meiner ständig nörgelnden Mitarbeiter eher schneller geworden.

Somit ist Variante 3 anscheinend doch die traurige Wahrheit. Saßen früher vorrangig Kranke, schwer Leidende und ernsthaft Verletzte im Wartesaal, so sind es heute mehrheitlich die, die denken, hoffen oder denen eingeredet wurde, dass sie ärztliche Hilfe nötig haben.

Wenn der Anstieg der psychosomatischen Krankheiten ein Abfallprodukt unseres tollen Gesundheitswesens ist, dann würde ich lieber im Länderranking weiter hinten stehen und weniger, aber dafür wirklich kranke Menschen behandeln.

Brunei Darussalam ist übrigens ein Kleinstaat auf der Insel Borneo. Das Land ist für seine Strände und den Regenwald mit seiner Artenvielfalt bekannt. Der Sultan von Brunei macht dort den Dicken und scheint neben vielen goldenen Palästen auch das eine oder andere Krankenhaus versilbert zu haben.

43. GRUND

Weil ich keine Lust habe, mir jeden Tag eine Yogaübung anschauen zu müssen

Es gibt Geschichten im Alltag eines Arztes, die sind eigentlich ganz amüsant, wenn sie nur nicht so traurig und peinlich zugleich wären. In unseren täglichen Patientengesprächen müssen wir uns eine ganze Menge anhören und anschauen. Allein darüber könnte man ein Buch mit vielen kleinen Kurzgeschichten schreiben.

Die einen erzählen viel, oft viel zu viel, und anderen muss man ein Minimum an Informationen mühsam aus der Nase ziehen. Wenn man Glück hat, bekommt man sogar einige Auskünfte, mit denen auf dem Weg zur Diagnosefindung und Therapieentscheidung dann auch was anzufangen ist. Am besten ist es, wenn durch eine Wunde oder eine monströse Schwellung gleich auf den ersten Blick zu erkennen ist, wo das Problem des Patienten steckt.

Bei den vielen »unsichtbaren« Beschwerden ist man auf die intensive Mithilfe des Kranken angewiesen. Ist dieser sehr wortkarg oder fällt es ihm von Haus aus schwer, ganze Sätze mit sinnvollem Inhalt zu bilden, dann kann man nur mit dem dicken Daumen so lange auf dem sprachlosen Leib rumdrücken, bis dieser wenigstens Au sagt.

Das andere Extrem sind die, die scheinbar zu Hause und auch sonst nicht viel zu sagen haben und den Arztbesuch nutzen, um ihre unendlich vielen angestauten Wörter mal loszuwerden. Wenn man dann den Fehler macht und den Eindruck erweckt, dass es einen tatsächlich alles interessiert, hat man eigentlich schon verloren. Der Redefluss wird immer schneller, die Sätze werden länger und die Pausen dazwischen, in denen man mal Stopp sagen könnte, immer kürzer. Punkte und Kommas gibt es nicht mehr, und das letzte Wort des Satzes verschmilzt mit dem ersten des Folgesatzes wie die Kräuterbutter mit der 300° heißen Kruste eines frisch gegrillten saftigen Rinderfilets. Wenn ich dann nicht mit letzter Kraft die Notbremse erwische, fährt der Patient die ganz schweren Geschütze auf.

Er untermauert seine Erzählungen von Schmerz und Leid mit anschaulichen Übungen. Meist sind die Vielerzähler nämlich die mit den wenigsten Problemen. Hätten sie ein richtiges, müssten sie es ja nicht so lange erklären.

Die, denen es dann selbst mit 1000 Worten nicht gelingt, zu sagen, was ihnen eigentlich fehlt, zeigen es mir dann.

Und so kommt es immer häufiger dazu, dass erwachsene Menschen sich im Sprechzimmer auf den Boden werfen, um mir die eine einzige Bewegung oder Haltung zu zeigen, bei der ihnen etwas wehtut. Eigenartigerweise sind es meist Yogaübungen. Ich habe prinzipiell nichts gegen Yoga, könnte mir eine Schnupperstunde auch mal vorstellen, aber bei allem Respekte, die meisten Yogis oder Yoginis (so heißen die Leute, die Yoga machen, wirklich) sind doch irgendwie seltsame Gestalten.

Regelmäßig kommt es dann dazu, dass ich mir in meiner Sprechstunde die Kobra, den Herabschauenden Hund oder den Tisch mit zwei Beinen anschauen muss. Und das Schreckliche im Leben des Yogafreundes ist die Tatsache, dass bei einer dieser Übungen, bei der er beide Beine dreimal um die eigene Körperachse wickelt, er dann noch versucht, sich auf die ausgestreckte Hand zu stellen und mit dem Schwanz zu wedeln, das Knie rechts hinten an der Seite leicht beginnt zu stechen.

Da ich mit meinem ungeübten Auge nach Fertigstellung vieler Yogaübungen die Position des Kniegelenkes gar nicht mehr erkenne, bitte ich den Patienten, sich erst mal wieder zu entknoten, und frage ihn noch mal ruhig und bestimmt, ob der Herabschauende Hund wirklich das Einzige ist in seinem Leben, wobei sein Knie ein zartes Warnsignal abgibt.

Es folgt ein kurzes Ja in lange Sätze verpackt.

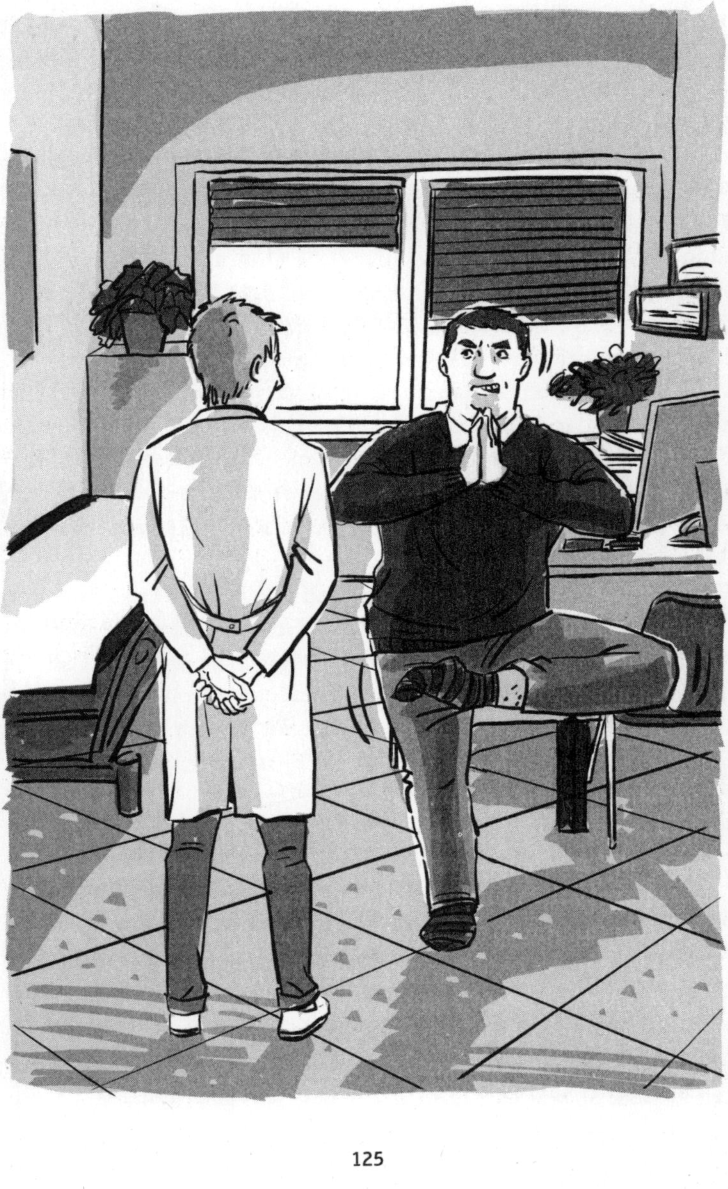

Auf meinen Vorschlag, den Herabschauenden und eventuell auch gleich den Heraufschauenden Hund in Zukunft wegzulassen, reagiert er mit einem völlig erschrockenen Unverständnis, als hätte ich ihm für die nächsten drei Stunden das Luftholen verboten.

Ich versuche ihm oder ihr dann die menschliche Anatomie so weit zu erklären, dass man vielleicht selbst erkennen könnte, dass die Grundstrukturen unseres Körpers für so einige Dinge nicht vorgesehen sind. So sehr sich der liebe Gott auch Mühe gegeben hat, aber dass wir Wohlstandsbürger auf dem Höhepunkt unserer Evolution Marathon rennen, 300 kg Gewichte stemmen oder Yoga machen müssen, das hat selbst er sich nicht vorstellen wollen.

Das Erschreckendste an dieser Geschichte ist für mich aber immer wieder, dass dort draußen tatsächlich Menschen rumrennen, die sich vor einem Arzt/Menschen, den sie nicht kennen, auf den Boden schmeißen und mit ernsthaften Absichten ohne zu lachen und völlig ungeniert den Tisch mit zwei Beinen turnen oder den Krieger und die Taube tanzen.

Wenn ich mal meine Kredite abgezahlt habe, die Kinder raus sind und die Wohnung mir gehört, dann wird das einer der Momente sein, in denen ich einfach wortlos das Sprechzimmer verlasse, die Tür hinter mir schließe und erst wieder zurückkomme, wenn der Turner seinen Tisch eingepackt und samt seinem Hund und der Taube genauso wortlos das Zimmer verlassen hat.

44. GRUND

Weil ich den »Kranken« nicht mehr von seiner gesunden Begleitung unterscheiden kann

Man möchte meinen, dass eine Krankheit, Verletzung, ein Leiden oder Beschwerden jeglicher Art dem Betroffenen irgendwie anzusehen sind. So war es zumindest früher auf dem Schlachtfeld, auf der Seuchenstation, im Lazarett, im Fernsehen und Film, in der Wirklichkeit oder im nachgespielten Drama.

Man hat eigentlich immer und auf den ersten Blick diejenigen erkannt, die Hilfe brauchten, und konnte sie eindeutig von denen unterscheiden, die in der Lage waren, diese zu leisten.

Es war selbstverständlich, dass ein schmerzverzerrtes Gesicht, eine sich ins Hochrote oder Aschgraue verändernde Gesichtsfarbe, lautes Stöhnen, Wimmern, Schreien oder im schlimmsten Fall gar keine Reaktion zu einem kranken Menschen gehörte wie der Vitamin-B12-Mangel zum Vegetarier. Auch blutende Wunden, im Rücken steckende Indianerpfeile oder ein an der Tretmine verlustig gegangener Unterschenkel waren Anzeichen dafür, dass der Bürger ärztliche Hilfe benötigte.

Das einzige Wartezimmer, welches heute noch annähernd diese Kriterien erfüllt, ist das des Kinderarztes. Einige Male musste auch ich mit meinen Kindern dort Platz nehmen und feststellen, dass die Eigenschaft, einen Arzt auch nur mal so zu besuchen, uns zumindest nicht angeboren wurde. Die Kinderarztpraxen sind meist voll, und das mit Kindern, die auch wirklich krank sind. Schnüffeln und Rotznasen in jeder Ecke, da und dort mal ein armer Bub, dem man seine 41° Fieber wirklich ansieht, meist auch noch ein, zwei Kniegelenke mit riesigen Schürfwunden vom letzten Fahrradsturz und im Gang noch zwei, die fast leblos im Arm ihrer Mutter lagen und denen es offensichtlich nach einer Nacht auf dem Töpfchen im wahrsten Sinne des Wortes beschissen ging.

Diese uns scheinbar in die Wiege gelegte Eigenschaft, selbstständig und instinktiv einen Männerschnupfen von einer ernsthaften Grippe zu unterscheiden, muss irgendwann im weiteren Leben verloren gegangen sein.

Wenn ich heute einen Blick in das Wartezimmer irgendeiner Erwachsenenpraxis wage, sehe ich vorrangig gut genährte, freudig erregt blickende Menschen mit meist gesunder Hautfarbe. Die wenigen mit hängendem Mundwinkel und traurig erschöpftem Blick sind diejenigen, die schon zwei Stunden warten mussten oder deren Lieblingszeitung gerade vergriffen ist.

Im Sprechzimmer schließlich das gleiche Problem. Von Glück kann man reden, wenn nach dem Aufrufen des Patienten wirklich auch nur einer das Zimmer betritt. Dann kann ich mir zumindest sicher sein, dass, egal wie lustig er schmunzelt und mit welch flottem Schritt er gerannt kam, er dennoch derjenige sein muss, der mir gleich irgendeine Geschichte über ein fragwürdiges Problem erzählen wird. Viele Patienten bringen aber auch noch eine Begleitung mit und kommen zu zweit oder sogar zu dritt ins Sprechzimmer.

Allein die dann notwendige Eröffnungsfrage »Wer von Ihnen ist denn der Patient?« stellt die Notwendigkeit des Erscheinens einer der Personen beim Arzt schon erheblich infrage. Häufig sagt der Betroffene dann selbst noch nicht einmal »Hallo, ich bin es«, sodass die Begleitung antworten muss: »Na du hast doch was.«

In diesem Moment hoffe ich einfach, dass es jetzt nicht noch zu einem Streit kommt, wer denn nun der Kranke ist, und bin gespannt, was für eine Erzählung über welche schlimme unsichtbare Krankheit ich zu hören bekomme. Auch wenn das ärztliche Handeln zwischen ausschließlich und eindeutig hilfsbedürftigen Patienten auf dem Schlachtfeld um einiges spannender war, ist mir der tägliche Weg in meine langweilige Praxis dennoch lieber. Gegen etwas mehr blutende Wunden, schmerzgeplagte Patienten und ernsthafte Krankheiten hätte ich aber dennoch nichts einzuwenden. Allein die Tatsache, dass man das Gefolge des Patienten besser von diesem selbst unterscheiden könnte, würde die tägliche Arbeit etwas angenehmer machen.

45. GRUND

Weil Google und Wikipedia mehr über den Patienten wissen als er selbst

Dass Dr. Google, Kollege Wikipedia und der Rest der weltweiten Netzbande uns das Leben schwer machen, haben wir ja schon geklärt. Sie wissen einfach alles und werden von Tag zu Tag schlauer. Sie haben immer Termine, keine Wartezeit und sind rund um die Uhr da. Da sie leider noch keine Rezepte ausgeben können und auch den kleinen gelben Schein nicht verlängern, kommen irgendwann die Patienten mit viel angelesenem Wissen, einer Handvoll Forderungen und der Empfehlung des Netzkollegen doch noch zu uns in die Praxis. Diese Klugscheißerei und die pseudoschlauen Patienten sind das eine, was teilweise ziemlich auf den Nerv geht.

Noch gefährlicher für ein ausgewogenes und angenehmes Arzt-Patienten-Verhältnis ist aber die Tatsache, dass die Beraterplattformen im WWW sogar den Patienten besser kennen als er sich selbst.

Wer noch gar keine oder keine richtige Krankheit hat, aber dennoch aus diversen Gründen eine braucht, der findet immer etwas, was zu ihm passt.

Egal ob nur mal kurz mit einem Krankenschein einen Brückentag ergaunern, den Umzug mal eine Woche ohne vergeudete Urlaubstage rocken oder gar die gesamte Olympiade vier Wochen live im Fernsehen verfolgen, ohne dass der Chef einen auf den Keks gehen kann. Auch der Psycho, der einfach mal krank sein möchte, oder der Vernachlässigte, dem sonst keiner zuhört. Im Netz findet jeder etwas Brauchbares.

Neben dem Namen der Erkrankung gibt es die fachmännisch aufbereiteten Symptome und eine ausführliche Erklärung, wie man sich verhalten muss, gleich mit. Man erfährt, mit welchem Bein man zu humpeln hat, wenn man die Praxis betritt, und wo man Aua sagen muss, wenn der Onkel Doktor den Bauch abtastet. Auch derjenige, der vielleicht nur ein kleines unbedeutendes Zipperlein hat, ist meist nach dem Studium im Internet dann richtig krank und wundert sich, warum Dr. Google seine Krankheit doch so gut kennt.

Wenn der nette Mann im Computer dann noch sagt, dass es schon mal vier bis sechs Wochen dauern kann, bis man wieder fit ist, fährt man gut damit, am besten gleich den gelben Schein für diese Zeit auszustellen.

Bei aller Ironie ist es natürlich tatsächlich ein kleines Problem geworden. Dass man sich Krankheiten »einreden« kann, ist zumindest in anderen Ländern bereits akzeptiert und sicherlich auch ein Grund für den wachsenden Bedarf an Psychologen auch oder besonders in Deutschland. Dass der Hypochonder zunehmend alle Zutaten für eine handfeste Somatisierungsstörung (so nennt man das Kranksein ohne richtige Krankheit) frei zugänglich überall nachlesen kann, halte ich schon für eine ernsthafte und problematische Angelegenheit.

Das Netz saugt eben gerade die Anfälligen am tiefsten ein und spuckt sie als Problempatient wieder aus. Und wir müssen dann Beschwerden und Symptome behandeln, von denen die Patienten bis zum letzten Internetstudium selbst nicht wussten, dass sie diese haben. Aber auch daran werden wir nichts mehr ändern können. Das World Wide Web ist und bleibt Segen und Fluch zugleich.

46. GRUND

Weil Patienten jedem etwas anderes erzählen

Zunächst zählt oder sollte zumindest in erster Linie bei unserer täglichen Arbeit die Aussage des Patienten zählen. Egal wie er oder sie daherkommt und wie unglaubwürdig das Auftreten auch ist, mit dem Grundsatz »Der Patient hat erst mal immer recht« sollte jedes Patientenerstgespräch zumindest beginnen.

Mit etwas Erfahrung und nach einigen Berufsjahren erkennt man natürlich schnell, wer bei seinen Erzählungen nicht ganz so nah an der Wahrheit oder der Logik ist, und versucht, sich durch freie Dichtung und viel Fantasie einen kleinen Vorteil beim Kampf um den verlängerten Krankenschein zu ergaunern.

Auch meint der pseudoraffinierte Patient, dass eine Zweitmeinung durch geschicktes Weglassen der Erstmeinung noch objektiver werden könnte. Anscheinend denkt der Alltagspatient, dass er keine Behandlung und Empfehlung bekommt, wenn der Doc erfährt, dass er ja schon einem anderen Kollegen den Mund fusselig gefragt hat.

Und so lässt er entweder die Information, dass er schon bei einigen anderen Ärzten war, einfach weg, oder er erwähnt die Vorbehandlung lediglich im Nebensatz.

Auf die Frage, was denn der Kollege gesagt, gemacht und empfohlen hat, kommt dann oft die gleiche unbeliebte Antwort:

»Er hat nichts gemacht, nichts gesagt und keine Therapie empfohlen.« Na klar, denkt man sich dann, die Erde ist doch eine Scheibe, den Weihnachtsmann gibt's auch, und der Kollege ist ja stadtbekannt dafür, dass er nur winkt und doof aus dem Kittel schaut, ohne ein Wort zu verlieren. Wie blöd müssen wir denn in unserer Kutte aussehen, dass manche Patienten tatsächlich glauben, damit durchzukommen.

Wenn ich nett bin, verkneife ich mir ein »Verarschen kann ich mich allein« und lass den Patienten noch etwas in dem Glauben, ich würde ihm das abnehmen.

Unverschämt wird es dann allerdings, wenn Patienten eine direkte Verbindung zwischen dem, der angeblich nicht redet, und dem, den sie veralbern wollen, nicht erkennen, selbst wenn sie so offensichtlich ist wie die Unfähigkeit Berlins, einen Flughafen zu bauen.

Auf der gleichen Etage meiner Praxis betreibt meine Frau eine Physiotherapie, und es bleibt nicht aus, dass der eine oder andere Patient von mir direkt zu ihr und dann auch wieder zurück zu mir wandert. Nun könnte man meinen, dass auch Patienten sich denken können, dass wir abends auf der Couch nicht nur gemeinsam *Tatort* schauen oder Volkslieder singen, sondern das eine oder andere Mal auch über die Arbeit und gemeinsame Fälle reden. Wenn selbst dann Patienten noch der Meinung sind, mir was anderes erzählen zu können als meiner Frau, und selbst uns gegeneinander ausspielen wollen, kann das entweder nur an einem IQ liegen, der niedriger ist als der Wasserstand der Elbe im Supersommer 2018, oder man kann es einfach nur unter Unverschämtheit und purer Frechheit abhaken.

47. GRUND

Weil Patienten komische Zeitangaben haben

Wenn Patienten so freundlich sind und uns in der Praxis besuchen, führen wir fast immer ein kleines Einführungsgespräch.

Das nennt sich Anamnese und orientiert sich an dem Problem, welches der Patient mitbringt.

Zu jeder ordentlichen Anamnese gehören viele Fragen. Die meisten interessieren uns wirklich, einige stellen wir aber nur, um Zeit zum Nachdenken zu gewinnen, einen freundlichen Eindruck zu machen oder dem Patienten vorzugaukeln, dass wir tatsächlich an allem interessiert sind, was er erzählt.

Das hat einfach damit zu tun, dass wir bei den meisten Erkrankungen und Verletzungen schon nach den ersten beiden Sätzen, teilweise sogar schon bevor der Patient überhaupt anfängt zu reden, wissen, was er hat und was wir machen werden.

Es würde natürlich blöd und unglaubwürdig aussehen, wenn wir dem Patienten schon auf dem Weg vom Wartezimmer zu uns die Therapie im Gang entgegenrufen. Deshalb arbeiten wir pflichtbewusst unseren Fragenkatalog ab und stellen dabei auch immer die sehr wichtige Frage nach der Zeit, also seit wann er oder sie denn die Beschwerden, den Ausschlag oder die Schwellung hat.

Was dann als Antwort manchmal kommt, kann ich mir nur damit erklären, dass man in einem sehr hohlen und dunklen Raum nur dann Licht einschalten kann, wenn Birne und Schalter gleichzeitig vorhanden sind.

Bei denjenigen, bei denen eins von beiden fehlt, kommt dann gern mal folgender Dialog zustande:

»Seit wann haben Sie denn die Schmerzen?«

»Seit Langem.«

»Seit wie lange denn?«

»Seit ganz lange.«

»Was ist denn nun bei Ihnen ganz lange?«

»Na schon 'ne ganze Weile.«

»Und wie lange ist denn bei Ihnen eine ganze Weile?«

»Na ja, eben schon länger.«

Um vorwärts zu kommen muss man spätestens jetzt dem Patienten bestimmte Auswahlmöglichkeiten vorgeben.

»Schon seit Tagen, Wochen, Monaten oder Jahren?«

»Na schon mehrere Monate.«

»Wie viele Monate sind denn bei Ihnen mehrere, drei oder sechs oder zwölf?«

»Ach, schon mehr als zwölf.«

»Also doch schon seit Jahren?«

Bei denen beides, also Schalter und Birne, fehlt geht das Spiel noch trauriger weiter.

»Jaaa, na bestimmt schon seit letztem Jahr.«

»Auch das letzte Jahr hatte wie immer zwölf Monate, seit Anfang des letzten Jahres, Mitte oder Ende des Jahres?«

»Äääåh, na warten Sie mal, Sie wollen es aber auch genau wissen, was haben wir jetzt für einen Monat?«

»September«, und damit nicht noch die Frage nach dem Jahr kommt, schnell noch ein »2018« nachgeschoben.

»September, na dann bestimmt schon seit Anfang letzten Jahres, die Zeit vergeht so schnell.« Ja, denkt man sich dann, nur leider nie auf Arbeit und auch nicht während solcher Anamnesen.

Die besten sind die, die ihre Antwort beginnen mit:

»Die Schmerzen habe ich seit, warten Sie, kann ich Ihnen genau sagen …« – eine kurze Denkpause, die sich der Patient nimmt, lässt beim Fragenden etwas Hoffnung keimen, dass eventuell eine brauchbare Zeitangabe herauskommt. Leider geht der Satz weiter mit den Worten »bestimmt schon eine Ewigkeit«.

Mist, nichts war es, denkt man sich und verdreht gedanklich die Augen. Der Hinweis, dass die 20 Minuten Wartezeit auf den Pizzamann für den vom Hunger Geplagten genauso eine Ewigkeit sein können wie für den Berliner der Bau des Flughafens, geht im dunklen hohlen Raum verloren und führt zu keiner weiteren Verbesserung der Zeitangabe.

Dann gibt es noch die Geheimnisvollen, die ihre Zeitangabe mit einem dem Arzt nicht bekannten Lebensabschnitt verknüpfen.

»Na ja, ich habe die Schmerzen schon seit der Geburt meines Sohnes.« Das Rätsel hätte ja noch Sinn, wenn der Bengel mit dabei wäre und ich ihn nach seinem Alter fragen könnte, um mir die Lösung dann selbst auszurechnen.

»Herr Doktor, es hat angefangen zu schmerzen, als ich damals aufgehört habe, Sport zu machen.«

Den meisten sieht man das zwar an, dass es sehr lange her sein muss, aber weiter bringt es einen trotzdem nicht.

Weitere unbrauchbare und unbeliebte Zeitangaben sind:

Seit geraumer Zeit …

vom ersten Tag an …

von Anfang an …

Ja tatsächlich, auf die Frage »Seit wann tut es weh?« habe ich wahrhaftig schon gehört, seit Anfang an …

Diese und ähnliche Kommunikationen zum Thema Zeit gibt es leider wirklich und zwar genau so. Gar nicht mal so selten und erstaunlicherweise auch von Leuten, denen man Birne und Schalter eigentlich zutraut, die aber scheinbar gerade keinen Stromanschluss haben. Am liebsten ist mir dann noch Achmed Mahmoudi, der kurz und trocken antwortet:

»Doc, isch weis nisch, is auch egal, tut doch jetzt weh.«

48. GRUND

Weil die Beschreibung von Schmerzen immer verrückter wird

Das liebe Patientengespräch. Ich muss gleich noch mal darauf zurückkommen. Da es einen großen Teil unserer täglichen Arbeit ausmacht, gibt es natürlich auch viele Ansatzpunkte, genau darüber viele lustige, ärgerliche, wundersame oder nervige Geschichten zu schreiben.

Die Frage nach der Art und Stärke der Schmerzen verdient da aber auf jeden Fall noch eine zweite Geschichte. Manchmal kommt es aber erst gar nicht dazu, dass ich die Schmerzfrage stellen muss. Bereits auf die Begrüßungsfloskel »Schönen guten Tag Herr Schneider, wie geht es Ihnen denn heute?« schreien einige Patienten ein lautes, fast aggressives »Beschissen« in den Raum. Fast möchte man meinen, ein schlimmes Tourette-Syndrom zwingt sie dazu, noch vor dem sonst üblichen »Guten Tag Herr Doktor« ein Schimpfwort benutzen zu müssen. Wenn sie es aber dann nach einem »Hallo Herr Doktor« noch mal etwas leiser, aber nicht weniger bestimmt wiederholen, ahne ich, dass sie tatsächlich ihr Befinden damit meinen.

Zusammengefasst klingt die Gesprächseröffnung dann also etwa so:

»Schönen guten Tag Herr Schneider, wie geht es Ihnen denn?«

»BESCHISSEN, hallo Herr Doktor, beschissen.«

Ich versuche ihnen dann ruhig und geduldig zu erklären, dass es viele Kinder in Afrika und sicherlich noch einige andere Menschen auf dieser Welt gibt, denen es tatsächlich wegen Hunger, Krieg und Krankheit beschissen geht, wir in Deutschland aber definitiv nicht dazugehören. Außer man hat Krebs im Endstadium oder ist gerade mit 100 km/h gegen einen Baum gefahren und macht seine letzten Atemzüge eingeklemmt zwischen Borke und Rücksitz.

Ich bitte den Patienten dann freundlich, noch mal ganz kurz über die Beschreibung seines Befindens nachzudenken, und biete ihm an, die Eingangsfrage noch mal zu stellen.

»Schönen guten Tag Herr Schneider, wie geht es Ihnen denn heute?«

»Na ja, Sie haben ja recht, aber das Knie tut schon noch ganz schön weh.«

In diesem und allen anderen Fällen interessiert mich jetzt, wie es denn wehtut, wann und wobei. Man kann sich nicht vorstellen, welches unendliche Spektrum die Schmerzbeschreibung heutzutage hat. Früher gab es Schmerz oder nicht Schmerz, es tut weh oder eben nicht, ich kann Sport machen oder ich kann es eben nicht. Heute wird teilweise philosophiert über einen dumpfen, zarten, unterschwelligen, fast nicht spürbaren, aber noch vorhandenen Schmerz. Einen Schmerz, der nur da ist, wenn man mit dem Rad bergauf fährt, auf der Geraden ist alles gut. Ein zartes Stechen nur auf Arbeit, nicht aber im Fitnessstudio, der Druckschmerz nur, wenn der Patient selbst, aber nicht, wenn der Arzt drückt. Eine meiner Patientinnen hat erst beim vierten Arztbesuch mir eine eindeutige Antwort geben können und sagte:

»Herr Doktor, ich habe jetzt eine Beschreibung von meinem Schmerz gefunden, es ist so, als wenn ich Ihnen den Arm so verdrehen würde, so ungefähr tut es mir weh.«

Ich glaube, sie meinte in dem Moment den Schmerz, der entsteht, wenn man bei einem die unbeliebte »Brennnessel« macht, obwohl sie ja gar nicht wissen kann, wie schmerzempfindlich ich bin und ob ich vielleicht eine Brennnessel am Arm wegstecke wie Klitschko einen rechten Haken. Dann gibt es noch die »Scheintoten«, so nenne ich sie zumindest. Die sitzen vor einem, drücken mit dem Daumen sanft in die Stelle, die ihnen angeblich schmerzt, und sagen dann:

»Wenn ich hier reindrücke, dann merke ich das.«

»Oh«, sage ich dann meist, »seien Sie froh, dass Sie das noch merken. Der Letzte, den ich so in den Oberarm gedrückt habe, ohne dass er es gemerkt hat, war schon einige Stunden tot.«

Nicht nur einmal kam auch schon die Aussage:

»Wissen Sie, Herr Doktor, das ist etwa so, wie wenn man Wehen hat.«

Dazu aber etwas später mehr.

Insgesamt ist eindeutig festzustellen, dass die Definition Schmerz an Wert verloren hat und das, was die meisten heute so zum Arzt treibt, ganz weit weg ist von dem, was mein Opa Erich im Schützengraben ertragen musste, als ein mittelgroßer Granatsplitter in seinem Knie verschwand. Auch Jesus hätte bestimmt eine Brennnessel am Arm einem Nagel durch beide Füße und dem Stacheldraht auf dem Kopf vorgezogen.

49. GRUND

Weil man es einigen Patienten nie recht machen kann

Die heutige Gesellschaft ist von vielen Dingen geprägt, von guten und von schlechten. Auf der Negativliste findet man zum Beispiel auch die Eigenschaft, dass man es vielen Menschen heutzutage gar nicht mehr so richtig recht machen kann. Das betrifft aber nicht nur unsere Kunden im Gesundheitswesen, sondern zieht sich durch die meisten Branchen dieses Landes. Wir haben uns zu einer unangenehmen Variante einer Dienstleistungsgesellschaft entwickelt.

Prinzipiell ist das ja erst mal gar nicht so schlecht. Es gibt viele Dienstleister, die das, was sie können, anbieten, anderen damit helfen und ihr tägliches Brot damit verdienen. Der Grundgedanke dabei ist, dass, je größer das Brot sein soll, auch die Dienstleistung an Qualität zunehmen muss.

Das ist der positive Teil der Marktwirtschaft und auch der Grund dafür, dass wir darauf auch etwas stolz sein können. Egal welches Problem, egal wie schwierig, egal wie aufwendig, man findet immer jemanden, der sich unserer Sache annimmt und diese mit meist hoher Qualität zu unserer Zufriedenheit klärt.

Leider gibt es aber auch in dieser Gesellschaft Menschen, die aufgrund einer eigenen Fehleinschätzung ihrer Person, ihrer Stellung und Wichtigkeit im Leben uns Dienstleistern das Leben richtig schwer machen.

Zum einen wollen sie prinzipiell immer mehr haben, als sie bereit sind zu geben. Sie sind immer der Meinung, sowieso viel zu viel bezahlen zu müssen. Alle Stundenlöhne außer ihr eigener sind sowieso viel zu hoch, und die Leistung, mit der sie ihr Geld verdienen müssen, ist per se wertvoller als jegliche andere Leistung, für die sie die mühsam verdienten Scheine wieder ausgeben sollen. Die Krankenkassenbeiträge sind für diese Fehleinschätzer so unverschämt hoch, dass keiner im Gesundheitswesen auch nur annähernd ihnen eine adäquate Gegenleistung anbieten kann.

Zum anderen vergessen sie aber, dass jeder Dienstleister sein Kerngeschäft hat und eigentlich nur dieses dem Kunden schulden muss, da er auch nur das bezahlt bekommt.

Der Friseur schneidet Haare, der Automechaniker repariert Autos, und der Arzt behandelt Patienten.

Das Geschrei ist aber groß, wenn der Autofritze nach dem Reifenwechsel nicht noch ganz selbstverständlich den Innenraum aussaugt, der Friseur vergisst, Getränke und kleine Snacks anzubieten, und überall sollte natürlich auch immer ein bisschen Hintergrundmusik dudeln.

In unserer Branche hat zu allem Ärger dann leider Jameda die Kriterien festgelegt, nach denen wir beurteilt werden dürfen. Verlangt wird vom Arzt unter anderem neben einer guten Behandlung ein großer Parkplatz, eine Straßenbahnhaltestelle direkt vor der Tür, ein ausgeprägtes Entertainment im Wartezimmer oder eine Kinderspielecke.

Vor gar nicht so langer Zeit kam eine Patientin mit den Worten zu mir in die Praxis:

»Bei Ihnen riecht es sonst immer so frisch, das ist heute gar nicht der Fall, gibt es ein Problem, das finde ich heute nicht so angenehm.«

Meine Sprechstundenhilfe antwortete in einem ähnlich unfreundlichen Ton:

»Sie sind hier in einer Arztpraxis und nicht in einer Parfümerie, aber Sie haben recht, unser Duftsystem ist ausgefallen und wird morgen erst repariert.«

Vielleicht an dieser Stelle der Tipp an Jameda, in die Bewertungsliste auch noch die Luftqualität in einer Arztpraxis mit aufzunehmen.

Die Könige der Meckerer sind die, die ohne Termin und akutes Problem in die Praxis kommen und sich erst mal aufregen, dass sie nicht gleich dableiben können. Wenn sie nach einigem Gezeter und Genörgel sich dann doch ins Wartezimmer setzen dürfen, sind genau sie es, die sich dann auch noch aufregen, wenn sie mal etwas länger als normal warten müssen. Es gibt sie eben und leider öfter, die, denen man es nie recht machen kann.

50. GRUND

Weil Patienten immer weniger Selbstverantwortung übernehmen

Unser Gesundheitssystem ist ohne Frage eines der besten.

Der große Vorteil: Das System und Deutschland kümmern sich um ihre Bürger, um die Kranken und die Gesunden, Tag und Nacht, mit maximalem Aufwand und finanziellen Mitteln, allumfassend, lückenlos, immer bereit und pflichtbewusst.

Der große Nachteil: Das System und Deutschland kümmern sich um ihre Bürger, um die Kranken und die Gesunden, Tag und Nacht, mit maximalem Aufwand und finanziellen Mitteln, allumfassend, lückenlos, immer bereit und pflichtbewusst.

Ja, Sie haben richtig gelesen, der Schriftsetzer ist nicht in der Zeile verrutscht und hat den Satz zweimal aufgelegt. Nein, es ist, wie da steht, das Gute hat sich über Jahrzehnte gegen uns gewendet und ist zum bösen Geschwür des Gesundheitswesens geworden.

Was am Anfang als Erfolg und zukunftsweisend gefeiert wurde, sitzt uns jetzt im Nacken wie ein stinkendes Faultier, welches es verlernt hat, auf eigenen Beinen zu gehen bzw. zu stehen.

Durch eine Maximalversorgung und die über Jahre suggerierte All-inclusive-Betreuung haben wir Patienten, ja ganze Generationen erzogen, die in Sachen Selbstverantwortung für die eigene Gesundheit auf der Stufe eines unselbstständigen Kleinkindes im Vorschulalter stehen.

So wie der zarte braune Streifen in dem wochenlang benutzten Fußballschlüpfer meines Mitspielers Peter hat sich der Irrglaube in die Gedanken der Patienten eingeschliffen, dass ihnen doch im Krankheitsfall alle helfen müssen, außer sie sich selbst. Der Doc wird's schon richten, die Schwester wird's schon machen, die MRT wird's schon zeigen, und der Physiotherapeut hat sowieso goldene Hände, und die Kasse zahlt ja sowieso alles.

»Herr Doktor, Herr Doktor, Sie müssen mir helfen.«

»Sie müssen aber auch selbst was machen, ein paar Eigenübungen oder etwas Sport, evt. mit Rauchen aufhören oder weniger essen, mehr schlafen und mal an die frische Luft, ein wenig Dehnung oder insgesamt etwas schonen und mal Ihre Tabletten regelmäßig nehmen …«

»Herr Doktor, Sport habe ich noch nie gemacht, mit dem Rauchen, das habe ich schon oft versucht, ich esse kaum was, schonen wird schwer, ich bin selbstständig, und von Tabletten bin ich nicht so der Freund.«

»Können wir denn nicht erst mal eine MRT machen, es muss doch noch eine Alternative zu Ihren Vorschlägen geben, vielleicht eine Massage.«

Genau die sind es dann auch, die mit dem ergaunerten Rezept in die Physiotherapie rennen, um sich ihre Termine nicht zu holen, sondern geben zu lassen. Am besten auf dem goldenen Massagetablett.

»Ich kann aber nur einmal die Woche; dreimal, wie der Doc gesagt hat, ist mir zu viel, und bitte nur Mittwoch, aber nur zwischen 14 und 15.30 Uhr.«

Dass sie eigentlich krankgeschrieben sind, um sich intensiv um ihre Genesung kümmern zu können, wird verdrängt, man muss ja schließlich mal andere Sachen während der »Kasse« erledigen, die liegen geblieben sind.

Wenn zu Hause das WLAN ausfällt, rufen wir sofort bei unserem Netzbetreiber an, beschweren uns und hacken uns einfallsreich beim Nachbarn ein.

Wenn sie aber keine Therapietermine in der Physio um die Ecke bekommen, sitzen sie drei Wochen später unverrichteter Dinge völlig hilflos wieder vorm Doktor und meckern über das schlechte System, anstatt sich mal bei der Krankenkasse zu beschweren und mit dem Rezept 500 Meter weiter zum nächsten Therapieanbieter zu gehen. Wenn Herr Müller zum Weihnachtsfest 50 Thüringer ohne Darm braucht und der Fleischer im Haus nur noch 20 hat, wackelt er los und klappert zur Not alle Fleischer der Stadt ab, bis er sein Festtagsessen gesichert hat.

Wenn die erste Apotheke das verschriebene Medikament nicht vorrätig hat, ist der Weg zur nächsten aber viel zu weit, und er lässt die Pillen einfach mal weg.

»Herr Doktor, die Tabletten konnte ich nicht nehmen, weil unsere Apotheke sie nicht vorrätig hatte.«

Es ist schon traurig, wie wir manchmal beim Thema eigene Gesundheit von eigentlich hoch entwickelten Individuen zu unselbstständigen, hilflosen und trägen Einzellern degenerieren und jegliche Verantwortung für uns und unseren Körper mit der Chipkarte an der Rezeption abgeben.

51. GRUND

Weil Patienten schlecht zuhören, aber auch ungenügend aufgeklärt werden

Jetzt mal wieder ein Grund aus aktuellem Anlass. In der Entstehungszeit dieses Buches gab es so einige Tage, an denen mich mein Praxisalltag so aufgeregt hat, dass ich meinen Frust direkt in der Mittagspause oder unmittelbar nach der Sprechstunde zu Papier bringen musste. Das war übrigens ein schöner Nebeneffekt beim Schreiben des Werkes, da ich den Ärger vom Tag immer sofort im Manuskript verstauen und wieder entspannt ins Bett gehen konnte.

Heute war wieder so ein Tag, der geprägt war von einer überdurchschnittlich hohen Zahl von Patienten, die sich am Ende des Gespräches tausendmal mit den Worten bedankt haben:

»Na bloß gut, dass mir das endlich mal einer richtig erklärt hat.« Prinzipiell ist es ja nicht schlecht, weil ja auch selten, wenn sich Patienten am Ende bedanken. Dass sie zufrieden die Praxis verlassen,

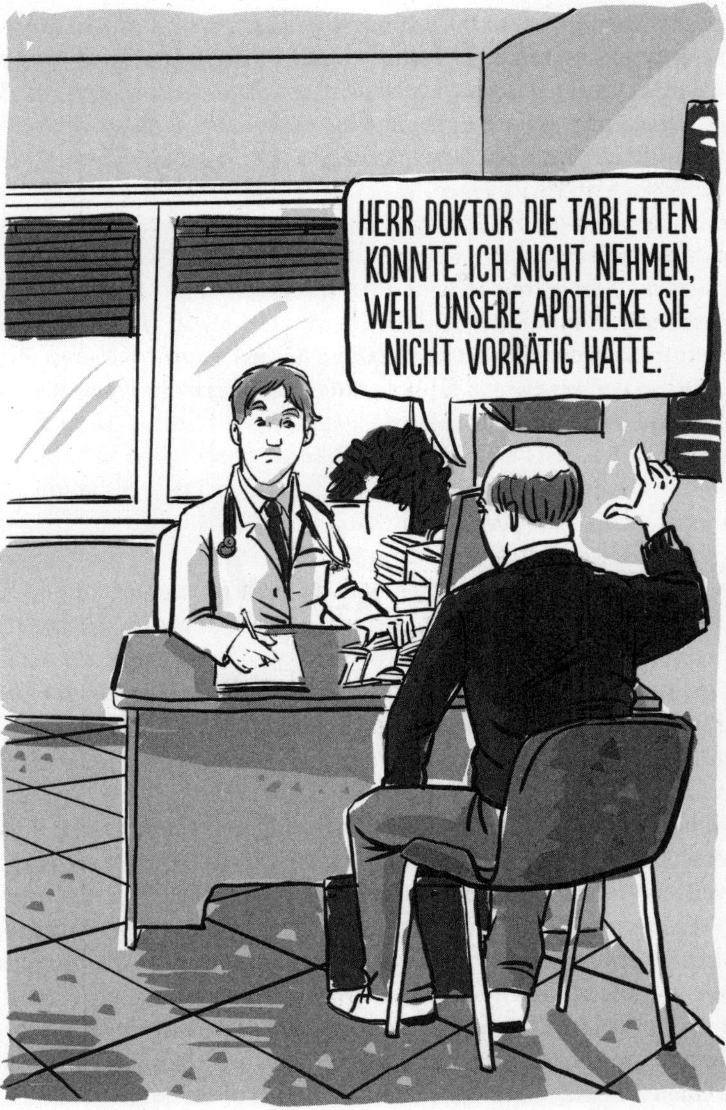
HERR DOKTOR DIE TABLETTEN KONNTE ICH NICHT NEHMEN, WEIL UNSERE APOTHEKE SIE NICHT VORRÄTIG HATTE.

ist aber zumindest immer mein Anspruch. Auch Patienten, denen ich am Anfang der Unterhaltung mal den Kopf wasche, versuche ich am Schluss wieder ein Lächeln auf die Lippen zu zaubern. Meist gelingt mir das, erfordert aber oft einen enormen Zeitaufwand.

Besonders hoch ist dieser bei denen, die entweder bei der Erstaufklärung beim Kollegen oder im Krankenhaus nicht zugehört oder die vermittelten Informationen wegen Nichtgefallen schnell wieder verdrängt haben. Oft sind sie aber auch einfach nicht ausreichend oder gar nicht aufgeklärt worden.

Grund 1 ist auf jeden Fall nicht von der Hand zu weisen. Bei einigen fährt der Fahrstuhl von Natur aus nicht ganz nach oben, die haben es per se schwer, zuzuhören oder das Gehörte zu verarbeiten.

Prinzipiell muss man dem laienhaften Patienten aber auch zugutehalten, dass er beim Arzt, gestresst durch seine Krankheit, immer in einer angespannten und ungewöhnlichen Situation ist und die natürliche Aufregung das Zuhören erschwert.

Grund 2 ist mit Sicherheit auch nicht selten. Welcher Patient möchte schon hören, dass er acht Wochen nicht auftreten darf, sechs Monate keinen Sport machen soll, das Rauchen einstellen muss oder der Gips erst in fünf Wochen wieder abgenommen wird. Das kann man schon mal verdrängen, in der Hoffnung, auch der Arzt vergisst es vielleicht wieder.

Der 3. Grund scheint mir aber leider der wahrscheinlichste. Die Aufklärung der Patienten verliert zunehmend an Beachtung, obwohl wir alle wissen sollten, dass diese für eine entspannte und erfolgreiche Behandlung enorm wichtig ist.

Einer meiner heutigen Patienten hatte vor acht Wochen eine nicht unwesentliche Operation am Finger nach einer schweren Gelenkverletzung und saß nun völlig frustriert und hoffnungslos vor mir. Sein bisher behandelnder Arzt wüsste nicht mehr weiter, und der Finger sei ganz schlecht geworden. Jeder, der ein wenig im Studium aufgepasst hat, weiß, dass Wundheilung im Allgemeinen Monate dauert, beim Finger im Speziellen noch deutlich länger.

Gerade nach einer massiven Kapselbandverletzung oder schweren Knochenbrüchen und erst recht nach größeren Operationen kann man eigentlich erst nach einem Jahr die Sache als beendet ansehen und ein Resümee ziehen.

Was soll also bei dem armen Erdenbürger schon passiert sein bis jetzt. Der Finger wird also noch dick und geschwollen, schmerzhaft und wenig beweglich sein. Ich schaute mir das Ding also an und war erschrocken. Nichts von alledem, Bewegung fast frei, leichte Restschwellung und noch etwas Belastungsschmerz. Alles in allem ein Befund, den ich nach dieser Verletzung und der Operation in der Form erst nach sechs Monaten erwartet hätte.

Was jetzt folgt sind viele Minuten Aufklärung über die normalen Heilungszeiten, den Top-Verlauf bisher und die Notwendigkeit von viel Geduld und weiterer intensiver Therapie, da es ganz normal ist, dass es lange dauert und noch dauern wird.

Am Ende steht ein glücklicher Patient, der sich bedankt, dass ihn endlich mal einer richtig aufgeklärt hat und dass er sich nicht solche Sorgen gemacht hätte, wenn ihm das von Beginn an klar gewesen wäre.

Die nächste Patientin fragt mich sieben Wochen nach einer Kreuzband-OP, warum sie noch eine leichte Bewegungseinschränkung hat; man hätte ihr gesagt, dass nach der Reha alles gut sein wird. Die Frage, ob sie denn schon einmal gehört habe, dass auch Profifußballer erst nach acht Monaten wieder Fußball spielen, klart ihre Gedanken etwas auf, und nach weiteren zehn Minuten Aufklärung über den normalen Heilungsverlauf … usw., aber das hatten wir schon, verlässt eine glückliche Patientin die Praxis mit den Worten:

»Bloß gut, dass mich endlich mal einer richtig …« usw., aber auch das hatten wir ja schon.

Es folgten weitere fünf Patienten, die eine Zweit-, Dritt- oder Viertmeinung haben wollten, und wo sich am Ende herausstellte, dass diese nur notwendig wurde, weil scheinbar bisher keiner mit ihnen über die Krankheit und den möglichen Verlauf gesprochen hat. Besonders frei von dieser Pflicht scheinen die Operateure in großen Krankenhäusern zu sein. Zum einen wissen sie, dass ein sehr geringes Risiko besteht, den operierten Patienten je wieder zu sehen und sich mit den Folgen ihres Handelns auseinandersetzen zu müssen.

Zum anderen sind viele wie schon erläutert so von ihren Taten und der hohen Qualität überzeugt, dass sie vermutlich meinen, durch ihr großartiges Können die Naturgesetze in Sachen Gewebeheilung außer Kraft setzen zu können und alles sowieso schneller geht.

Es war also ein schwerer Tag, an dem ich wieder viel reden musste und nicht nur dadurch einen dicken Hals hatte.

52. GRUND

Weil ich den Satz »Aber ich hatte doch noch nie was« nicht mehr hören kann

Es gibt so einige Aussagen, Fragen und Antworten von Patienten, die man irgendwann nicht mehr hören kann. Natürlich meinen die es nicht böse und wollen den armen Doc mit blöden Sprüchen auch nicht absichtlich verärgern. Aber eigenartig ist es schon, wenn man immer wieder die gleichen Sätze von den unterschiedlichsten Patienten hört. Einer, der sich ganz weit oben auf der Hitliste der unbeliebten Sätze einreiht, ist die Feststellung:

»Aber ich hatte doch noch nie was ...«

Eine Aussage, auf die man eigentlich nur antworten kann:

»Ja, Frau Müller, da seien Sie froh, irgendwann fängt jeder mal an«, oder:

»Sie waren ja auch noch nie so alt wie heute, selbst gestern waren sie noch jünger ...«, oder:

»Das kann ich mir vorstellen, sonst hätten Sie sich ja bestimmt schon viel eher mal gemeldet«, und auch mal gern genommen:

»Auch Ihr Autoreifen platzt irgendwann das erste Mal, ohne vorher schon dreimal geplatzt zu sein.«

Diese oder ähnliche Antworten lösen nicht unbedingt Begeisterung aus, bringen die Patientin aber meist selbst zu der Erkenntnis, dass ihr hingeschludertes »Aber ich hatte doch noch nie was …« irgendwie blödsinnig ist.

Natürlich haben wir auch nicht alle Krankheiten und Beschwerden, die wir so im Leben mal unser Eigen nennen, vom ersten Tag unseres Daseins an.

Mit zwei kommt der erste Schnupfen, bis dahin hatten wir noch nie einen. Wenn wir mit sieben erstmals unsanft vom Rad steigen, beweinen wir die erste Schürfwunde in unserem Leben. Der erste Pickel mit zwölf und der erste richtigen Kater nach der Abschlussfahrt. Irgendwann der erste richtige Rückenschmerz, die Blasenentzündung, der eine oder andere Knochenbruch oder die erste fette Sehnenscheidenentzündung.

Wenn sich unsere Lebensrakete dann irgendwann auf dem Rückflug befindet und die Sonne beginnt, wieder unterzugehen, dann kommen bald der erste Herzinfarkt und chronische Beschwerden durch abgelatschte Gelenke dazu.

Dieses entsetzte »Aber ich hatte doch noch nie was ...« ist also aus zwei Gründen völlig fehl am Platz. Zum einen kann mir keiner erzählen, dass er bis zu seinem ersten Besuch bei mir noch nie etwas hatte im Leben. Diese Aussage können also einigermaßen glaubwürdig nur einjährige Hosenscheißer ihrem Kinderarzt an den Kopf hauen, und selbst bei denen ist zu vermuten, dass sie schon einmal krankhaft dünn gekackt haben. Alle anderen hatten auf jeden Fall schon mal was. Zum anderen ist es doch nur gar zu logisch, dass man bis zu dem Zeitpunkt, wenn man auf seinem Lebensweg einer Krankheit das erste Mal begegnet, genau diese bis dahin eben noch nicht gehabt hat.

Also prinzipiell und bezogen auf die einzelne Erkrankung ist die Aussage manchmal gar nicht so falsch, wenn sie nur nicht so verständnislos und erschrocken rüberkommen würde. Man hat dann immer das Gefühl, dass Patienten denken, wenn sie irgendwas noch nie im Leben gehabt haben, darf es doch auch nicht sein, dass es sie nun jetzt plötzlich ereilt. Und da alles irgendwann mal anfängt, geht's eben auch mal mit den Kniebeschwerden oder dem Bandscheibenvorfall los. Am Ende tut es mir fast leid, wenn ich ihnen erklären muss, dass heute der Tag ist, an dem ihre Krankenakte erweitert wird, auch wenn sie noch nie etwas hatten.

53. GRUND

Genauso wie den Satz »Ich will ja nicht klagen ...«

»Schönen guten Tag Herr Meier, wie geht es Ihnen denn, was führt Sie denn zu mir ...??«

»Na ja, Herr Doktor, ich will ja nicht klagen, aber ...«

Stopp, hier müsste man den Patienten korrekterweise schon unterbrechen und das Gespräch mit den Worten beenden:

»Okay, super, wenn Sie nicht klagen wollen, dann tun Sie das auch nicht und verlassen Sie wieder meine Praxis, einen schönen Tag noch.«

Das macht natürlich keiner, ein wenig Kinderstube haben ja die meisten mitbekommen. Und so hören wir uns dann doch das Geklage an. Ich frage mich dann aber schon, wie man ein Arzt-Patienten-Gespräch mit diesen Worten beginnen kann. Es geht doch auch keiner zur Pommesbude und bestellt eine Currywurst mit den Worten:

»Ich bin zwar Vegetarier, aber ...« Oder eventuell auch:

»Ich habe zwar keinen Hunger und Appetit auch nicht, aber ...«

Und ganz selten geht jemand in die Autowerkstatt mit den Worten:

»Ich habe zwar kein Auto, aber …«

Der Letzte, der mit so einer unpassenden Eröffnung Erfolg hatte, war ein Freund von mir, der ein Gespräch beim Après-Ski mit den Worten begann:

»Ich stehe zwar nicht auf Rothaarige, aber …«

Nun könnte man denken, es folgte ein romantischer Folgesatz wie:

»… aber bei deinen schönen Augen muss ich einfach mal eine Ausnahme machen«, oder:

»… aber dein Rot ist so besonders, dass es fast schon wieder Blond ist.«

Nein, der Macho fügte selbstbewusst und arrogant einfach mal an:

»… aber 'ne Blonde habe ich heute nicht mehr bekommen.«

Irgendwie hat es dann tatsächlich noch funktioniert, und der erste Satz, den wir am nächsten Tag im Lift von Samuel hörten, war ein enttäuschtes:

»Ich will ja nicht klagen, aber rothaarig ist weiterhin nicht meins …«

Na ja, auf jeden Fall könnte man dem Eröffnungssatz schon fast wieder Kultstatus zusprechen, erlaubt er es doch dem Arzt, seinen Patienten im weiteren Gespräch bei zu umfangreichen und langdauernden Ausführungen zu seiner Leidensgeschichte daran zu erinnern, dass er ja eigentlich nicht klagen wollte. Die meisten fühlen sich dann auch irgendwie ertappt, und die Beschwerden werden plötzlich auch viel geringer.

Zusammenfassend kann man also sagen:

»Ich will ja nicht klagen ...« – so weit oben in der Hitliste der unbeliebten Sätze steht der nun doch wieder nicht.

54. GRUND

Genauso wie den Satz »Meine Frau hat mich geschickt«

Die Rolle des Mannes im Leben allgemein und in einer Beziehung zur Frau im Speziellen hat sich bekanntlich in den letzten Jahren enorm gewandelt. Hatte der Mann früher die Hosen an, traut er sich heute nicht mal mehr, eine anzuziehen, ohne dass die Frau ihm diese am Morgen auf den Nachttisch gelegt hat. Frauenpower, Gleichstellung, Emanzipation haben dazu geführt, dass die Damen der Gesellschaft nicht mehr nur kochen, putzen, pimpern, sondern mittlerweile sogar eigene Persönlichkeit entwickelt haben. Das ist aber auch gut so, viele Dinge können Frauen sogar ein wenig besser, manches können wir Männer gar nicht, und eine führende Frauenhand ist an der einen oder anderen Stelle unseres Lebens gar nicht so schlecht.

Auch da gibt es natürlich erhebliche Unterschiede. Was die eine kann, muss nicht automatisch die andere auch können.

Bis auf wenige Ausnahmen im Spätherbst ihrer Regierungszeit hat zum Beispiel Frau Merkel in vielen Bereichen bewiesen, dass man Frauen auch einfach mal machen lassen kann. Dass dies natürlich dazu geführt hat, dass auch andere Frauenzimmer meinten, ähnliche Leistungen erbringen zu können, ist eine ziemlich dunkle Kehrseite der Emanzipationsmedaille.

Ich denke da nur an Frau Roth von den Grünen, deren Leistung offensichtlich dadurch etwas gemindert ist, weil sie sich selbst mit ihrer überdimensionalen Schalmode die Sauerstoffzufuhr nach oben abschnürt.

Oder auch Frau von der Leyen, die meint, zwischen Ministerposten hin und her springen zu können wie eine Eintagsfliege von Blüte zu Blüte, und gar nicht merkt, dass sie genau wie die kleine Fliege gar keinen Nektar sammeln kann.

Und auch vom aktuellen Beispiel in Person von Frau Nahles erwarte ich nicht annähernd eine so brauchbare Leistung wie die unserer alten Grande Dame mit der Raute.

Das zeigt uns einfach, dass es nicht jedem Lebewesen mit zwei X-Chromosomen vergönnt ist, die Hosen im Alltag überzustreifen und das Wort der Macht zu ergreifen.

Das ist aber natürlich bei uns Männern auch nicht anders. Auch da gibt es genug Nasen, die sich nicht ohne Grund den Urlaubskoffer von ihrer Ehefrau packen lassen müssen.

Die Frau auf dem Vormarsch muss aber nicht gleichzeitig bedeuten, dass das männliche Geschlecht immer mehr verkümmert. Dennoch habe ich das Gefühl, dass die Jasager und Weicheier unter uns Männern an Menge und Qualität zunehmen. Ob das eine mit dem anderen zu tun hat, kann ich jetzt nicht beweisen, aber da jede dominante Frau einen unterwürfigen Mann braucht und diese Frauen wie festgestellt immer mehr werden, müssen im Ausgleich dafür die Männer mit Eiern in der Hose zwangsläufig abnehmen.

Solange ich nicht davon betroffen bin und mich meiner Frau noch erwehren kann, ist mir das prinzipiell egal. Was ich aber nicht leiden kann: wenn ein Patientengespräch mit den Worten beginnt:

»Meine Frau hat mich geschickt …«

Auf die Frage, ob er denn auch seine Hand fünf Minuten in den auf 220° vorgeheizten Ofen legen würde, wenn seine Beste ihm das sagt, bekommt man dann meist nur ein grenzdebiles Grinsen und ein schüchternes »natürlich nicht«. Meist bin ich mir beim Anblick der Betroffenen da nicht ganz so sicher und frage den armen Untertan, welche Beschwerden ihm seine Frau denn mit auf den Weg gegeben hat und ob er mir diese denn selbst sagen kann oder ich seine Frau telefonisch kontaktieren muss.

Meist geht es dann trotzdem ganz lustig weiter.

Der Patient berichtet von einer bereits 40-jährigen Ehe und dass man irgendwann aufgibt zu widersprechen. Er mahnt einerseits, dass ich da gewaltig aufpassen soll, wenn ich mal so alt bin wie er, erwähnt aber auch entspannt und zufrieden, dass es gar nicht so unangenehm ist, wenn man jemanden an seiner Seite hat, dem man so schwierige Sachen wie z. B. selbst nachdenken auch mal abgeben kann. Wir schwatzen dann meist noch etwas über Sinn und Unsinn der Ehe, und am Ende bittet er mich, ihm doch gleich einen Brief mit der Diagnose und der Therapieempfehlung mitzugeben. Nicht für seinen Hausarzt, sondern, na klar, für seine Frau.

55. GRUND

Weil die Dankbarkeit verloren gegangen ist

Dankbarkeit ist eine Tugend. Wer dir Gutes getan hat, den ehre. Danke ihm nicht nur mit Worten, die ihm die Wärme deiner Erkenntlichkeit zeigen, sondern ergreife auch jede Gelegenheit, wo du ihm wieder dienen und nützlich werden kannst. So sah es zumindest Adolph Freiherr von Knigge, der deutsche Jurist, Beamte und Satiriker, der uns in und durch seine Werke Manieren und Benehmen beibringen wollte.

Leider sind er und seine Verhaltensregeln etwas in Vergessenheit geraten, und immer weniger Menschen haben Kenntnis vom ordentlichen Umgang untereinander. Dabei lernen wir das Einfachste und Wichtigste eigentlich schon von klein auf von unseren Eltern. Danke und Bitte sagen und am besten noch an der richtigen Stelle. Bitte, wenn man etwas haben will, und Danke, wenn man es dann bekommen hat. Dankbarkeit ist eben eine Tugend, und wenn es nur mit Worten ist. Dass man nun jede Gelegenheit ergreifen solle, um seinen Dank auch mit Taten zu untermauern, zu dienen und nützlich zu werden, ist natürlich etwas übertrieben und lässt vermuten, dass auch der alte Freiherr die eine oder andere Benimmregel unter berauschenden Mitteln zu Papier gebracht hatte.

Obwohl es auch Zeiten gab, in denen man auch als Arzt das Gefühl hatte, dass einige Patienten selbst die Passage mit dem Dienen und Nützlich-Werden kannten und ernst genommen haben. Besonders auf dem Land konnte sich der Doktor ganzjährig vor Eiern, Enten und selbst gemachter Leberwurst nicht retten. Aber auch in der Großstadt gab es noch bis fast zur Jahrtausendwende Ärzte, die kurz vor Weihnachten mehr Geschenkesäcke nach Hause schleppen mussten, als Santa Claus jemals mit seinem Schlitten hätte bewältigen können. Die Zeiten sind längst vorbei, und das ist auch gut so. Die Götter in Weiß gibt es nicht mehr, und deshalb sind auch keine Opfergaben mehr notwendig. Was aber zweifelsfrei auch in unserer emotionslosen, rationalen und oftmals unpersönlichen Gesellschaft nicht an Bedeutung verloren hat, ist das dankende Wort. Wem etwas Gutes widerfahren ist, wer Hilfe bekommen hat oder wem irgendetwas gefallen hat, der sollte das auch mit einem netten Lächeln, Wünschen für einen angenehmen Tag, Feierabend oder Wochenende oder eben einem einfachen Danke seinem Gegenüber zeigen. Dieser freut sich, fühlt sich bestätigt und wird motiviert, auch weiterhin zu Höchstleistungen aufzulaufen. Leider wird allzu oft und zunehmend die Kraft des kleinen Wortes unterschätzt oder einfach die Tugend der Dankbarkeit vergessen. Außer im Flugzeug. Dort hält sich bis heute die mir völlig unverständliche Unsitte, die Landung mit Klatschen zu honorieren. Kaum hat der Pilot die Maschine auf der Landebahn aufgesetzt, wird applaudiert. Fast so, als hätte sich ABBA wiedervereint und würde nun zusammen mit dem wiedererwachten Michael Jackson *Ein bisschen Frieden* von Nicole auf der Bühne zum Besten geben. Für mich stellt sich dann immer die Frage, was da jetzt gerade besonders dran war. Der Pilot hat das schließlich mal gelernt, und es ist nicht nur seine Arbeit, sondern auch seine Pflicht, den Vogel heil runterzubringen und ohne Zwischenhopser an die Gangway zu fahren. Dafür wird er schließlich gut bezahlt und darf mit jungen Stewardessen ins Hotel. Kein Mensch beklatscht den Busfahrer, wenn er die nächste Haltestelle findet, den Bus zum Halten bringt und es dann noch schafft, die Tür zu öffnen, damit der Applaudierende aussteigen kann. Auch bei mir verlässt keiner mit stehenden Ovationen das Sprechzimmer oder springt unter Beifallsdonner vom OP-Tisch. Es ist eben unser Job, und dafür werden wir bezahlt, und da wir es gelernt haben, wird vorausgesetzt, dass wir auch immer beste Qualität abliefern. Auf der einen Seite ist das auch okay, weil es ja nun mal tatsächlich so ist. Auf der anderen Seite würde es aber auch dem Busfahrer oder uns Ärzten guttun, wenn der Passagier oder Patient mit einem netten Lächeln oder einem kurzen ehrlichen Danke den Bus oder die Praxis verlässt.

56. GRUND

Weil Patienten für Hund und Katze mehr Geld ausgeben als für sich selbst

Erziehung ist das halbe Leben, mit ein bisschen Benehmen und guten Manieren wird es nur halb so schwer, seinen Weg zu finden.

Irgendwie wird jeder ein wenig anders erzogen. Meist haben Mama und Papa dabei das erste Mitspracherecht und zeigen uns, wie man das eine oder andere angeht, macht oder eben nicht macht. Später geht es dann in Sachen Erziehung, in der Schule, beim Bund oder im Arbeitskollektiv weiter. Dort wird dann auch mal versucht, ganze Gruppen gemeinschaftlich in eine Richtung zu drücken.

Im ganz Großen hat natürlich auch Vater Staat immer mal wieder die Aufgabe, mit bestimmten Gesetzen und Vorgaben dem ganzen Land und allen deutschen Bürgern das richtige Verhalten mit auf den Weg zu geben. Wie alle anderen an der Erziehung Beteiligten hat natürlich auch Vater Staat in den letzten Jahrzehnten immer mal geschlafen und so einige Dinge schleifen lassen.

Besonders nachlässig war er aber bei der Entwicklung unseres Volkes in Sachen Gesundheitswesen und eigener Gesundheit.

Fast in jedem anderen Land weiß der Bürger, dass er ein Stück weit für sich und sein Wohlergehen auch selbstständig etwas tun muss und für ein langes gesundes Leben in erster Linie selbst zuständig ist. Das geht sogar teilweise so weit, der deutsche Leser darf jetzt bitte nicht erschrecken, dass der kranke Mensch für viele Gesundheitsleistungen selbst Geld ausgeben muss und nicht jede Leistung jedem auch immer wie selbstverständlich zur Verfügung steht.

In Deutschland hat man aber leider den Fehler gemacht, dass man irgendwann nach dem Wiederaufbau in den 60er-/70er-Jahren begonnen hat, dem deutschen Bürger zu signalisieren: Wenn du krank bist, komm in den Schoß von Vater Staat, und es wird alles für dich getan und alles bezahlt.

Andere Pflänzchen, die im ganzen Lande wachsen sollen, verkümmern normalerweise wie ein Moosteppich in der Sahara. Nicht so die Saat des großartigen Gesundheitswesens, aus dem sich jeder kostenlos nehmen darf, was er will. Diese Pflanze wucherte in Windeseile und setzte sich bis heute in den Köpfen unserer Bürger fest wie ein Pilz am Nagel einer im dicken feuchten Arbeitsschuh gefangenen Großzehe.

Alles wollen sie haben, aber nichts darf etwas kosten. Die MRT vor der Operation und möglichst gleich hinterher noch eine.

»Wollen wir nicht mal nachschauen, ob die OP was gebracht hat«, Zusatzuntersuchungen, Tabletten, Salben, Bandagen, die ganze Palette wird schamlos abgeschöpft und sich im Gegenzug dafür aber beim Bridgeabend und am Biertisch darüber aufgeregt, dass die Kassenbeiträge schon wieder um 0,1 % gestiegen sind.

Nach jahrelangem Kampf, in dem die eine oder andere Fachgruppe versucht hat, ein paar IGe-Leistungen (individuelle Gesundheitsleistungen) einzuführen, ist zumindest aktuell ein Stand erreicht, an dem es ab und zu schon mal jemanden gibt, der bereit ist, für die eine oder andere Diagnostik oder Therapie das eigene Portemonnaie zu öffnen. Mit etwas unwilligen, steifen und zittrigen Fingern werden zunehmend kleine Geldscheine über den Tresen des Doktors gereicht. Dennoch ist es zweifelsfrei immer noch so, dass wir für Hund, Katze, Maus, und für unser Auto sowieso, mehr und bereitwilliger Geld ausgegeben als für das eigene Leben und die persönliche Gesundheit.

57. GRUND

Weil ich nicht weiß, ob ich bei manchen Patientenaussagen weinen oder lachen soll

Es gibt immer wieder mal Aussagen, Fragen und Antworten von Patienten, bei denen man nicht so richtig weiß, ob man lachen oder weinen möchte. Was da so an geformten Worten die Lippen direkt und ohne Umweg über das Zentralhirn verlässt, ist ja prinzipiell nicht böse gemeint. Dennoch fragt man sich manchmal, ob der Bürger einen auf den Arm nehmen oder sogar ein wenig ärgern will. Die eigentlich passende Antwort sollte man sich natürlich aus Gründen des Anstandes verkneifen, aber ab und zu mal direkt rausgelassen, würde es einem besser gehen.

Hier mal einige Beispiele und die mir auf den Lippen liegenden Antworten für die geistigen und verbalen Fragezeichen.

»Der Arzt hat sich alles im MRT angeguckt, aber er konnte mir nicht sagen, was rausgekommen ist.«

(»Sie hätten es vielleicht nicht Ihrem Zahnarzt zeigen sollen.«)

Das ist natürlich in vielen Dingen etwas unglaubwürdig. Erstens schaut sich kein Arzt ein MRT an, ohne dann dem Patienten was zu sagen. Entweder er schaut sich das MRT nicht an und liest sich nur den Befund vom Radiologen durch, oder er schaut es sich an, dann will er aber auch mit Fachwissen glänzen und erzählt dem Patienten ausführliche Geschichten von dem, was er sieht oder zu sehen denkt. Somit kann es nur so gewesen sein, dass der Patient nicht zugehört hat oder eine Zweitmeinung zum MRT haben will und sich nicht traut zuzugeben, dass er schon eine erste bekommen hat.

»Ich war zwei Jahre beim Orthopäden in Behandlung, hat aber alles nichts geholfen, da dachte ich mir, mal hierherzukommen.«

(»Ja klar, das hätte ich Ihnen aber auch vorher sagen können.«)

Ganz so ist es natürlich nicht. Ich werde mich später noch über das schwere Los der Orthopäden auslassen. Sie können eben tatsächlich wenigen chronisch kranken Patienten wirklich grundlegend helfen. Deshalb ist es völlig logisch, dass es bei vielen trotz Behandlung weiter abwärts geht und die Arthrose eben von Jahr zu Jahr schlechter wird. Wenn sie ihre Patienten aber ordentlich darüber aufklären würden, dann könnte man vermeiden, dass sie irgendwann völlig hoffnungsvoll beim Chirurgen auftauchen.

»Ich soll keine Schmerzmittel nehmen, damit ich merke, ob es wehtut.«

(»Dann essen Sie in Zukunft doch einfach auch nichts mehr, damit Sie merken, wie doll Sie Hunger haben.«)

Was ist denn das für ein Unsinn, dem Patienten Schmerztabletten auszureden. Es gibt aber tatsächlich auch heute noch Ärzte, die dies aus genau diesem Grund tun. Früher hat man den Patienten auch mal erzählt, sie sollten, bevor sie zum Arzt gehen, keine Tabletten einnehmen, damit dieser besser untersuchen kann. Es sind aber auch oft die Patienten selbst, »die lieber den Schmerz spüren, um nichts falsch zu machen oder irgend so etwas«.

Also noch mal, Schmerztabletten heißen zum einen so, weil sie für bzw. gegen Schmerzen gemacht sind, und sie sind auch nur zu diesem Zweck entwickelt worden. Deshalb kann, darf und sollte man sie ruhig nehmen, wenn einem was wehtut.

»Können Sie mir mal eine Massage aufschreiben?«

(»Sehe ich aus wie Fräulein Angelique von der Rezeption der SPA und Wellnessabteilung im Ritz-Carlton?«)

Genau dort gibt es Massagen, und zwar viele. Aroma, Teilkörper, Hot Stone, Kräuterstempel usw. Wer das möchte, muss in irgendeinen Schönheitstempel gehen. Wir Ärzte verordnen Krankengymnastik, manuelle Therapie oder Lymphdrainage. Das ist ein entscheidender Unterschied, der auch beim fähigen Physiotherapeuten vom Laien erkannt werden sollte.

»Nein, ich bin Linkshänder.«

Das war mal die Antwort auf die Frage »Arbeiten Sie viel mit den Händen?« Anscheinend dachte der Patient, dass Linkshänder prinzipiell weniger arbeiten als Rechtshänder. Oder es hat ihm mal jemand erzählt, dass man mit links gar nicht so viel arbeiten kann. Es war auf jeden Fall verwirrend, und ich habe nicht weiter nachgefragt.

»Darf ich mal was fragen?«

(»Ne, natürlich nicht, wir sind ja hier nicht bei der Auskunft.«)

Ich weiß nicht, ob es ernst gemeint war, aber wie unterwürfig muss man sein, dass man denkt, beim Arzt nichts fragen zu dürfen. Leider gibt es aber auch Ärzte, bei denen Patienten tatsächlich nichts fragen dürfen, wenn der Weißkittel mit seinen Ausführungen fertig und die Zeit abgelaufen ist.

»Sie denken, dass das Röntgen Ihnen was bringt?«

(»Nein, aber ich habe noch Röntgenbudget frei und kann deshalb noch etwas damit verdienen.«)

Zunächst ist es natürlich eine unverschämte Unterstellung, dass man Dinge nur so zum Spaß macht. Gerade bei Röntgenbildern sind wir verpflichtet, diese nur anzuweisen, wenn eine wirkliche Indikation besteht. Auch wenn sicher in Deutschland tagtäglich auch mal Dinge veranlasst und gemacht werden, die jetzt nicht unbedingt notwendig gewesen wären, trifft das sicher nicht auf strahlenbelastende Untersuchungen zu.

»Das hat aber heute wieder lange gedauert.«

(»Ja, wenn Sie was Schnelles haben wollen, dann fahren Sie zu McDonald's oder gehen mal fix ins Laufhaus.«)

Natürlich dauert es manchmal auch etwas länger, aber kein Arzt schaut sich während der Sprechstunde mal schnell einen Kurzfilm im Netz an oder legt sich eine halbe Stunde aufs Ohr, obwohl das Wartezimmer voll ist. Wenn es mal wieder lange dauert, liegt es meist daran, dass an diesem Tag wieder mal eine hohe Anzahl unbestellter Notfallpatienten oder welche mit überlangen Geschichten und hohem Gesprächsbedarf anwesend sind.

»Aber ein Knackbruch ist das jetzt nicht?«

Ist mal ganz amüsant, aber wo hat man dieses Wort nur her??

»Ich kann nicht mehr länger auf einer Stelle stehen.«

(»Dann gehen Sie doch einfach weiter und bewegen sich, ist sowieso besser, am besten auf Arbeit.«)

»Wissen Sie, Herr Doktor, das ist wie Wehen.«

Okay, ich war an dem Tag schon lange nicht mehr beim Friseur, frisch rasiert, und die Haare waren etwas länger, aber wie eine Frau Doktor sah ich trotzdem nicht aus. Woher soll ich wissen, wie Wehen sind. Ich habe meine Frau zwar nur schreien gehört, weil ich vor dem Kreißsaal gewartet habe, aber selbst das reicht aus, um zu wissen, dass ich es auch gar nicht wissen will.

»Wissen Sie, Herr Doktor, ich fühle mich manchmal schon wie eine alte Oma.«

Die nette Frau war zarte 86 Jahre jung.

58. GRUND

Weil Leute tatsächlich glauben, dass Globuli helfen

Globuli sind so eine Sache. In den letzten Jahren haben sie eine fragwürdige Bekanntheit erlangt. Besonders im linken Flügel der Gesellschaft eine gern genommene Alternative für Dinge, die wirklich helfen. Die Leute, die diese Kügelchen groß gemacht haben, gingen in erster Linie aus dem alternativen grünen Milieu der 70er hervor. Sie lebten meist in einer Wohngemeinschaft und arbeiteten an aus ihrer Sicht lebenswichtigen alternativen Projekten. Heute wollen sie zum Beispiel unbedingt ein paar Bäume im Hambacher Forst retten, um scheinbar nach Abschaffung der Kohle und aller Atomkraftwerke sich wieder mit dem dicken Schal von Claudia Roth in kalten und dunklen Wohngemeinschaften aneinanderzukuscheln. Mit aller Macht wollen sie die Welt, die Tiere (selbst die, die schon lange ausgestorben sind) und das Great Barrier Reef retten. Dabei verdrängen sie, dass wir Menschen nur ein kleiner Furz, ein winziger Krümel auf dem Zeitstrahl unserer Erde sind, die es eigentlich nicht im Geringsten interessiert, was wir hier für Unsinn machen und ihr angeblich antun. Wenn sie es satt mit uns hat, wird sie uns genau wie die Dinosaurier einfach mit einem Feuerball oder einer Eiszeit wieder von sich runterschmeißen und dann als Nächstes, ich denke mal, den Kakerlaken eine Chance geben. Wie arrogant und größenwahnsinnig muss man denn sein, um zu glauben, dass wir, die nur als eine weitere Tierart auf und von diesem Planeten eine Chance bekommen haben, diesen selbst tatsächlich zerstören könnten. Die Kugel gab es schon Milliarden von Jahren vor uns und wird es noch mal genauso viele nach uns geben. Ob ohne oder jetzt wieder mit Wolf, ob mit oder ohne Korallenriff. Tiere sterben aus, und neue kommen hinzu, das geht seit dem Urknall so. Gejammert wird immer nur über die, die plötzlich verschwunden sind. Dass aber für jede Fliege, die ausstirbt, eine neue hinzukommt, wird der Propaganda wegen meist verschwiegen. Und genau wie die Fliege werden auch wir irgendwann wieder den Planeten verlassen. Die Angst um die Erde ist eigentlich nur die egoistische Angst der Menschheit um ihr eigenes Dasein und Überleben auf dieser. Die Erde jedenfalls können wir unbedeutende Erdenwürmer nicht kaputt machen. Da passt die schon auf und haut uns vorher wieder runter. Wir sind nur eine weitere lästige Laus im Pelzmantel des Planeten, die ausgebürstet wird, wenn sie zu sehr nervt und zwickt.

Und einzig und allein davor haben die Klimaschutzheuchler und selbst ernannten Weltretter Angst.

Ach so, das war aber nicht ganz das Thema. Globuli, darüber wollte ich mich mal aufregen. Ich bin abgeschweift. Genau diese alternativ angehauchten, sich vegetarisch oder sogar vegan ernährenden Feinstaubgegner und Weltverbesserer sind es nämlich, die vorrangig die Globuli produzierende Industrie unberechtigterweise reich gemacht haben. Ich muss noch mal ausweichen. Darf man die Körnerfresser eigentlich noch als Alternative bezeichnen? Seit die Alternative für Deutschland ohne richtiges Programm ihr Unwesen treibt, könnte ich mir vorstellen, dass dem entgegengesetzten Flügel, der auch bloß kein Programm hat, diese Bezeichnung nicht mehr so richtig gefällt. Irgendwie müssen aber beide Seiten mal darüber nachdenken, ob und für wen »alternativ« überhaupt noch passt. Laut Wörterbuch ist »alternativ« ja eigentlich eine Haltung oder Einstellung, die besonders durch Ablehnung bestimmter gesellschaftlicher Vorgehens- und Verhaltensweisen, Vorstellungen von anderen, als menschen- und umweltfreundlicher empfundenen Formen des Zusammenlebens zu verwirklichen sucht. Da sehe ich für rechts und links ein Definitionsproblem, zumal das inhaltliche Verstehen dieser Definition teilweise schon schwerfallen wird.

So, jetzt aber zurück zu den Globuli. Mein Freund Wiki bezeichnet als Globuli oder Streukügelchen eine kugelförmige Substanz, die in der Alternativmedizin Verwendung findet. Für homöopathische Mittel existieren aber leider keine wissenschaftlichen Belege einer Wirksamkeit. Soweit sie aufgrund der starken Verdünnung keinen Wirkstoff enthalten, handelt es sich um Scheinmedikamente, die Placebo-Effekte auslösen können. Nun kann man der Sache zumindest zugutehalten, dass der Placebo-Effekt durch einen intensiven Glauben an die Kugeln nicht zu unterschätzen ist. Prinzipiell ist gegen die Wirksamkeit allein dadurch, dass der Patient möchte, hofft und glaubt, dass es hilft, nichts einzuwenden. Auch wir Schulmediziner machen einige Dinge, obwohl wir wissen, dass es nicht substanziell wirkt. Über die enorme Psyche bei der Entstehung, aber eben auch bei der Heilung von Krankheiten an anderer Stelle des Buches mehr. Es ist also völlig legitim, wenn ich mal eine Salbe aufschreibe oder eben auch mal ein pflanzliches Präparat. Was aber gefährlich ist, wenn die wahnhaften Vertreter der Globuliwelt tatsächlich glauben, dass Wirkstoffe enthalten sind, die irgendeine messbare Wirkung erzielen. Bis zu einem bestimmten Beschwerdelevel kann das liebevolle, warme Gefühl, welches Mutter und Kind bei dem fürsorglichen Zusammenstellen, Abzählen und der zelebrierten Gabe der Murmeln haben, auch irgendwie helfen. Ab einem bestimmten Punkt und spätestens bei 40 Grad Fieber sollte sich Mama dann aber mal im Sinne des eigenen Nachwuchses von einer richtigen Therapie überzeugen lassen. Und wenn es um die Mama selbst geht, sind mir die am liebsten, die ein ordentliches Medikament mit den Worten ablehnen: »Ich weiß, Herr Doktor, dass Globuli nicht helfen, aber ich glaube ganz fest dran, und da der Glaube bekanntlich Berge versetzen kann, hilft es mir dann auch irgendwie.« Bedenklich ist allerdings, dass die Kassen im Jahr 340 Millionen Euro für homöopathische Mittel ausgeben, für Dinge also, für die es keine belegten Wirkungsnachweise gibt. Auf der anderen Seite sich aber zum Beispiel gegen die Stoßwelle wehren, obwohl da schon einige belastbare Studien existieren. Ein reines Lobbyproblem, dazu aber an anderer Stelle mehr.

5. KAPITEL

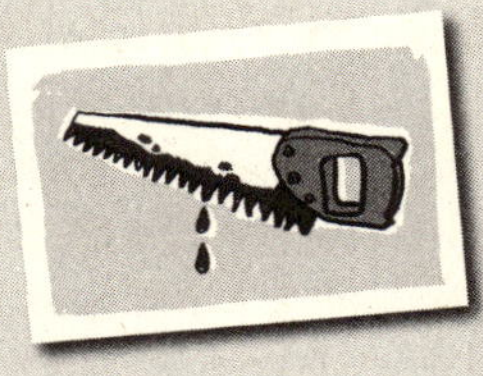

BUDGET-WAHNSINN UND GESUNDHEITS-POLITIK

59. GRUND

Weil der Begriff »Budgetierung« nur für Ärzte erfunden wurde

… und das speziell für die Niedergelassenen. Budgetierung heißt ja so viel wie Mengen definieren und einen Plan machen. Also Ausgaben und Einnahmen planen und koordinieren. So weit klingt das gar nicht schlecht.

Das Problem ist nur, dass im Fall der niedergelassenen Ärzte die Planung und Koordination der beiden Hauptgrößen »Ausgaben« und »Einnahmen« nicht nur, nicht im gleichen Raum, sondern zu allem Ärger auch noch von zwei verschiedenen Personen vorgenommen werden. Zu allem Überfluss sind die beiden Personen aber nicht verlobt, verliebt, verheiratet und verfolgen deshalb automatisch das gleiche Ziel, sondern sie kennen sich nicht einmal und können sich eigentlich auch nicht so richtig leiden. Und das nur, weil der eine (der Arzt) scheinbar das Geld des anderen ausgibt, obwohl der dieses auch nur bekommt, ohne etwas dafür zu tun. Na gut, er erhöht ab und zu mal die Krankenkassenbeiträge.

Und so kommt es dazu, dass der eine (Arzt) leider nur seine Ausgaben planen kann und ein anderer (die Krankenkasse) völlig unabhängig von dem armen Drops und seinen Kosten mit spitzem Bleistift ihm seine Einnahmen vorgibt. Die Kunst ist dann, beides irgendwie unter einen Hut zu bekommen. Und um das dem Dienstleister im weißen Kittel so schwer wie möglich zu machen, erfand der Gesetzgeber und sein Freund, der Kassenkasper, die Budgetierung.

Nicht eine, nicht zwei, nein auch nicht drei, budgetiert wird im Gesundheitswesen auf mehreren Ebenen. Völlig verschlungen rankt sich das eine Budget gefühlvoll um ein anderes und verlässt es mithilfe eines dritten, um sich nebulös im Hinterzimmer mit einem weiteren zu vereinen. Vom allgemein für solche Dinge wenig talentierten Arzt längst nicht mehr zu durchschauen.

Ich versuche trotzdem mal, alles etwas ins Licht zu rücken.

Wenn Peter einen Fußballabend mit Freunden plant, würde die Szenerie folgende sein.

Als Erstes schreibt ihm seine Freundin vor, dass er nur vier Freunde anstatt der sonst zehn einladen darf, die locker in seine Bude passen würden. Zum allgemeinen Ärger dürfen die Jungs pro Mann nur zwei Bier trinken, die zu allem Überfluss aber nur 50 Cent pro Flasche kosten dürfen. Trotzdem soll Peter aber seinen Freunden möglichst eine sehr gute Gerstenmischung anbieten. Um weitere Schärfe ins Spiel zu bringen, baut seine Freundin folgende Raffinesse ein: Sollte einer nur eine Flasche am Abend schaffen, darf die bei ihm übrig gebliebene »freie« Flasche kein anderer trinken. Diese wird dann leider wieder in den Keller gebracht. Und damit lange nicht genug. Sollte es zu einer Verlängerung kommen, wird der TV ausgeschaltet, weil die Männer nicht mehr als 90 Minuten am Tag fernsehen dürfen.

Für die weiblichen Leser, die mit Fußball, Bier und Verlängerung nichts am Hut haben, die Problematik noch mal anders erklärt.

Schuhe. Folgende höchst gruselige Vorstellung: Ihr Freund schreibt Ihnen vor, dass von Ihrem zimmergroßen Kleiderschrank nur ein Fach mit Schuhen belegt sein darf, dort aber nur fünf Paar Schuhe drinstehen dürfen, obwohl zehn Paar Platz hätten. Jedes Paar darf aber nur maximal 50 Euro kosten, und wenn Sie sich einem Paar emotional nähern, welches 75 Euro kostet, dann ist es nicht erlaubt, zum Ausgleich dafür einen Pantoffel für 25 in den Schrank zu schmuggeln. Und zu allem Überfluss dürfen Sie ihre guten Stücke nur vier Tage in der Woche anziehen. Wenn es jetzt so aussieht, als würden Ärzte Fußballspiele nicht bis zum Ende schauen können und Kolleginnen am Wochenende barfuß durch die Gegend laufen, dann helfen ihnen die Gründe 60–64 bestimmt, die Sache etwas klarer zu sehen.

60. GRUND

Weil ich vorgeschrieben bekomme, was meine Arbeitskraft und Leistung wert sind

Nach der kurzen, zusammenfassenden Erklärung in Sachen Budgetdschungel versuche ich die Sache in den nächsten fünf Gründen noch mal etwas detaillierter zu sezieren.

Nehmen wir das Beispiel aus dem vorhergehenden Grund mit den Herren beim Fernsehabend, bei dem nur vier Jungs dabei sind und diese je nur zwei Bier trinken dürfen.

Warum darf nun die Flasche nur 50 Cent kosten, und was hat das mit mir und meiner täglichen Arbeit zu tun?

Wir erbringen jeden Tag bestimmte Leistungen: Röntgen, Ultraschall, mit dem Patienten reden, kleine oder größere Operationen, ein Verband oder eine Spritze ins Gelenk oder sonst irgendwohin.

All die Leistungen haben einen bestimmten Gegenwert, also eine bestimmte Punktzahl. Jeder Punkt ist wiederum einen bestimmten Centbetrag wert, sodass sich dann ein Gesamthonorar für diese Leistung ergibt. So schwankt der Punktwert in Sachsen zum Beispiel seit Jahren um die zehn Cent.

Eine Spritze ins Knie wird mit 117 Punkten bewertet, und das mal zehn Cent ergibt dann eben etwa 11,70 Euro, die ich für diese Spritze bekomme. Nun kann man sich bei dieser und bei anderen Leistungen streiten, ob das, was wir da machen, mit dem hinterlegten Honorar auch korrekt abgebildet oder das eine oder andere Mal eben etwas unterbezahlt ist. Hier verweise ich mal schon auf den Grund Mischkalkulation.

Zusammengefasst darf ich also Leistungen erbringen, für die ich einen festgelegten Eurobetrag überwiesen bekomme. Das Problem an der Sache ist, dass diesen Wert nicht ich bestimmen kann, sondern irgendwann mal irgendjemand an einem Schreib- oder Konferenztisch festgelegt hat. Mit am Tisch saßen vorrangig Leute, die selbst nie diese Leistungen an der Basis erbracht haben oder erbringen mussten und so weit weg sind von dem, was wir täglich tun, wie Donald Trump von einer gepflegten und schicken Kurzhaarfrisur. Und genau diese Leute entscheiden, was meine und unsere Arbeitsleistung wert ist und wie hoch mein Stundenlohn sein darf.

Es gibt sicher noch einige wenige andere Branchen, in denen der selbstständige Leistungserbringer nicht ganz so frei entscheiden darf, für wie viele Penunzen er jeden Morgen aufsteht. Die meisten Unternehmer können aber weitgehend selbst festlegen, für welchen Preis sie ihre Arbeitskraft auf dem freien Markt positionieren. Meist regeln Angebot und Nachfrage die Sache sowieso von selbst.

Wenn ich der einzige Bäcker in der Kleinstadt bin und die besten Brötchen mache, die am Samstag alle haben wollen, dann kann, sollte und darf ich schon mal die Schrippe fünf Cent teurer machen.

Da in unserer Branche die Nachfrage stimmt und das Angebot oft auch nicht so prall ist, wäre auch für uns die Voraussetzung nicht schlecht, die Punktwerte und Punktmengen einfach mal nach oben zu korrigieren. Da wir aber leider nicht selbst entscheiden können, was wir wert sind, und in diesem Fall von feinen Herrschaften in noch feineren Bürotürmen mit der Aufschrift AOK, Barmer, TKK, CDU oder SPD abhängig sind, trifft die freie Marktwirtschaft auch hier nicht für alle Unternehmer zu.

61. GRUND

Weil ich vorgeschrieben bekomme, wie viele Patienten ich behandeln darf

Warum darf Peter denn nun zum genannten Fernsehabend nur vier Freunde einladen, obwohl er Platz für zehn hätte? Warum und wie bekomme ich vorgeschrieben, wie viele Patienten ich behandeln darf?

Es gibt Ärzte, die reden lange mit ihren Patienten, und andere weniger, der eine schafft 40 Patienten am Tag, der andere 80. Abhängig von der Tagesform geht auch mal etwas mehr; wenn mich die Grippe oder eine gepflegte Midlife-Crisis erwischt hat, schaffe ich eben auch mal nur die Hälfte. Wenn ich mir denke, mal vier Wochen im Quartal Urlaub machen zu müssen, dann habe ich am Ende des Vierteljahres eben weniger Patienten auf dem Zettel, und wenn ich in der Blüte meines Schaffens gar keinen Urlaub brauche, dann steigen meine Behandlungszahlen in die Höhe wie ein körperwarmer Pups in einer Eiskammer. Schnell gradlinig und zum Riechen viel zu rasch an der Nase vorbei, direkt unter die Decke.

Leider ist es aber völlig egal, ob ich viel oder wenig arbeite, gut oder schlecht drauf bin. Auch hierbei kann ich nicht selbst entscheiden, wie viele Patienten ich im Quartal behandeln und im besten Fall glücklich machen kann. Auch das wird mir als selbstständiger Unternehmer wie so alles in unserer Branche vorgeschrieben. Und auch das wird wieder am Konferenztisch bei Kaffee und Kuchen entschieden. Von Vertretern der großen Kassen im 20. Stockwerk eines der teuren, von Mitgliedsbeiträgen erbauten und im Eigenbesitz der jeweiligen Krankenkasse befindlichen schicken Hochhäuser.

Ich bekomme also am Anfang des Quartals Folgendes mitgeteilt:

»Sehr geehrter Herr Dr. Wild, Sie bekommen dieses Quartal 850 Patienten bezahlt.«

Der Satz, den sie sich höflicherweise sparen, aber der eigentlich noch dazugehört, weil entscheidend und vorausgesetzt:

»Um die Terminsituation zu verbessern und die Wartezeiten unserer Versicherten zu verkürzen, können, sollten und dürfen Sie natürlich auch mehr Patienten behandeln, bekommen die dann aber nicht mehr bezahlt.«

Da die nicht ganz so blöd sind, wie sie manchmal erscheinen, bauen sie da natürlich einen kleinen fiesen Anreiz ein. Wenn ich mich weigere, unentgeltlich zum Beispiel im 1. Quartal 2017 mehr

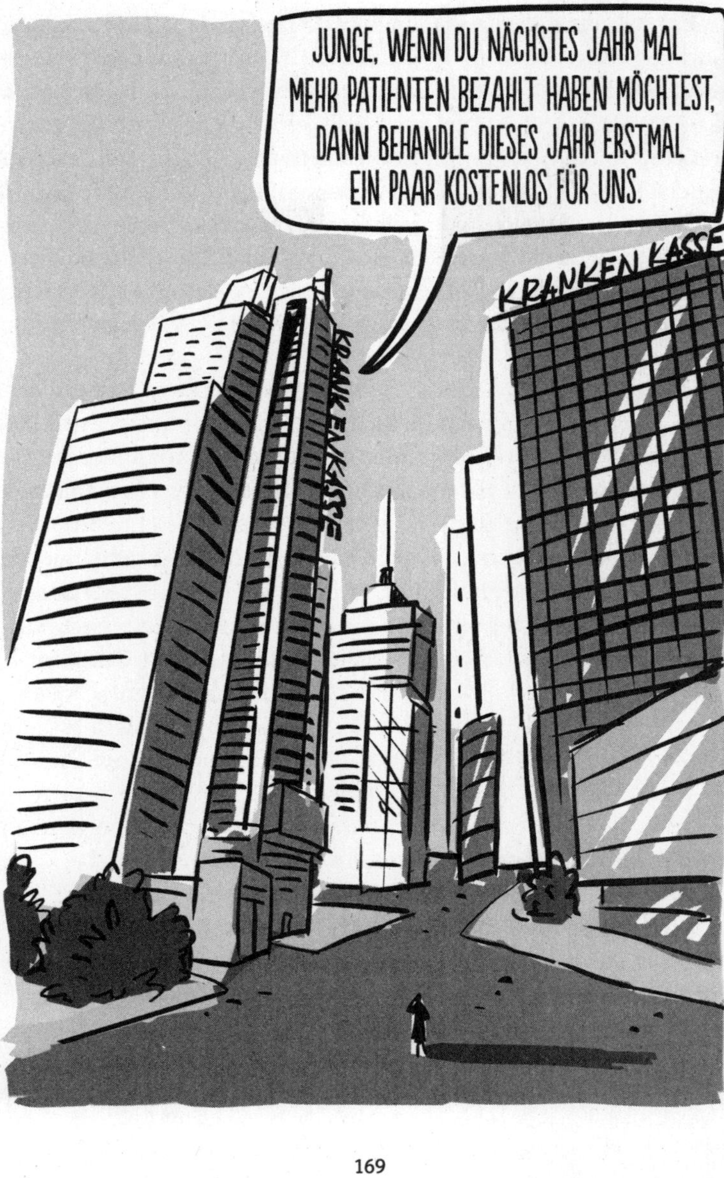
JUNGE, WENN DU NÄCHSTES JAHR MAL MEHR PATIENTEN BEZAHLT HABEN MÖCHTEST, DANN BEHANDLE DIESES JAHR ERSTMAL EIN PAAR KOSTENLOS FÜR UNS.
KRANKENKASSE
KRANKEN KASSE

als die 850 Patienten zu behandeln, dann bekomme ich nämlich ein Jahr später, also im 1. Quartal 2018, auch nur wieder diese 850 Leute bezahlt. Wenn ich mich aber aus reiner Nächstenliebe in 1/2017 dazu hinreißen lasse, mal 100 Patienten für lau dranzunehmen, dann bekommt der herzensgute Arzt in 1/2018 auch diese 100 mehr, also dann 950 Patienten, bezahlt. Klingt erst mal nicht schlecht, ist aber natürlich eine perverse Frechheit, den Arzt dermaßen bei den Eiern zu packen und ihm eigentlich zu sagen:

»Junge, wenn du nächstes Jahr mal mehr Patienten bezahlt haben möchtest, dann behandle dieses Jahr erst mal ein paar kostenlos für uns.«

Das heißt also, um meine Einnahmen von Jahr zu Jahr zu steigern, muss ich zwangsläufig auch Jahr für Jahr Leistungen für umsonst erbringen und Patienten einfach mal so ohne Bezahlung behandeln. Kann man so machen, besonders mit uns Ärzten, muss man aber nicht unbedingt.

Aber warum sollte man es eben anders machen, wenn man weiß, dass die Ärzte, die Knallköppe, es doch mit sich machen lassen. Peter könnte also schon mehr als die vier von seiner Freundin erlaubten Kumpels zum Fernsehabend einladen. Die bekommen dann aber kein Bier und dürfen auch nicht in die Glotze schauen.

62. GRUND

Weil ich nicht alles, was ich am Patienten leiste, bezahlt bekomme

Peter hat also vier Leute eingeladen, um Fußball zu schauen, und das Bier darf nur 50 Cent kosten. Warum aber dürfen die Jungs nur jeder zwei Bier trinken?

Als Arzt habe ich also nun vorgeschrieben bekommen, dass ich eine bestimmte Anzahl Patienten behandeln darf bzw. bezahlt bekomme. Die einzelnen Leistungen, die ich an jedem Patienten erbringe, werden mir auch mit einem genau festgelegten Honorar bezahlt, sind also vor- und festgeschrieben.

Und jetzt kommt ganz unscheinbar, wie Kramp-Karrenbauer aus dem Saarland nach Berlin, die dritte Budgetierung um die Ecke.

Ich bekomme jetzt noch vorgeschrieben, wie viele von diesen festgelegten Leistungen ich an einem Patienten überhaupt erbringen darf. Oder wieder anders gesagt, wie viel ich bezahlt bekomme, erbringen kann und soll ich natürlich wieder deutlich mehr.

Diesmal legen die hohen Herren fest, wie viel Euro ich im Quartal pro Patienten abrechnen darf.

In Sachsen sind das für mich als Chirurg immer so etwas um die 25 Euro. Das heißt, ich bekomme pro Patient als Grundpauschale 25 Euro für drei Monate. In diese Summe fallen Leistungen wie zum Beispiel das Gespräch, Spritzen, Gips oder andere Verbände. Jede dieser Leistungen hat dabei die eigene festgelegte Honorarsumme, die sich wie oben bereits erklärt aus den Punkten und dem Punktwert ergibt. So bekomme ich für das Patientengespräch 23,55 Euro, für die Spritze ins Knie die bekannten 11,70 oder für den Gipsverband 11,29 Euro. Die Einzelpreise nutzen mir jetzt aber nun wieder gar nichts, weil ich ja sowieso nur die 25 Euro pro Patient und Quartal bezahlt bekomme. Das heißt, wenn ich bei einem Patienten alle drei genannten Leistungen in einem Quartal erbringe, dann habe ich laut Krankenkasse Leistungen im Wert von 46,54 Euro erbracht. Nun wäre es löblich, wenn ich das auch bezahlt bekommen würde, aber nein, ich bekomme eben nur die 25 Euro, der Rest wird einfach unter den Tisch gekehrt.

Noch ärgerlicher wird die Sache, wenn ich mit dem Patienten im Quartal vielleicht sechsmal rede und sein Gips dreimal bei der Gartenarbeit kaputtgeht und ich diesen deshalb dreimal neu machen muss. Oder ein anderer Patient besucht mich viermal und bekommt jedes Mal eine Spritze. Auch dann bekomme ich nur die 25 Euro, und die von mir gesponserte Leistung wird immer höher.

Drauf geschissen, gern gemacht, könnte man sagen. Aber nein, es ist einfach ärgerlich, vor allem, weil auch kein Verständnis bei Außenstehenden und Laien vorhanden ist.

Man stelle sich nur mal vor, ich sehe einen Patienten sechsmal im Quartal und beschäftige mich jedes Mal zehn Minuten mit ihm. Eventuelle Nebenleistungen wie die oben genannten rechne ich da jetzt mal gar nicht mit ein. Ich habe also insgesamt dem Patienten eine Stunde meiner Arbeitszeit geschenkt. Dafür bekomme ich also 25 Euro. Davon ziehe ich die in meiner Praxis notwendigen 70 % Praxiskosten, also Personal, Miete usw., ab. Da bleiben von den 25 noch 7,50 Euro übrig. Schon da liege ich für diesen speziellen Fall unterhalb des Mindestlohnes.

Jetzt fällt mir gerade wieder ein, dass ich eigentlich mal anwaltlich prüfen lassen wollte, ob man da nicht mal eine Sammelklage gegen die verantwortlichen Gesetzesbrecher anstreben sollte. Na ja, das gehört jetzt nicht in das Buch, da denke ich später noch mal drüber nach.

Also zehn Euro für eine Stunde Patientengespräch. Wenn ich da jetzt noch dem netten Finanzamt den geforderten Anteil überweise, reden wir von etwa 6,50 Euro netto Stundenlohn. Ich denke, da gibt es bald nicht mehr ganz so viele, die sich dafür früh aus den Federn quälen. Dass es natürlich auch andere Leistungen gibt, bei denen das Verhältnis etwas besser ist und ich auch mal über dem Mindestlohn liege, will ich hier erst mal nur erwähnen, aber das Thema Mischkalkulation greife ich ja später noch mal auf.

Ich bleibe jetzt mal bei diesem einen Patienten, und den behandle ich nun mal, und da gibt es auch nichts schönzureden, deutlich unter Mindestlohn. Wenn ich ihm noch eine Spritze gebe oder zweimal den Gips wechseln muss, dann kommt natürlich weitere Arbeitszeit dazu, und die Rechnung wird immer trauriger.

63. GRUND

Weil keiner das Bier von Huong trinken darf

Nun sitzt Peter mit seinen vier Freunden vor der Glotze, und alle haben zwei Bier für spaßreduzierte 50 Cent vor sich. Das wäre geklärt, denkt sich seine Freundin. Aber damit nicht genug, sie hat natürlich noch andere Gemeinheiten auf dem Zettel.

Einer der vier, sein Freund Huong, trinkt aus religiösen Gründen keinen Alkohol und nuckelt den ganzen Abend an einer kalorienarmen Cola rum. Die anderen freuen sich und teilen gedanklich die zwei Bier von Huong schon unter sich auf, als seine Freundin mit einem hinterfotzigen Lächeln den Raum betritt, die beiden Flaschen kommentarlos vom Tisch nimmt und in den Keller zurückbringt.

Auch das Schicksal kennen wir Ärzte natürlich nur zu gut.

Bei uns kommt zwar keine junge hübsche Dame von der KV oder der Kasse und nimmt uns zehn Euro aus dem Portemonnaie wieder raus, aber das Prinzip ist das gleiche.

Hier geht es um die Vermischung von Leistungen. In einem ganz bestimmten winzigen abgegrenzten Rahmen ist da auch was möglich, aber das ist eher ein Tropfen auf den heißen Stein.

Im Großen und Ganzen kann ich keine Leistungen, die ich bei einem Patienten zu viel erbracht habe, oder besser gesagt bei diesem nicht mehr bezahlt bekomme, einfach und unkompliziert auf einen anderen umlegen, bei dem bis zu seinem Budgetlimit eventuell noch paar Euro übrig sind. Nun könnte man sagen, dass es sicher auch nicht ganz korrekt wäre, Leistungen zwischen Patienten, wenn auch nur auf dem Papier, hin- und herzuschieben. Okay, da kann ich an einem guten Tag auch noch moralisch mitgehen.

Wenn ich dann aber ein und denselben Patienten habe, bei dem die Grundpauschale nicht ausgeschöpft ist, dann wäre es schon anständig, wenn ich Leistungen aus einem anderen überzogenen budgetierten Bereich in das nicht ausgeschöpfte Budget verschieben könnte.

So habe ich das genannte Grundbudget von 25 Euro. Es gibt aber zusätzlich zum Beispiel noch ein Röntgenbudget.

Dieses schreibt mir vor, wie viel ich für Röntgenbilder in einem Quartal bezahlt bekomme. Im Schnitt darf ich jeden Patienten für etwa zwölf Euro röntgen. Für ein Bild vom Unterarm gibt es da beispielsweise 11,29 Euro. Nun kommt es vor, dass ich bei einem Patienten mit einem Unterarmbruch der guten und auch leitliniengerechten Behandlung wegen bis zur völligen Ausheilung seines Knochenbruches drei, vier Bilder machen muss. Am Ende des Quartals stehen also 45,16 Euro auf der Röntgenuhr, von denen ich aber nur die etwa zwölf Euro bezahlt bekomme. Wenn ich jetzt zufälligerweise von den 25 Euro Grundbudget noch zwei Euro offen hätte, wäre es doch nur gerecht, wenn wenigstens dieser Betrag noch verschoben werden könnte, sodass ich dann von der Röntgenrechnung wenigstens beruhigende 14 Euro gutgeschrieben bekomme.

Na ja, wäre, wäre, Fahrradkette, wenn und aber und auch hätte. Das Arztdasein ist eben kein Wunschkonzert, und was wann und warum wohin geschoben wird, das haben wir eben leider auch nicht selbst zu entscheiden.

64. GRUND

Weil ich als selbstständiger Unternehmer nicht selbst entscheiden kann, wie lange ich arbeiten möchte

Nun zu guter Letzt noch zur Verlängerung. Die fünf Freunde haben also das Spiel geschaut, Huong seine Cola und die anderen ihre zwei Bier schon fast alle, und siehe da, es gibt Verlängerung. Diese wird meist spannend, und am Ende gibt es eine Entscheidung oder Elfmeterschießen und eben dann eine Entscheidung.

Die Mannschaften haben sich frisch gemacht, die Muskeln sind noch mal gelockert, letzte Anweisungen vom Trainer hat sowieso kein Spieler aktiv aufgenommen, und der Ball liegt zum Anstoß bereits auf dem Mittelpunkt.

Die Jungs sind froh, dass sie sich ihre Getränke ordentlich eingeteilt haben und jeder noch einen Schluck für jede Halbzeit in der Flasche hat.

Der Schiri pfeift, der Ball rollt, der Fernseher geht aus.

Entsetzen im Zimmer, die Stimmung am Boden und die Fernbedienung sicher verwahrt in der Hand von Peters Freundin.

Sie hatte zuvor schon festgelegt, dass nach der regulären Spielzeit Schluss ist, und dabei bleibt es. Die Röhre geht nicht wieder an, und die Jungs gehen traurig und nicht mal ordentlich besoffen nach Hause.

Was hat das nun wieder mit den armen Kassenärzten zu tun, wird sich der eine oder andere fragen. Ich will mal so anfangen. In fast jedem Beruf gibt es mehr oder weniger Grenzen, was die Beschneidung der Arbeitszeit des Unternehmers angeht.

Bäcker Schröder um die Ecke kann im Rahmen der gesetzlichen Ladenöffnungszeiten seinen Laden befeuern und Geld verdienen. Normal hat er jeden Tag bis 18 und Samstag bis 12 Uhr offen. Wenn aber die Gattin von Schröder sich zu Weihnachten einen teuren Pelz wünscht, hat er selbst zumindest die Freiheit, mal eine Woche bis 20 und Samstag bis 16 Uhr aufzumachen, um noch das eine oder andere Brötchen für den Mantel zu verkaufen.

Noch freier haben es dann solche Branchen wie unsere Anwälte oder Architekten, oder eben fast alle anderen in freien Berufen. Wenn da mal der Schreibtisch voll ist oder die Kreuzfahrt finanziert werden muss, ist es denen erlaubt, sich auch mal Sonntag, in der Nacht und wenn nötig 24 Stunden rund um die Uhr an den Schreibtisch zu setzen und Geld zu verdienen.

Bei uns ist da, der aufmerksame Leser kann es schon erahnen, liebevoll ein weiteres raffiniertes Budget eingebaut.

Den vielen Einzelleistungen, über die ich mich in den vorherigen Gründen ausgelassen habe, ist nämlich ein Zeitwert hinterlegt.

Das heißt so viel, dass die immer noch feinen Herrschaften in den schicken Bürotürmen, natürlich ohne uns, festgelegt haben, wie viel Zeit wir für welche Leistung zur Verfügung haben und brauchen dürfen.

So ist zum Beispiel das Anfertigen des Röntgenbildes mit drei Minuten oder das Patientengespräch mit sieben Minuten hinterlegt. Ich soll mir natürlich mehr Zeit nehmen, logisch, der Patient hat es ja schließlich verdient, auch mal etwas länger mit dem Arzt quatschen zu dürfen, und ausführlich sollte das Gespräch ja auch sein.

Aber in der Endabrechnung habe ich dann eine Gesamtarbeitszeit für ein Quartal vorgegeben. Diese beträgt 780 Stunden. Mehr darf ich als selbstständiger Unternehmer nicht auf Arbeit sein.

Es werden also am Quartalsende alle Leistungen zusätzlich auch noch zeitlich addiert, und wenn ich in Summe dann über die 780 Stunden komme, muss ich die Mehrleistung sofort zurückzahlen.

Verrückt, aber tatsächlich so. Es ist mir also nicht erlaubt, dass ich wie der Anwalt oder Bäcker Schröder mir mal am Wochenende noch ein paar Patienten einbestelle, um Geld für unerwartete private Zusatzausgaben zu verdienen. Den Patienten würde es sicherlich freuen, wenn etliche lange Wartelisten, zum Beispiel auf OP-Termine, auch mal entspannt am Samstag abgearbeitet werden könnten.

Aber nein, liebe Patienten, das dürfen wir leider nicht, weil wir dann unser Zeitbudget übersteigen und richtig Gemeckertes bekommen von unseren indirekten Vorgesetzten, den feinen Herren … aber die kennen Sie ja schon.

65. GRUND

Weil uns mit Medizinprodukten das Geld aus der Tasche gezogen wird

Gesetze regeln unser Leben. In Deutschland ist vieles geregelt. Einige Gesetze machen Sinn für alle Bürger, viele aber leider auch nur für den einen oder anderen. Und leider hat der eine oder andere die Möglichkeiten, Vater Staat mit gewichtigen Argumenten dazu zu bringen, ein allein für sich wirtschaftlich interessantes Gesetz zu erlassen. Im Allgemeinen ist das die Wirtschaft, die entscheidet, was wie wann und wo passiert und zu welchem Zeitpunkt diese Wünsche von unseren demokratisch gewählten Marionetten namens Merkel, Nahles und Co in Form von Gesetzen sanft unters Volk gebracht werden.

Wenn es der Autobranche schlecht geht, empfiehlt sie dem Bundestag die Abwrackprämie. Weil die Fahrradhelme produzierende Industrie etwas mehr Umsatz machen möchte, wird immer mal wieder über eine Helmpflicht nachgedacht. Und als die Hersteller von LED-Lampen nicht auf die Beine kamen, wurde mit scheinheiligen Studien zur Umweltunverträglichkeit per EU-Richtlinie die normale Glühbirne verboten.

Irgendwann muss es mal mehreren produzierenden Branchenführern gleichzeitig schlecht gegangen sein. Das war der Zeitpunkt, als das Medizinproduktegesetz erlassen wurde und die Medizinprodukte erfunden wurden.

Zunächst denkt der Laie, aber auch der potenzielle Kunde, dass ein Medizinprodukt was Besonderes ist, langlebig, gefühlt immer steril, von höchster Qualität. Auch ich war freudig erregt und etwas nervös, als ich mir meine erste Instrumentenwaschmaschine bestellt hatte. Ein Top-Medizinprodukt von Miele für 6000 Euro. Der Tag der Lieferung war gekommen, und ich konnte es kaum erwarten, das gute Stück in Empfang zu nehmen. Und dann war es so weit, mitten im OP-Bereich, im Zentrum des Sterilgutraumes, glänzend, fast monumental stand sie da … eine ganz normale Waschmaschine … genauso arrogant, wie sie für 6.000 dicke Taler bei mir im OP-Saal stand, genauso langweilig lümmelte sie für 900 dünne Scheine im Netz, bei MediaMarkt oder Saturn. Dort sogar nur für 850. Das war dann auch das letzte Mal, dass ich ein Medizinprodukt gekauft habe. Den OP-Beistelltisch habe ich mir bei Ikea besorgt. Dort steht das gleiche Ding statt für 500 nur für 60 Euro als Anrichte in der Küchenabteilung. Und den extrem speziellen und hochqualitativen Rollhocker mit Lehne für den ambulanten Praxisbedarf bekommt man für 300 Euro weniger bei printus.de bzw. jedem guten Bürobedarf. Unglaublich, aber wahr und mächtig unverschämt, aber damit nicht genug.

Irgendwann müssen dann auch noch der TÜV und die DEKRA zur Bundeskanzlerin gegangen sein und wegen sinkender Umsatzzahlen um Abhilfe gebeten haben.

Da diese immer freundlich ist und die große Wirtschaft ihr näher steht als der kleine Mann, erfand sie zusammen mit dem zuständigen Ministerium die Qualitätssicherung und ließ sich von den Vertretern etlicher Prüfinstitute davon überzeugen, dass so eine Miele-Waschmaschine doch jedes Jahr einmal gewartet werden muss. Das Gesetz war schnell gemacht, und nun darf mich der Prüfheini jedes Jahr einmal besuchen, um kurz doof in die Maschine reinzuschauen, an den Knöpfen zu drehen und die Tür dreimal auf und zu zu machen. Ohne mit der Wimper zu zucken, ruft er dann noch 800 Euro plus Fahrtkosten auf. Man möchte meinen, dass das für zehn Minuten Anwesenheit etwas teuer ist, aber der gute Mann prüft ja schließlich ein teures Medizinprodukt. Ich denke, das ist korrekt, und freue mich, dass er sich, auch wenn ich es mal versuche zu vergessen, im nächsten Jahr automatisch bei mir meldet und mich an den Wartungstermin erinnert.

66. GRUND

Weil schnelle Operateure nicht belohnt werden

Es kann sein, dass man den folgenden Grund mehrmals lesen muss, um den Inhalt zu verstehen. Auch wenn man am Ende vielleicht gar nicht begreift, was ich damit sagen will, wäre es nicht so schlimm. Selbst ich habe erst nach vielen Jahren Niederlassung diese hinterlistige, gemeine und absichtlich verwirrende Raffinesse der Kassenärztlichen Vereinigung verstanden. Ich will trotzdem mal versuchen, auch hier wieder etwas Licht in den fast schon kriminellen Honorarsumpf zu bringen.

Chirurgen sind Chirurgen geworden, weil sie schon als Kind gern geschraubt, gehämmert und gebohrt haben. Frei aus dem Griechischen übersetzt heißt Chirurgie auch so viel wie Handwerk oder Handarbeit. Wir schneiden also ebenso gern in lebendes Fleisch auf dem OP-Tisch wie in eine tote Kuh, die in Form eines leckeren Filets auf unserem Teller liegt. Die wenigen unter uns, die lieber Tofuwürstchen und andere Sachen ohne jeglichen Eigengeschmack essen, sind eigentlich keine richtigen Chirurgen. Sie leben auf Arbeit nur ihren geheimen Traum nach richtigem Fleisch aus, um am Abend dann wieder selbstbewusst an einer Wirsingstange zu knabbern.

Egal ob Veganer, Vegetarier oder normaler glücklicher Chirurg, im Mittelpunkt unseres Handelns steht die Operation.

Der eine kann es etwas besser, der andere dafür ein wenig schneller. Die meisten können es gut, und am Ende ist es in erster Linie wichtig, dass der Mensch wieder zugenäht und das Problem behoben ist. Im ambulanten Bereich gibt es wie immer eine ganz raffinierte Entlohnung für diese operativen Leistungen.

Jede Operation ist eindeutig beschrieben und mit einer Nummer hinterlegt. Es gibt Eingriffe der Kategorien 1–5, die sich vor allem im Zeitaufwand, also der Dauer der Operation, unterscheiden. Damit wir in Sachen Arbeitszeit kontrolliert werden können, ist jeder Kategorie eine bestimmte Zeit hinterlegt. Kategorie 1 darf 15 Minuten dauern, die Kategorie 2 dreißig Minuten und die 5 dann entsprechend 75 Minuten.

Nun kommt es manchmal vor, dass der Problembürger nicht nur einen Schnitt benötigt, um ihn von seinen Sorgen zu befreien. Es gibt eben auch Fälle, da muss man von Haus aus zwei Schnitte machen, um das Anliegen zu beheben, und bei anderen Patienten kümmert man sich aus reiner Freundlichkeit auch mal gleichzeitig um zwei unabhängige Krankheiten.

Man macht also einen Zweiteingriff, der in Fachkreisen Simultaneingriff heißt. Diesen darf ich prinzipiell und eigentlich auch zusätzlich, aber leider nur mit deutlich reduziertem Honorar abrechnen. Wenn ich also einen Schleimbeutel am rechten Knie entferne, könnte ich etwa 150 Euro der Krankenkasse in Rechnung stellen. Wenn ich jetzt gleichzeitig in ein und derselben Operation auch noch den Schleimbeutel am linken Knie entferne, bekomme ich für die gleiche Operation sowie für jeden Simultaneingriff leider nur noch 50 Euro. Sicher nicht ganz fair, und kein wirtschaftlich denkender Unternehmer würde jemals unter diesen Bedingungen dem Patienten die Möglichkeit eines Simultaneingriffs überhaupt anbieten. Aber zum einen sind wir Ärzte genügsam geworden und freuen uns, überhaupt etwas für den zweiten Schnitt zu bekommen, und zweitens haben wir ja auch noch etwas Verantwortung unserem Kunden gegenüber, dem eine Narkose weniger im Leben und eine sinnvoll genutzte Krankschreibung ganz guttun.

Wie so oft in unserer Branche reicht einmal unfair natürlich auch hier wieder nicht aus. Zusätzlich zum unterbezahlten Zweiteingriff hauen sie uns noch bei der Addition der Operationszeit auf die Finger. Nehmen wir an, ich mache einen Eingriff nach Kategorie 5 und hänge noch einen kleinen der Kategorie 1 hinten dran.

Laut oben erwähnter gesetzlicher Zeitvorgabe muss die gesamte OP jetzt 90 Minuten dauern. Der 5er-Eingriff 75 Minuten plus der 1er mit 15 Minuten.

Wenn ich jetzt nicht nur gut, sondern auch noch besonders schnell bin, schaffe ich den Haupteingriff vielleicht in nur 50 Minuten, und auch mit dem Zweiteingriff bin ich schon nach zehn Minuten fertig. Die Gesamtzeit wäre also eine Stunde und damit 30 Minuten kürzer als die gesetzlich notwendige Operationszeit. Somit würde ich jetzt nur noch den Haupteingriff bezahlt bekommen und würde für den aus Nächstenliebe gleich mitgemachten Zweiteingriff gar nichts mehr, also nicht einmal mehr die 50 Euro, bekommen. Bin ich also schneller als festgelegt, habe ich einfach mal Pech. Somit bleibt mir eigentlich nichts anderes übrig, als langsamer zu operieren oder die falsche OP-Zeit in die Akte zu schreiben, was selbstredend natürlich keiner macht.

67. GRUND

Weil wir manchmal mit den Patienten gar nicht reden dürfen

Normalerweise bekommt man im Geschäftsleben für eine Leistung eine Gegenleistung. Das war schon früher so und sollte heute noch so sein. Bis ins Mittelalter und in den wilden Jahren davor hat man Waren ausgetauscht. Der eine konnte Eier anbieten, der andere gab ihm dafür einige Äpfel oder machte ihm die Schuhe wieder chic. Wer nichts anzubieten hatte, bekam auch nichts, und wer sich was nahm, ohne etwas abzugeben, dem wurden im besten Fall nur die Hände abgehackt. Wenn der Bestohlene einen schlechten Tag hatte, war es auch mal der Arm oder der Kopf, der weichen musste.

Irgendwann wurde dann das liebe Geld eingeführt, und wer keine Äpfel oder Eier hatte, konnte seine Schuld mit diversen Gold- oder Silbermünzen bezahlen.

Dieses Prinzip hat sich bis heute gehalten. Im Freundeskreis gibts natürlich auch mal einen Gefallen und eine gute Tat, ohne dass man gleich eine fette Belohnung dafür bekommt, weiß man doch, dass Freunde einem irgendwann ebenso Gutes tun.

In der großen weiten Welt von Handel und Gewerbe, oder wie man heute sagt im Business, sollte es aber so sein, dass man eine Leistung, die man erbringt, früher oder wenigstens später auch bezahlt bekommt. Der aufmerksame Leser des Buches wird sich jetzt schon denken können, dass auch dieses Prinzip bei uns Ärzten an der einen oder anderen Stelle geschickt außer Kraft gesetzt ist.

Ein schönes Beispiel ist da die Versorgung von Arbeits-, Wege- oder Schulunfällen. Für die Abrechnung mit den Berufsgenossenschaften gibt es da ein kleines rotes Buch, in dem für jede Leistung, die ich erbringe, Nummern hinterlegt sind. Diese schreibe ich dann beim Erstellen meiner Rechnung auf, schicke diese an die zuständige Abrechnungsstelle und bekomme mein Geld.

Da gibt es zum Beispiel die Nummer 1, die für die »Symptomorientierte Untersuchung bei Unfallverletzungen … einschließlich einer Beratung« steht. Die 1 bringe ich also zur Abrechnung, wenn ich mich mit dem Patienten unterhalte, ihn untersuche, mich nach dem Befinden und dem Heilungsverlauf erkundige und ihm dann noch Tipps gebe, wie er noch schneller gesund wird. Sofern er das überhaupt will. Viele hören bei diesem letzten Punkt geschickt weg, weil es immer irgendwie einen Grund gibt, warum es gerade nicht so schön auf Arbeit ist.

Die Nummer 200 steht für einen Verband und die 2000 für die Erstversorgung einer kleinen Wunde. So weit, so gut, denkt man sich. Wenn Herr Müller sich mit dem Cutter beim Teppichverlegen in den dicken Daumen schneidet, kommt er mit schmerzverzerrtem Gesicht in meine Praxis und wird zunächst freundlich empfangen. Dann sag ich Guten Tag, frage, was passiert ist und wo es wehtut, schaue mir den immer dicker werdenden Daumen an, versorge die Wunde und lege einen Verband an, bis der Daumen so dick ist wie der Hals von Müllers Chef, wenn er erfährt, dass ich ihn dann auch noch vier Tage krankschreibe.

An dieser Stelle denke ich, dass der durchschnittlich intelligente Laie und Leser dieser Zeilen die Rechnung selbst schreiben könnte. Der Doc hat mit dem Patienten gequatscht, hat ihn untersucht, die Wunde verklebt und einen Verband dran gemacht. Also 1-200-2000. Fettes Geld verdient, ab in den Pool.

Wen es interessiert, für die 1 gibt es 6,71 Euro, die 200 bringt sieben Euro, und die Wunde versorge ich für 5,22 Euro. Unterm Strich weniger fette 18,93 (brutto, vor Steuern und Praxiskosten) verdient, weiter gehts, der Nächste bitte, der Pool muss warten.

Das ist aber nur die halbe Wahrheit, weil in dem kleinen roten Buch auch noch drinsteht, dass die 200 schon Bestandteil der 2000 ist. Das heißt, ich darf die beiden Nummern zusammen gar nicht abrechnen, und das heißt weiterhin, ich versorge die Wunde und mache den Verband für 5,22 und verdiene plötzlich nur noch 11,93. Der Nächste bitte, der Pool muss noch lange warten.

Herr Müller kommt drei Tage später noch mal vorbei, ich sage: »Hallo wie geht's, was macht die Wunde? Haben Sie Schmerzen? Zeigen Sie mal her.« Dann schaue ich mir die Wunde an, alles gut, mache noch mal eine Binde drum und wünsche ihm alles Gute und einen tollen Arbeitsanfang. Zusammengefasst heißt das also Gespräch/Untersuchung (1) und Verband (200), nicht viel, aber wenigstens 13,71 brutto verdient. Will man meinen, aber es kommt auch da ein heimtückisches Aber, und das rote Buch verrät mir, dass die Nummer 1 nur einmal im Behandlungsfall neben einer anderen Nummer berechnet werden darf. Ich kann mir also aussuchen, ob ich mich mit dem Patienten unterhalte und nur die 1 abrechne oder ihm wortlos einen Verband anlege und die 200 auf die Rechnung tippe.

Die Leute, die sich das haben einfallen lassen, sind da aber ganz entspannt, weil sie natürlich wissen, dass jeder Arzt sowieso ein paar Worte mit dem Patienten wechselt und ihm dann natürlich auch noch den nötigen Verband anlegt.

So haben sie wieder eine Nummer gespart, ich rechne die 1 ab, freue mich über 6,71 und ärgere mich, für eine andere erbrachte

Leistung mal wieder nichts zu bekommen. Zu erwähnen wäre noch, dass uns die Berufsgenossenschaft natürlich am Ende des Monats auch keinen Korb mit Eiern oder Äpfeln vorbeibringt.

68. GRUND

Weil die Verdienste der Niedergelassenen auf einer unsinnigen Mischkalkulation beruhen

Mischkalkulation ist per se nichts Unanständiges. Dabei geht es prinzipiell nur darum, dass ich für einige Leistungen mehr und für andere weniger bekomme, unterm Strich dann aber ausreichend im Portemonnaie des Begünstigten hängen bleibt.

So kostet die Pizza bei meinem Lieblingsitaliener 15 Euro, und nach Abzug aller Kosten für Miete, Personal, Wareneinsatz und seine drei unehelichen Kinder bleiben Fabricio nur drei Euro, also 20 %, als Gewinn übrig. Dafür veralbert er mich aber beim Bier und allen anderen Getränken so richtig. Dieses kostet vier Euro, und da der Gauner es für 40 Cent aus dem Großhandel bezieht, macht er abzüglich allen Übels zwei Euro Gewinn am guten Hopfensaft. Das sind 50 % und klingt schon besser.

Unterm Strich ist es also eine Mischkalkulation, die allerdings davon geprägt ist, dass alles, was der kleine Italiener an den Mann bringt, irgendwie einen kleinen oder größeren Gewinn abwirft.

Dieses Grundprinzip wird bei den niedergelassenen Ärzten, wie soll es anders sein, nicht ganz eingehalten. Auch da gibt es Leistungen, mit denen ich ausreichend bis viel verdiene. Wobei »viel« im Vergleich zu stationären Kostensätzen sehr übertrieben ist. Aber es gibt eben doch mal Eingriffe, wie zum Beispiel bestimmte Gelenkspiegelungen, die vielleicht eine Stunde dauern und mit 1000 Euro gut vergütet werden. Wenn ich meine Kosten der Praxis (70 %) gegenrechne, bleiben mir 300 Euro und nach Abzug der Praxistilgung und meiner privaten Steuern immerhin noch etwa 120 Euro, die ich für Dinge wie Urlaub oder die neue PS 4 für meinen Sohn ausgeben oder beim nächsten Skatabend einfach mal verlieren kann. Nur mal kurz nebenbei. Im Krankenhaus wird der Patient eine Nacht stationiert, und die Kasse zahlt für die gleiche Operation das Drei- bis Vierfache.

Na gut, mein Verdienst ist trotzdem recht ordentlich, obwohl eine Kniespiegelung mit einem höheren Risiko für mich und den Patienten verbunden ist als zum Beispiel eine Rechtsberatung meines Anwalts. Wenn man weiß, dass dieser in der Stunde immer 250 Euro brutto von mir bekommt, dann könnte man trotzdem noch mal die Sache prinzipiell hinterfragen. Wir wollen aber mal zufrieden sein.

Leider gibt es aber auch weniger lukrative Eingriffe. So hatte ich vor kurzer Zeit zwei Metallplatten aus dem Arm entfernt. Schon der Weg zu diesen, in die Tiefe der Weichteile, vorbei an nicht selten wichtigen Gefäßen und Nerven drückt einem schon mal die eine oder andere kleine Schweißperle auf die Oberlippe.

Meist gehen von den vielen Schrauben, die ich entfernen muss, um die Platte dann entnehmen zu können, die letzten drei oder vier nicht raus, weil sie nach zwei Jahren entweder im Knochen oder in der Platte verwachsen sind. Wenn dann noch das eigentlich zuverlässige Spezialinstrumentarium versagt, muss ich im Stile eines Abrissfachmannes mit schwerem Gerät und einem sterilen HDS-Stahlbohrer die Schrauben, immer noch vorbei an meist wichtigen Nerven und Gefäßen, ausbohren und anschließend die sandkorngroßen Metallspäne einzeln aus dem Arm sammeln. Das Ganze dauert dann schon mal 2,5 Stunden, und die Krankenkasse bezahlt mir dafür 250 Euro. Mein Automechaniker rechnet in so einem Fall wegen schwerer Zugänglichkeit und dem notwendigen Lösen einer verrosteten Schraube einfach mal drei Arbeitsstunden mehr ab. Diese Möglichkeit gibt es für uns leider nicht. Wenn ich jetzt wieder meine schon genannte Rechnung mit den 70 %, Steuern usw. ansetze, verbleiben mir diesmal 30 Euro. Okay, da liege ich mit zwölf Euro Stundenlohn noch über dem Mindestlohn, aber so richtig von Gewinn kann man da schon nicht mehr reden. Die zwei Liter Schweiß, die ich in mein OP-Hemd verloren habe, kann man sich ja vielleicht noch schönreden, wenn man gerade etwas abnehmen will. Das Risiko, das eine enge Beziehung zwischen Stahlbohrer und Hauptnerv mit sich bringt, ist sowieso nicht so richtig in Vergütung abzubilden. Noch krasser wird die Situation bei dem Entfernen eines Unterschenkelnagels. Das dauert im besten Fall eine Stunde, und die Kasse zahlt mir diesmal etwa 350 Euro. Da ich mir aber das dafür notwendige Entfernungsinstrumentarium ausleihen muss, kommen auf die Kostenrechnung noch mal 200 Euro Leihgebühr drauf, sodass bei dieser OP dann ein Minus von 50 Euro unter dem Strich steht. Mein Steuerberater bekommt immer ein hochrotes Gesicht, wenn ich ihm so was erzähle, aber ich mach es trotzdem weiterhin. Zum einen freut es die Patienten, wenn sie dafür nicht drei Tage ins Krankenhaus müssen, es freut sicher auch die Krankenkassen, weil sie dem Krankenhaus für die gleiche OP 4.500 Euro zahlen müssten, und ich mach es einfach gern, weil es mir Spaß macht. Mit Mischkalkulation hat es natürlich nichts zu tun. Ich hatte mal versucht, meinen Dönermann um die Ecke davon zu überzeugen, mir meinen Halloumi mal ausnahmsweise kostenlos zu geben und dafür dem nächsten Kunden etwas weniger Fleisch in den Döner zu füllen oder diesen etwas teurer zu machen. Na ja, dass er da nicht drauf eingegangen ist, muss ich nicht erwähnen. Von keiner anderen Branche wird verlangt, Dinge für umsonst oder sogar weniger als umsonst zu machen, weil ja andere Dinge dafür ganz gut bezahlt werden. Bei uns Niedergelassenen geht es wieder problemlos.

69. GRUND

Weil sie uns mit dem Mindestlohn für dumm verkaufen wollen

So richtig passt dieser Grund jetzt nicht in dieses Buch, da es eigentlich nicht nur einer ist, nicht mehr Arzt zu werden, sondern eher einer, überhaupt nichts mehr zu werden. Gerade habe ich im TV gehört, dass so ein paar Schnarchnasen aus Berlin wieder darüber nachdenken, den Mindestlohn weiterhin anzuheben. In Vertretung all derer, die damit Schwierigkeiten bekommen können, ist mir deshalb spontan danach, mich mal darüber aufzuregen.

Viele Verlierer gibt es bei einer Mindestlohnerhöhung nicht, wir selbstständigen Ärzte gehören natürlich wieder dazu, darüber hatte ich mich aber ja bereits ausgelassen.

Was der oberflächliche Betrachter allerdings nicht gleich erkennt: Die betroffenen Geringverdiener, deren Lohn erhöht wird, sind jedenfalls auch nicht auf der Gewinnerseite. Umso arglistiger ist es, mit welcher Begründung die Großkopferten uns die Sache schönreden und verkaufen wollen, um gleichzeitig von ihren wirklichen Interessen abzulenken.

Offiziell liegt denen da oben nämlich das Wohl der Mindestlöhner am Herzen. Zum einen sollen sie jetzt mehr im Portemonnaie und später dann mal mehr in der Rententüte haben.

Das klingt natürlich alles erst mal sehr ehrenwert, ist aber bei Licht betrachtet reiner Eigennutz und richtige Verarsche am Bürger.

Nehmen wir doch mal auseinander, was passiert, wenn der Mindestlohn mal wieder erhöht wird. Die Reinigungskraft Hildegard oder, wie es heute so schön heißt, Werterhalterin bekommt im Monat meinetwegen eine Lohnerhöhung von 70 Euro und durch die erhöhte Abgabe in die Rentenversicherung später auch mal ein paar Penunzen mehr Rente.

So weit, so gut, aber eben noch nicht zu Ende gedacht.

Ihr Arbeitgeber, der die ganze Chose zahlen muss, zieht erst mal ein dummes Gesicht und ärgert sich etwas, aber macht eigentlich dann nichts anderes, als seine Lohnmehrkosten umzulegen auf sein Produkt, welches er vertreibt oder anbietet, bzw. auf seine Dienstleistung.

Ärgerlich, aber das nur noch mal nebenbei erwähnt, dass wir Niedergelassenen diese Möglichkeit leider nicht haben.

Er legt also einfach mal um.

Bäcker Schmidt um die Ecke macht seinen Streuselkuchen zehn Cent teurer, Blumen-Peter im Bahnhof haut zwei Euro auf den Trauerkranz drauf, und das Schnitzel bei Schnitzelmax schnippt ganz unauffällig von 9,60 auf 10,50 Euro.

Damit ist der Unternehmer erst mal fein raus und zählt zumindest nicht zu den Verlierern dieser Lohnerhöhung.

Zunächst fühlt sich aber auch die Werterhalterin Hildegard auf der Gewinnerseite der ganzen Geschichte, bis sie merkt, dass ihr geliebter Streuselkuchen und das Schnitzel, zu dem ihr Mann sie jeden Monat einmal einlädt, irgendwie teuer geworden ist. Und wenn die Schwiegermutter das Zeitliche segnet, zieht ihr der Blumen-Peter auch zwei Euro mehr aus der Tasche als vor der Mindestlohnerhöhung. Unterm Strich bleibt also festzustellen, dass aufgrund der Umlagetechnik der Dienstleister weder heute noch später zu Rentenzeiten mehr im Portemonnaie von Frau Müller übrig bleibt, die Kaufkraft nicht wirklich gesteigert wird und der Geringverdiener sich zwar den teureren Streuselkuchen jetzt wieder oder immer noch leisten kann, aber eben auch nicht öfter als vorher und auch nur ein Stück.

Der eigentliche Sieger ist wie immer Vater Staat, der mal wieder seine Kasse füllt, weil Blumen-Peter, Schnitzelmax und Bäcker Schmidt, aber auch Werterhalterin Müller zum einen mehr Lohnsteuer und Lohnnebenkosten abführen und die drei Unternehmer auch noch mehr Umsatzsteuer an den Finanzminister überweisen müssen.

Ich denke, dass zumindest die CDU das Prinzip verstanden hat und nur hofft, die meisten Deutschen einfach nur für dumm verkaufen zu können. Bei den Linken bezweifle ich da allerdings, dass sie die wahren Hintergründe und Nebengeräusche ihrer Forderung nach mehr Mindestlohn selbst verstanden haben.

Ich denke auch nicht, dass die gesamte Gilde in Berlin dabei beachtet, dass eine Mindestlohnerhöhung irgendwie eine gleichzeitige Erhöhung vieler anderer schon deutlich besserer Löhne beinhaltet. Für den Arbeitgeber ist es irgendwann mal schwer zu erklären, warum seine Putzfrau in den letzten fünf Jahren von sieben auf dann bald zwölf Euro angehoben wurde und die Chefsekretärin in derselben Zeit nur von 13 auf 14,50 Euro. Also bleibt ihm nichts anderes übrig, als nach einer gesetzlich geforderten Mindestlohnerhöhung gleich mal einige andere Gehälter mit anzuheben, um nicht Unmut unter seinen Angestellten und schlechte Stimmung zu provozieren.

Prinzipiell ist es auch aus meiner Sicht völlig in Ordnung, dass auch Frau Müller irgendwann zwölf Euro bekommt, aber es ist tatsächlich bei allem vermeintlichen Wohlstand nicht für jeden Unternehmer und jede Branche so einfach umsetzbar. Und da wir als Ärzte jegliche Kostenerhöhung nicht wie alle anderen einfach irgendwo draufschlagen können, macht es uns natürlich noch weniger Freude, auch wenn wir es unserer Werterhalterin prinzipiell gönnen.

70. GRUND

Weil ständig solche unsinnigen Dinge wie die Terminvergabeservicestelle erfunden werden

Die Geschichte des deutschen Gesundheitswesens ist leider auch geprägt von ständigen, aber nicht immer sinnvollen Neuerungen. Was diese geistigen Ergüsse der Politik, der Kassen und der unmittelbaren Ärztevertretungen gemeinsam haben: Sie machen uns das Leben und die tägliche Arbeit ganz, ganz selten leichter. Und wenn mal etwas Positives wie die Praxisgebühr dabei ist, wird das offensichtlich gerade deshalb wieder abgeschafft.

Die letzte große Verfehlung unserer Vorgesetzten war ohne Zweifel die Einführung der Terminservicestellen. Dort sitzen viele Leute für ebenso viel Geld den ganzen Tag am Telefon und warten, bis mal ein Patient anruft, weil er zu doof ist, sich selbst einen Termin bei einem Arzt zu besorgen. Das übernimmt dann der nette Angestellte der Terminservicestelle, indem er das macht, wozu der Hilfesuchende scheinbar nicht in der Lage oder ich denke eher zu faul war. Er ruft so lange Ärzte an, bis er einen Termin für den armen Bürger vereinbaren konnte.

So weit, so gut, denkt man sich, zumindest so lange, bis man sich die ersten Auswertungen und Tätigkeitsberichte dieser Stellen anschaut. Spätestens dann wird einem nicht nur schlecht, sondern, sorry, kotzübel. In Sachsen wurde im ersten Jahr 2.200 Bürgern ein Termin vermittelt, die Kosten dafür betrugen sechs Millionen Euro, und die offizielle Zusammenfassung von den zuständigen Stellen lautete: »Der Bedarf ist längst nicht so groß wie gedacht und bisher dargestellt.«

Tatsächlich stellt sich bei genauer Betrachtung und Benutzung eines Taschenrechners die Sache doch sehr viel ernüchternder, ich möchte fast sagen, das Projekt betreffend, vernichtend dar.

Die 2.200 Patienten, die den Telefondienst benutzt haben, entsprechen bei der Gesamtzahl der in Sachsen ambulant behandelten Patienten nicht einmal 0,1 %. Das heißt, dass über 99,9 % der Patienten offensichtlich selbst in der Lage sind, sich einen zeitgerechten Termin zu besorgen, bzw. sind mit dem Termin, den sie bekommen haben, zufrieden.

Ich denke, es leuchtet jedem ein, dass es tatsächlich gar keinen Bedarf gibt. Selbst die Kassenärztliche Bundesvereinigung hat zuletzt erkannt, dass angesichts der bundesweit lediglich 120.000

vermittelten Termine bei etwa 580 Millionen ambulanten Behandlungsfällen im gleichen Zeitraum die Terminservicestellen unnötig sind.

Noch dramatischer sehe ich die Tatsache, dass im ersten Jahr in Sachsen sechs Millionen Euro ausgegeben wurden, um 2.200 Patienten einen Termin zu vermitteln. Das sind mal eben 2.700 Euro pro Patient bzw. Termin. Die Kosten sind zwar in den folgenden Jahren aufgrund fehlender Anlaufkosten deutlich gesunken, liegen aber weiterhin bei über 100 Euro pro Termin bzw. Patient.

Das ist nicht nur grotesk, das ist schildbürgerhaft, mehr noch, es ist eine Frechheit, wie hier die Kassen mit den Geldern der Versicherten umgehen. Auffallend ist auch, dass fast ausschließlich Patienten an Psychotherapeuten, Nervenärzte und Psychologen vermittelt werden müssen. Da könnte man zumindest in der Krankheit der Patienten selbst die Ursache vermuten, für ein eventuelles Unvermögen, sich selbst zu kümmern. In erster Linie liegt es aber daran, dass es in diesem Facharztbereich im Vergleich zu anderen und bei zunehmendem Bedarf einfach noch zu wenig niedergelassene Kollegen gibt. Wenn man für das viele schöne Geld, welches die Servicestellen verschlingen, einfach mal noch zwei Kassensitze pro Stadt freigeben würde, könnte man das Problem auch einfacher lösen.

Die Sache war von Beginn an eine unsinnige Idee, mit völlig fehlender Notwendigkeit. Kein Arzt sitzt doch auch nur fünf Minuten in seiner Praxis rum, kaut auf dem Bleistift, starrt Löcher in die Luft und dreht Däumchen, während seine Sprechstundenhilfe am Tresen reihenweise Patienten abweist. Wenn wir innerhalb unserer täglichen zehn bis zwölf Sprechstunden keinen Termin vergeben können, liegt es nicht an unserer inneren Faulheit, sondern daran, dass wir einfach keinen Termin mehr frei haben. Punkt. Und wer wirklich einen Termin braucht, bekommt auch kurzfristig einen. Ich hoffe, dass in diesem Fall eine ähnliche Konsequenz wie beim Abschaffen der Praxisgebühr angesetzt wird und die Servicestellen schnell wieder verschwinden.

71. GRUND

Weil Desinfektionsmittel vernichtet werden, um Gesetze einzuhalten

Es wird schon viel Unsinn gemacht im Lande des viermaligen Weltmeisters. Im kleinen und im großen Stil, legal und illegal, mal macht es gar keinen, mal wenig Sinn. Steuerverschwendungen und ein immer dicker werdendes Schwarzbuch, oder komische Gesetze wie das Verbot, nackt aus dem Auto zu steigen, wobei man allerdings völlig legal und gesetzestreu unbekleidet fahren darf.

Oft wird man in Deutschland auch ab und zu mal zu Dingen gezwungen, die man bei normaler Betrachtung mit gesundem Verstand so nie machen würde. Vor einigen Jahren hatten unser Gesundheitsminister und seine Untertanen mal wieder eine super Idee, um uns Ärzten das Leben wieder ein wenig schwerer zu machen.

Speziell ging es da um die operierenden Kollegen in Praxis und Krankenhaus. Diese sollten sich und ihre Arbeit kontrollieren, indem sie einen Bogen mit ca. 100 mehr oder weniger sinnlosen Fragen ausfüllen und diesen an ein neu geschaffenes Institut senden mussten. Dort wird der Datenmüll erstmalig für das Jahr 2017 ausgewertet, und ganz Deutschland ist schon gespannt wie Winnetous Flitzebogen, was da wohl rauskommt. Das Ganze heißt dann sektorenübergreifende Qualitätssicherung oder kurz und knapp SQS.

In der allgemeinen Erklärung dazu heißt es: *Diese hat das Ziel, die Qualität der medizinischen Versorgung in Klinik und Praxis, also über Sektorengrenzen hinweg, zu erfassen und zu bewerten. Dadurch werden sogenannte Längsschnittbetrachtungen möglich. Behandlungsverläufe können im Ganzen beurteilt und über verschiedene daran beteiligte Leistungserbringer und größere Zeiträume hinweg analysiert werden.*

Oder einfach formuliert, die wollen einfach mal schauen, ob die Operateure in der Praxis oder im Krankenhaus mehr Unsinn machen, um dann wieder einen Joker im Ärmel zu haben, wenn es um Honorar- und Budgetkürzungen bzw. neue Restriktionen oder kostenpflichtige Maßnahmen zur Verbesserung des täglichen Handelns geht.

Für das Jahr 2017 war es noch recht entspannt. Der Fragebogen musste bis zu einem Stichtag ausgefüllt werden, wer das nicht geschafft hat, bekam einen neuen Stichtag, und der, der gar keine Lust hatte, dem wurde auch noch nicht der Kopf abgeschnitten. In den Folgejahren wird, wie so immer bei der Durchsetzung ungeliebter und widersinniger Forderungen, dann mit Honorarkürzungen gedroht, wenn ich die 100 Fragen nicht beantworte.

Wie so oft waren die meisten Antworten, die man online abgeben konnte, sowieso nicht prüfbar, und man konnte eigentlich irgendwas zu Papier bringen, was erst mal gut klingt und einer Prüfung auf jeden Fall standhält. Dass kein Arzt so etwas macht, ist natürlich so sicher wie die Tatsache, dass jeder seine Putzfrau zu Hause auch angemeldet hat, und muss hier eigentlich nicht erwähnt werden. Die wenigen Antworten, die dann ab 2018 wohl auch überprüft werden sollen, mussten dann mit etwas mehr Fingerspitzengefühl angegangen werden.

Eine Frage, auf die ich eigentlich hinauswill, beschäftigt sich mit dem Verbrauch an Händedesinfektionsmittel (HDM). Da 3 ml HDM pro Händedesinfektion benötigt werden oder benötigt werden sollen, kann ich natürlich anhand der Behandlungsfälle und des Gesamtverbrauches pro Jahr ausrechnen, ob ich auch immer und mit der richtigen Menge meine Hände desinfiziert habe. Für 2017 hätte man sich also einfach anhand seiner Patientenzahlen die notwendigen Händedesinfektionen ableiten müssen, diese mal 3 ml multiplizieren und hätte dann die Gesamtmenge an Desinfektionsmittel in Litern gehabt, die auf dem Fragebogen erscheinen muss, damit es dann auch alles passt.

Obwohl ich es mir nicht vorstellen kann, soll es tatsächlich einige wenige gegeben haben, die diese nicht ganz ehrliche Variante der

Berechnung gewählt haben. Diese müssen es dann auch gewesen sein, die bei der ersten Zwischenkontrolle für 2018 gemerkt hatten, dass sie viel weniger verbrauchen, als bei Betrachtung ihrer Patientenzahlen eigentlich gefordert wäre. Entweder wird immer desinfiziert, aber dann nur mit 1 ml und nicht mit den vorgeschriebenen 3, oder die geforderten 3 ml werden benutzt, aber dafür eben nicht immer die Hände desinfiziert.

Beides würde dazu führen, dass das eingekaufte HDM für das Jahr 2018 nicht ausreicht für die, gemessen an den Behandlungsfällen, eigentlich notwendigen Desinfektionsvorgänge.

Da ab sofort aber die eingekaufte Menge HDM nachgewiesen werden muss, rechneten sich einige Krankenhäuser schlau wie die Schildbürger die notwendige Menge aus und kauften diese ein. Somit hatten sie zum einen den für den Nachweis notwendigen Kassenbon, aber andererseits viel zu viel Desinfektionsmittel im Keller. Da es anscheinend schwer zu vermitteln war, dass sich das gesamte Personal ab sofort viermal so oft die Hände desinfiziert, kam man auf die geniale Idee, das gute Zeug einfach wegzuschütten. So passiert in einem kleinen Ort Deutschlands mit noch kleinerer Kläranlage. Was in und mit dieser und den vielen für die Klärung wichtigen Bakterien passiert, wenn man Tausende Liter Desinfektionsmittel hineinleitet, kann sich jeder bestimmt selbst vorstellen. Das Mittelchen macht das, was es immer macht und auch machen soll, es tötet einfach alle Bakterien ab, und im Ergebnis bleibt die Kacke im Klärwerk für immer Kacke, und die braune Brühe, die in die erste Klärstufe reinfließt, kommt genauso braun aus der letzten wieder raus. Eigentlich lustig, aber zum Lachen ist mir bei solchen sinnfreien Kontrollen und Gesetzen eigentlich schon lange nicht mehr.

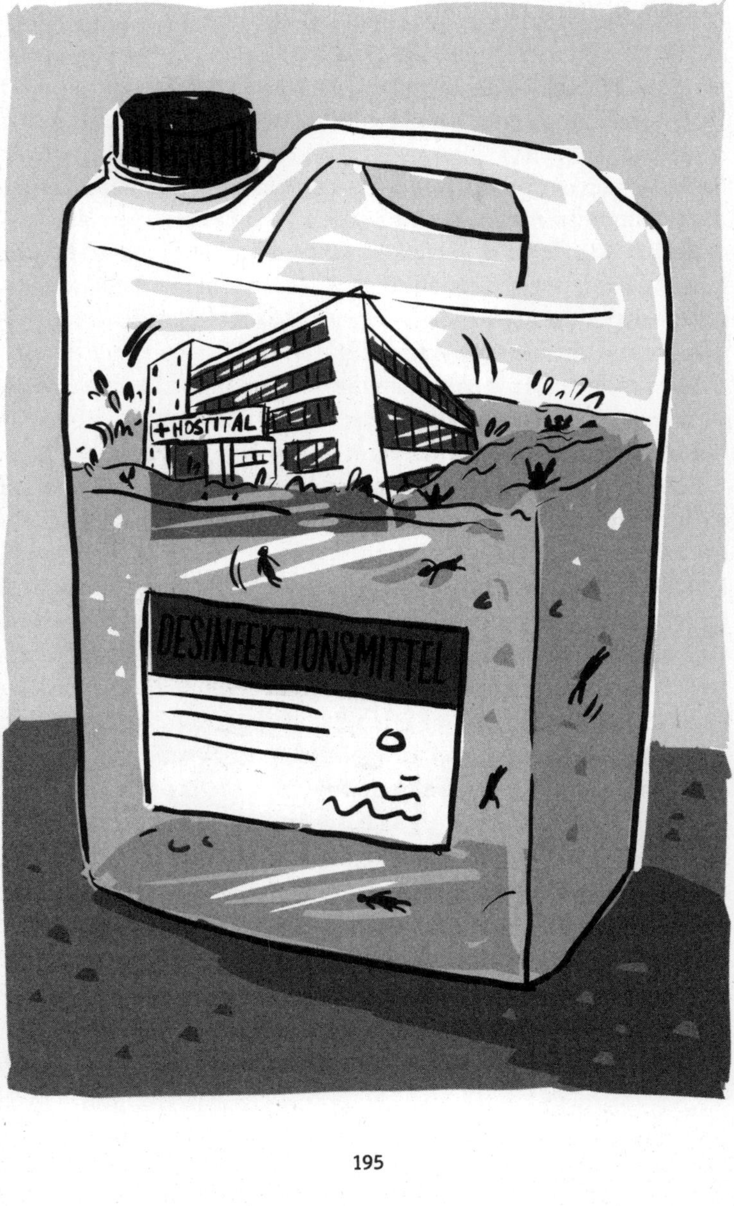
+HOSTITAL
DESINFEKTIONSMITTEL

72. GRUND

Weil ich bei den meisten Patienten mehr Leistungen erbringe, als ich abrechnen kann

Über das perfide System und die große Welt der Schmierenkomödie »Honorar und Budget« habe ich mich ja bereits mehrfach ausgelassen. Gerade eben, es ist ein verregneter Sonntagnachmittag Ende Oktober, saß ich eigentlich ganz entspannt auf meinem Sofa, schaute nebenbei etwas Bundesliga und beschäftigte mich mit meiner Quartalsabrechnung vom 2. Quartal 2018.

Die kassenärztliche Vergütung verfolgt das Prinzip, den niedergelassenen Ärzten monatlich eine Abschlagszahlung zu überweisen, die allerdings nicht unbedingt diese Bezeichnung verdient.

Laut meinem mittlerweile sehr engen Freund Wiki ist nämlich eine Abschlagszahlung eine Teilzahlung eines Auftraggebers (in dem Fall der Krankenkasse) auf seine Geldschuld, die von ihm bei erbrachten Teilleistungen des Auftragnehmers (in dem Fall der Ärzte) zu entrichten ist. Da wir allerdings unsere Abschlagszahlung einen Monat versetzt bekommen, kann von einer Teilleistung schon nicht mehr die Rede sein, da wir genaugenommen bei Zahlung bereits die gesamte Leistung erbracht haben.

Na ja, das nur nebenbei, es gibt sicher Schlimmeres und noch eine genauere Erklärung im nächsten Grund. Wir bekommen also im April/Mai/Juni jeweils etwas Geld überwiesen und Ende Oktober! dann den Rest für dieses 2. Quartal.

Eine kurze Honorarinformation ist auch noch dabei, mit der wir so einige mehr oder weniger wichtige Dinge mitgeteilt bekommen.

Wenn überhaupt, dann überfliege ich das ganze Schreiben nur, da der Informationsgehalt insgesamt sehr dünn ist und ich sowieso keinen Einfluss auf das dort Stehende habe.

Diesmal fällt mir aber auf der ersten Seite ein Satz ins Auge, der meinen Puls und Blutdruck umgehend in die Höhe springen lässt, die Gesichtsfarbe in ein tiefes Rot katapultiert und mich sofort veranlasst, meine Sitzposition aufzurichten, das langweilige Fußballspiel auszuschalten und einen weiteren Grund in den PC zu tippen. Wie bereits ausführlich erläutert, werden wir in allen Richtungen und auf mehreren Ebenen budgetiert. Aus diesem Grund kommt es zwangsläufig jedes Quartalsende dazu, dass ich Patienten versorge, ohne dafür auch nur einen Cent zu bekommen, und Leistungen erbringe, die mir nie bezahlt werden. Das Gute ist eigentlich, dass ich am Anfang des Quartals genau weiß, wie viel ich in den nächsten drei Monaten bezahlt bekomme. Da mir mein Praxisprogramm immer genau anzeigt, wie viele Leistungen ich schon erbracht habe, könnte ich also eigentlich ganz einfach an dem Tag, an dem mein von der Kasse vorgeschriebenes Quartalsbudget aufgebraucht ist, die Praxis zuschließen und in den Urlaub gehen.

Im Schnitt ist das nach acht Wochen. Ich könnte also jeweils die letzten vier Wochen des Quartals die Beine lang machen und mich um schönere Sachen kümmern. Wenn ich das nicht mache, aus reinem Pflichtbewusstsein, weil es mir zu Hause zu langweilig wird oder ich die Praxis offen halten möchte, um weiterhin den einen oder anderen Privatpatienten oder Arbeitsunfall behandeln zu können, behandle ich bis zum Quartalsende jeden Kassenpatienten für umsonst. Ich rede mit ihm, führe Untersuchungen durch oder schiebe ihn ins Röntgen und mache das alles vier Wochen nur aus Spaß an der Freude und Nächstenliebe.

Das nervt natürlich, und viele Leser werden jetzt auch denken, dass das doch Unsinn ist und der Wild nur wieder auf hohem Niveau meckern will. Nein, es ist wirklich so, die meisten Ärzte behandeln ihre Patienten am Ende des Quartals unentgeltlich. Um das glaubwürdig zu untermauern und aufzuklären, welcher Satz in dem soeben gelesenen Schreiben mich so aufgeregt hatte, möchte ich diesen ungekürzt zitieren:

Trotzdem bleiben im hausärztlichen Versorgungsbereich noch Leistungen in Höhe von 12,86 Mio. Euro und im fachärztlichen Ver-

sorgungsbereich Leistungen in Höhe von 33,9 Mio. Euro faktisch unbezahlt. (Begleitschreiben zum Honorar der KVS 10/18)

Zusammengefasst heißt das, von Sachsens Ärzten werden jedes Quartal Leistungen in Höhe von 46,76 Mio. Euro erbracht, die sie nicht bezahlt bekommen. Das sind etwa 10 % der gesamt erbrachten Leistungen. Somit wird jeder zehnte Patient kostenlos behandelt.

Mich würde interessieren, wie die Reaktionen der jeweiligen Anbieter wären, wenn ab morgen jeder zehnte Bürger kostenfrei tanken dürfte oder seinen Wocheneinkauf geschenkt bekommt. Und das ist nur die Zahl von Sachsen. Ich möchte gar nicht hochrechnen, wie viele Millionen Arztleistungen die Krankenkassen in ganz Deutschland jedes Jahr geschenkt bekommen. Dass es so ist, wusste ich ja schon, aber dass es so schamlos und wie selbstverständlich von unseren Vertretern, den Kassenärztlichen Vereinigungen, noch publiziert wird, finde ich schon unverschämt und fast ein wenig respektlos.

73. GRUND

Weil extra für uns ein Antikorruptionsgesetz gemacht wurde

Ja, das Antikorruptionsgesetz, wer hat das eigentlich zu verantworten? Ist das schon auf dem Mist von Spahnemann gewachsen, oder hat es noch der nicht viel konstruktivere Vorgänger Gröhe verzapft?

Na ja, auch egal, irgendwie hat der eine angefangen, die Karre in den Dreck zu fahren, und der andere hat sie nicht wieder rausbekommen und sie einfach mal drin stehen lassen.

Wenn man vor zehn Jahren eine Bürgerbefragung gemacht hätte, für wen und welche Branche denn nun ein Antikorruptionsgesetz notwendig wäre, hätten die Mafia um Al Capone und Escobar, die Immobilienhändler und Autoverkäufer, bestimmt die ersten drei

Plätze belegt. Ich wage mal zu bezweifeln, dass es ohne mediale Beeinflussung die Ärzte unter die Top 10 geschafft hätten.

Warum auch, der Patient ist zu seinem Arzt gegangen, und ihm wurden seine Therapie und das eine oder andere Medikament aufgeschrieben. Für Patient Schröder mit seinem Bluthochdruck ist es doch völlig egal, wie das Medikament heißt und was es kostet. Genau wie das, das er letztendlich von seinem Hausarzt bekommt und braucht, sind auch alle anderen Medikamente in Deutschland 1000-mal getestet und am Ende von verschiedenen Fach- und Ethikkommissionen für gut befunden worden. In Sachen Inhaltsstoffe, Wirkung und Nebenwirkungen unterscheidet sich kein Medikament so richtig vom anderen.

Der einzige Unterschied ist nun mal der Preis.

Egal ob der Doc die Medikamente von der Firma aufschreibt, welche lediglich einen dicken Kugelschreiber auf dem Schreibtisch liegen lässt, oder von dem Vertreter, der den Arzt kostenlos zum einwöchigen Sommerseminar nach Mallorca einlädt, dem Patienten schadet weder das eine noch das andere. Das billige hilft ihm genauso wie das teure.

Nun hatte aber die Politik mal wieder entschieden, dass der Einzige, der wirklich ein Antikorruptionsgesetz braucht, natürlich der Arzt ist, weil die im Vergleich zu vielen anderen linken Bösewichten doch sowieso die korruptesten sind, die so in Deutschland rumrennen.

Denen muss mal auf die Hände geschaut werden, es kann doch nicht sein, dass die ihre neue Rolex oder das Wellnesswochenende von irgendeiner Firma gesponsert bekommen und als Gegenleistung das teure Medikament aufschreiben.

Prinzipiell ist das auch irgendwo richtig, aber eigentlich völlig egal. Der offizielle Aufhänger für die Notwendigkeit des Antikorruptionsgesetzes war nämlich der, dass doch gesichert sein muss, dass der Patient auch immer die optimale Therapie/Tablette bekommt und der Arzt frei und ohne Beeinflussung von außen entscheiden sollte, welches Medikament für den Patienten denn nun das richtige ist.

Aber wie gesagt, das ist ja gerade völlig egal. Unter den vielen Blutdruckmedikamenten ist ja eben irgendwie fast jedes für den Patienten genau richtig, jedes hilft auf seine Art, in allen ist sowieso etwas Ähnliches drin, und die Nebenwirkungen wird der Doc ja schon aus eigenem Interesse und Angst vor dem Anwalt im Auge behalten.

Es ist also mehr als nur eine Vermutung, dass der Politik und den Krankenkassen in erster Linie gar nicht das Wohl des armen Patienten am Herzen lag, sondern es wieder nur um die eigene Kasse ging.

Die Firmen, deren Medikamente am teuersten sind, können natürlich auch die teuersten Geschenke an die Ärzte abgeben. Somit ist dann natürlich erklärbar, dass dementsprechend auch mehr teure Medikamente verschrieben worden sind.

Diese sind zwar nicht unbedingt besser, aber auch nicht schlechter für den Patienten. Für den ist also die ganze Beeinflussung der Ärzte durch diverse Firmengeschenke und die vermeintliche Korruption völlig egal. Ich möchte also jetzt mal ganz kühn hier in den Raum beziehungsweise in das Buch stellen, dass das ganze Antikorruptionsgesetz nur das Ziel hat, die Kosten für die Krankenkassen wieder etwas zu senken, damit im Gegenzug deren Rücklagen immer dicker werden. Wenn sie diese wenigstens in Form von Beitragssenkungen an die Versicherten oder Honorarerhöhung an uns weitergeben würden, würde man zumindest eine Motivation zum Sparen haben. Da aber nur die Bürotürme immer höher und schicker werden und die eigenen Gehälter steigen, fehlt mir da irgendwo der Anreiz. Zusammenfassend möchte ich also festhalten, dass es schon prinzipiell in Ordnung ist, die Kosten im Gesundheitswesen auch bei der Verordnung von Medikamenten etwas in Grenzen zu halten, aber, liebe Krankenkassen, dann heuchelt bitte nicht im Wortlaut des Gesetzes Verantwortung für den Patienten, sondern sagt einfach offen und ehrlich, dass es euch um das eigene Portemonnaie und eure Kostenersparnis geht.

Nebenbei bringt das Antikorruptionsgesetz auch noch eine ganze Menge unnötigen Aufwand für die Patienten mit sich. Da ich als Arzt nun keine engeren Kooperationspartner im Bereich Labor, Sanitätshaus, Physiotherapie oder Pathologie haben darf, kann ich dem unwissenden Bürger nun keine Empfehlung für seinen weiteren Weg mitgeben, und er muss sich selbst auf die Reise und die Suche nach weiteren Dienstleistern machen. Das ist dann nun wieder die negative Seite für den Endverbraucher Patient. Aber Hauptsache der Arzt hat frei entschieden, welches Blutdruckmedikament Herr Schröder bekommt.

74. GRUND

Weil wir nur noch 25 Stunden arbeiten sollen

Es gibt Dinge im Leben, die kann man sich einfach nicht aussuchen. Als Kind möchte man manchmal seine Eltern austauschen, meist merkt man aber später, dass man es doch ganz gut getroffen hat. Auch auf Krankheiten hat man keinen großen Einfluss und muss nehmen, was man so bekommt.

Ebenso sind wir auch in Sachen Politiker nur begrenzt an der Auswahl beteiligt und müssen, nachdem wir nur die Partei wählen durften, dann doch nehmen, was uns für die einzelnen Ministerposten vorgegeben wird. Das kann mal gut gehen, aber oft denkt man sich: Um Himmels willen, was soll das nur werden.

Uns Ärzte interessiert natürlich in erster Linie unser Gesundheitsminister. Was wir da vor einiger Zeit durch Frau Merkel wieder vorgesetzt bekommen haben, ist zumindest sehr nah dran an der bisher größten Fehlbesetzung, dem Verteidigungsministerium. Herr Spahn heißt der junge Mann, der per se schon wenig sympathisch rüberkommt und auch mit seinen Äußerungen und Entscheidungen der letzten Jahre nicht immer ganz glücklich gelegen hat.

Der letzte große Bock, den er geschossen hat, war die gesetzlich verpflichtende Tätigkeit der niedergelassenen Ärzte für 25 Stunden. Bis zu dem Zeitpunkt, als sich diese Idee wie ein Span im Frontalhirn von Herrn Spahn festgesetzt hatte, waren wir Ärzte verpflichtet, nur 20 Stunden in der Woche Sprechstundenzeiten anzubieten.

Im Gegensatz zu Herrn Spahn und seinen fleißigen Ministeriumsmitarbeitern habe ich mir mal die Mühe gemacht, wahllos 150 Praxen in Leipzig hinsichtlich ihrer Öffnungszeiten zu überprüfen. Mir ist nicht eine dabei untergekommen, die in der Woche weniger als 20 Stunden offen hat. Der Schnitt lag bei etwa 30 öffentlich zugänglichen Sprechstunden pro Woche, was damit also schon fünf Stunden über der genialen neuen Regelung unseres Gesundheitsministeriums liegt. Der BNC (Bund niedergelassener Chirurgen) sprach zuletzt von etwa 2 % Kollegen deutschlandweit, die unterhalb der geforderten Stundenzahl liegen. Wegen dieser 2 % wird auf alle draufgehauen und Zeit und Geld verbrannt, um Gesetze in die Welt zu stellen. Armes Deutschland, fällt mir da nur ein.

Ich für meinen Teil, und ich denke, da bin ich nicht der Einzige, kannte bis zum neuen Gesetzesentwurf gar nicht die Regelung, dass wir zu 20 Stunden per Gesetz verpflichtet sind. Ganz einfach aus dem Grund, weil es mir erstens finanziell gar nicht möglich ist, weniger als 20 Stunden zu öffnen, und zweitens, es mir auch gar nicht in den Sinn kam, mich halbtags niederzulassen.

Umso unsinniger ist die Idee, mit einer Anhebung auf 25 Stunden der Meinung zu sein, mehr Termine zu schaffen, beziehungsweise Wartezeiten zu verkürzen.

Der prinzipielle Schwachsinn dieses Gesetzentwurfes ist eigentlich nicht das primär Ärgerliche. Unsinnige Gesetze und neue Regelungen haben wir immer mal wieder und sind diese, egal von welcher Regierung, in den letzten Jahrzehnten mehr oder weniger gewohnt. Das eigentlich Bösartige und Unverschämte an dieser

Sache ist aber, dass nach dieser monatelangen Diskussion und der entsprechenden Pressearbeit nun wieder jeder Bürger in Deutschland denkt, dass die Ärzte, diese faulen Säcke, nur 20 Stunden für ihr vieles Geld arbeiten. Unterm Strich bringt dieser spahnhafte Gesetzentwurf nichts außer einer weiteren Portion Misstrauen und Missgunst der Patienten gegenüber den deutschen niedergelassenen Ärzten und widerspricht jeder Sachlichkeit.

6. KAPITEL

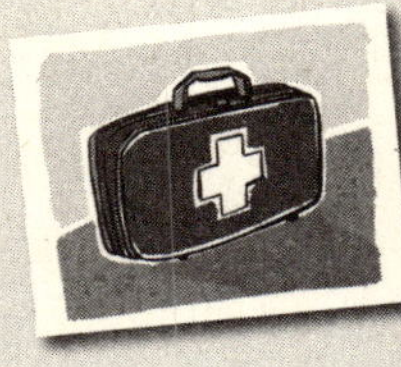

ÄRZTE SELBST UND PRIVAT UND DIE LAST DER KOLLEGEN

75. GRUND

Weil man als Arzt Wasser predigt und Wein trinkt

Ärzte sind die Schlimmsten. Prinzipiell richtig, und das auch in vielerlei Hinsicht. Aber besonders unbelehrbar sind sie in Sachen eigener Gesundheit.

Hinlänglich bekannt ist die Tatsache, dass fast alle denken, sie seien ja so was wie Götter in weißem Gewand. Natürlich gibt es aber nur die einen wahren Götter, das sind die Herzchirurgen. Diese kommen einzig und allein mit der für sie unerträglichen Ungerechtigkeit nicht klar, dass unser aller und wirklicher Vater im Himmel auf dem ihnen zustehenden Stuhl sich breitgemacht hat.

Alle anderen wollen diesen Anspruch des Herzkollegen aber nicht wahrhaben und fühlen sich jedes Weihnachten in der Kirche beim allabendlichen Vaterunser ebenso angesprochen.

Und genau diese Fehleinschätzung führt dazu, dass die meisten Ärzte überzeugt sind, der gute Mann mit weißem Bart und dem Heiligenschein wird sie selbst bei der Verteilung der Krankheiten natürlich vergessen. Und wenn es einen mal erwischen sollte, wird es schon nicht so schlimm werden, weil wir uns ja selbst heilen können, und wenn nicht, kennen wir zumindest einen, der es kann.

Und so kommt es, dass wir vor allem Angst haben, aber nicht vor der eigenen Krankheit. Natürlich leben wir streng nach dieser Überzeugung. Das fängt im Studium an.

Am Tag wird gelernt, wenig gegessen, viel Kaffee getrunken, und in der Nacht klemmen wir uns hinter irgendwelche klebrigen Tresen oder quetschen uns in überfüllte Studentenschuppen. In diesem Lebensabschnitt unterscheiden wir uns nicht viel von allen anderen in diesem Alter. Okay, außer von BWL-Studenten, die regelmäßig schmerzlich feststellen müssen, dass es nicht reicht, feiern zu wollen, sondern dass man es auch können muss.

Medizinstudenten sind zwar auch nicht so die ganz großen Fachmänner in Sachen Party, aber durch schlaflose Nächte und lernreiche Tage sehen sie zumindest so aus. Die Gesichtsfarbe mattweiß wie das Tiefspülporzellan, in welches sie zwischen letztem Bier und ersten Kaffee hineingekotzt haben. Die Augen so tief in zwei schwarze Löcher gesunken, dass man beim ersten Blick in den Spiegel befürchtet, beide Lichter sind einem beim Blick in den Ausschnitt der Bardame in genau diesen verloren gegangen.

Im weiteren Leben werden die Partys weniger, aber die Gesichtsfarbe nicht dunkler und die Ringe um die Augen nicht heller. Das liegt dann aber eher an häufigen und langen Diensten, schwierigen Beziehungen, vielen Kindern, die die Beziehung retten sollen, viel erzwungenem nächtlichen Selbststudium und ab und zu mal noch einer kleinen Feier, auf der wir es dann wie in alten Zeiten natürlich übertreiben müssen. Wenn es um unsere Ernährung geht, sind die meisten auch nicht besonders differenziert. Es fehlt zu allem, was mit diesem notwendigen Übel zu tun hat, einfach die Zeit. Gesund einkaufen, kochen, in Ruhe essen, nein, nicht mal zum Verdauen ist ausreichend Zeit. Was früher die Fertigpizza war, ist später das aufgewärmte Kantinenessen; was im Studentenklub der koffeinhaltige Matetee, ist später die Cola aus dem Stationsautomaten.

Dabei wissen wir es besser. Und wir wissen es nicht nur, wir predigen es auch Tag für Tag. Was sollen unsere armen Patienten immer machen, und was sollen sie alles lassen. Wir versuchen sie gesund zu schwatzen mit guten Ratschlägen.

Die Nase noch weiß und die Finger gelb, ermahnen wir sie, sich von sämtlichen alkoholischen, pulverisierten oder inhalativen Drogen fernzuhalten. Bewegung ist das oberste Gebot, acht Stunden Schlaf sollten es sein, und der vor Mitternacht ist der beste. Gesunde Ernährung sollte selbstverständlich sein, und, lieber Patient, lassen Sie den bösen Zucker und die gemeinen Fette weg.

Finden wir es eigentlich tief in uns drin lustig, ohne lachen zu müssen, denken wir, dass wir so leben, wie wir reden, ohne zu merken, dass wir eigentlich nur reden, wie man leben sollte. Oder glauben wir einfach nur, dass all diese guten Ratschläge für einen Gott nicht zutreffen.

Es gibt natürlich auch andere unter uns. Die sind dann aber das ganze Gegenteil. Die predigen Wasser und trinken dieses sogar, aber nur abgekocht und bei zehn Grad, weil kaltes Wasser die einzige Ernährungsform ist, mit der ich Minuskalorien erzeugen kann.

Viele von denen ernähren sich vegan, essen also nur Dinge, die keinen Schatten werfen, machen Yoga und Mittagsschlaf und treiben sogar Sport. Aber mal ehrlich, gesünder leben die doch auch nicht. Ich weiß zwar nicht, was die nun wieder ihren Patienten erzählen, aber die Empfehlung ihres eigenen Lebenswandels wäre eigentlich fast Körperverletzung. Also irgendwie predigen wir alle Wasser, aber selbst trinken kommt nicht in die Tüte.

76. GRUND

Weil man immer einen Koffer mehr im Gepäck hat

Arzt ist man leider immer. Egal wo, wenn etwas passiert, sollte man sich outen und versuchen zu helfen. Die meisten machen das gern, träumen davon und hoffen, dass sie zufällig Zeuge eines Unfalls, eines Herzinfarktes oder allergischen Schockes werden.

Das Größte für sie ist dann, den Satz »Hallo ich bin Arzt« in die Welt schreien zu können und diesen zunächst erst mal mit einer Portion Genugtuung und fremder Bewunderung wirken zu lassen.

Einige hoffen, niemals in diese Situation zu kommen. Die Frage »Ist hier irgendwo ein Arzt?« führt bei ihnen eher zu einer Art Totenstarre, wie die des Opossums beim Anblick eines Raubvogels. Sie hoffen, dass es noch einen zweiten Mediziner aus der Kategorie

Selbstdarsteller gibt. Erst wenn sich 30 Sekunden keiner gemeldet hat, sind sie von Berufs wegen und durch den hippokratischen Eid irgendwie dazu verpflichtet, zumindest leise »hier« zu rufen.

Diese Zurückhaltung hat nicht nur mit der fehlenden oder weniger ausgeprägten Profilneurose im Vergleich zu den Zampanos unter den Ärzten zu tun. Es hat in erster Linie damit zu tun, dass es auch uns schwerfällt, allein mit unseren beiden Händen und einem guten Aussehen sinnvoll zu helfen.

Unser Fachwissen führt lediglich dazu, dass wir deutlich eher als die schaulustigen Laien erkennen, dass es dem in Not geratenen Bürger schlecht und wie schlecht es ihm geht. Die Besten unter uns schaffen es dann auch noch, ebenso schnell und präzise eine sicherere Diagnose zu stellen.

Der Herzinfarkt im Flugzeug, der Fenstersturz vor der Einkaufspassage oder der folgenschwere Bienenstich im Freibad. Alles schön und gut, wenn wir wissen, was die Uhr geschlagen hat, aber wenn wir selbst nur die Badehose anhaben, wird es schwer, dem nach Luft ringenden Allergiker ein Ersatzloch in den Hals zu stechen. Und wenn ich nicht gerade Sauerstoff, Infusion und Medikamente im Handgepäck habe, kann ich dem Herzkranken im Urlaubsflieger eigentlich auch nur den kalten Schweiß von der Stirn tupfen.

Wenn dann der Bademeister oder die Stewardess nicht flink mit einem Erste-Hilfe-Koffer oder noch besser einem Notarztköfferchen um die Ecke biegen, steht man auch als Arzt eher da wie ein Vollidiot. Um sich nicht auf Fremdmaterial verlassen zu müssen, haben sich viele unter uns einen eigenen kleinen Koffer gepackt. Dieser soll helfen, die Wartezeit bis zum Eintreffen des im Dienst befindlichen offiziell herbeigerufenen Kollegen mit professionell aussehendem Getue zu überbrücken und eventuell wirklich auch mal helfen zu können.

Das Köfferchen muss also immer mit und verschlingt zwangsläufig wichtigen Platz im Urlaubsgepäck. Dennoch stopfe auch ich das Ding auf jeder längeren Ausfahrt mit der Familie in meinen Koffer-

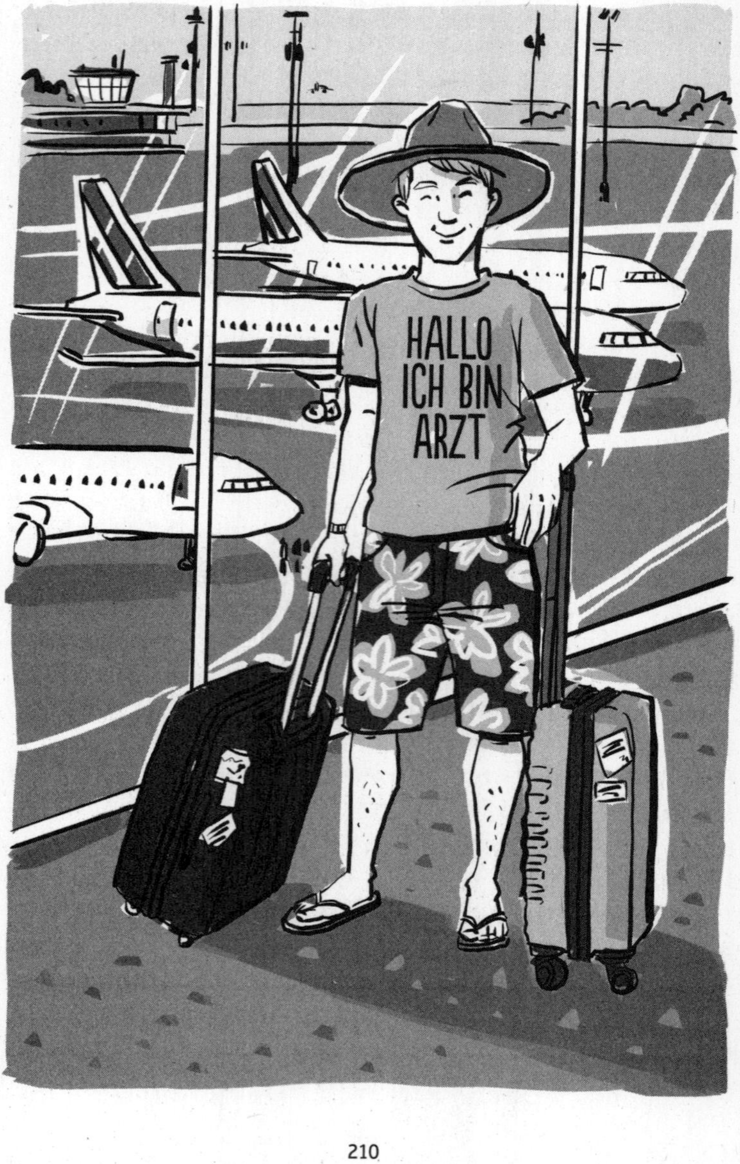
HALLO
ICH BIN
ARZT

raum und fühle mich zugegebenermaßen schon ein wenig sicherer. In erster Linie geht es mir dabei natürlich darum, meinen Liebsten zu Hilfe eilen zu können. Den Satz »Hallo ich bin Arzt« wird man von mir mit Sicherheit nicht hören. Die 30 Sekunden warte ich natürlich auch erst mal ab. Zum Glück bin ich außer Dienst noch nicht in diese verzwickte Situation gekommen. Das kann natürlich auch daran liegen, dass ich 40 Sekunden gewartet habe und sich ein anderes Opossum vor mir gemeldet hat. Egal, auf jeden Fall hoffe ich, dass ich den kleinen Schwarzen nie brauche, packe ihn aber immer wieder gern zwischen Ölkanister, Tennistasche und Badesachensack. Einfach auch aus Angst vor Murphys Gesetz, wenn ich ihn einmal vergesse, sticht garantiert irgendjemanden im Auto eine Biene, noch bevor ich die Autobahnauffahrt erreiche.

77. GRUND

Weil man als Arzt scheinbar nie Urlaub nehmen darf

Für die, die sich nicht gleich erinnern können: Urlaub ist der Zeitraum bei einem Arbeitsverhältnis, in dem ein arbeitsfähiger Arbeitnehmer, Beamter oder Soldat – meist unter Fortzahlung des Arbeitsentgelts – von der Arbeitspflicht zur Erbringung von Arbeitsleistungen befreit ist.

Was in diesem Satz der Beamte zu tun hat, erschließt sich mir jetzt allerdings nicht. Denn der ist laut Definition eine Person, die im öffentlichen Dienst oder im Dienst einer Körperschaft des öffentlichen Rechts steht und ein bestimmtes Rechtsverhältnis seinem Dienstherrn gegenüber hat. Von Arbeitspflicht oder Arbeitsleistung ist da also per se keine Rede und kommt deshalb der tatsächlichen Situation sehr nah. Nicht ohne Grund ist der kürzeste Beamtenwitz: »Geht ein Beamter zur Arbeit …« Das aber nur nebenbei.

Für niedergelassene Ärzte passt aber die Definition leider auch nicht ganz. Der Knackpunkt ist die Passage mit der Fortzahlung des Arbeitsentgelts. Das findet natürlich nicht statt. Wenn der liebe Doc auf der fetten faulen Haut liegt oder doof von der Reling der Aida in kilometerlange Fjorde glotzt, wird sein Konto auf der Einnahmeseite eingefroren. Auf der anderen, nämlich der Ausgabenseite, brennt es natürlich weiterhin lichterloh. Und das nicht nur, weil er im Urlaub sich ab und zu mal eine echte kubanische Zigarre leistet, sondern weil für seine Angestellten, die sich im besten Fall zeitgleich in der Sonne aalen, die gesamte eingangs erwähnte Definition gilt. Also auch der Punkt mit der Entgeltfortzahlung. Und nicht nur das macht Doktors Urlaub teuer. Auch Miete, Nebenkosten usw. laufen gnadenlos weiter, ohne dass er auch nur einen Cent verdienen kann.

Fazit der Misere: Selbstständige dürften eigentlich keinen Urlaub machen. Aber das dürfen sie sowieso nicht. Patienten wollen das gar nicht, und wenn sie könnten, würden sie es auch versuchen zu verhindern. Man traut sich gar nicht im Patientengespräch anzudeuten, dass ein kleiner Urlaub vor der Tür steht. Sofort werden die Augen der Patienten so groß wie die des bekannten Fußballers, der tolle Fotos mit Leuten macht, die es mit der Demokratie so ernst nehmen wie die Beamten mit der Arbeit.

Augen, aus denen Unverständnis, Enttäuschung und fast ein bisschen Wut schaut. Wieso macht der Arzt denn schooon wieder Urlaub? Wer soll denn da meinen Krankenschein verlängern, und sind es denn wieder drei Wochen wie das letzte Mal? Bei den ganz Vorlauten fallen diese Gedanken dann auch schnell mal aus den Augen auf die Zunge und werden dem Arzt schonungslos an den Kopf geknallt. Die Ausrede, dass der letzte Urlaub fünf Monate her ist und es nur zehn Tage sind, führt natürlich nicht zu einem Hauch von Verständnis. Selbst wenn man ein verlängertes Wochenende einschiebt und sich erlaubt, Freitag nicht in der Praxis zu sein, muss man sich teilweise am Montagmorgen die Frage gefallen lassen:

»Na, wie war es im Urlaub, schön erholt?« Mit diesem Satz hat der Patient dann den Preis für die Arschgeige des Tages gewonnen, und ich denke mir, Beamter wäre auch nicht schlecht gewesen.

78. GRUND

Weil wir Ärzte nur absolut viel verdienen

Das liebe Thema Geld. Immer wieder gern genommen, wenn man versucht, die Moral der Ärzte zu beleuchten wie das Brandenburger Tor im Mondenschein. So richtig wird es nichts, weil es eigentlich finster und dennoch hell ist und man nie weiß, ob der Mond oder der Halogenstrahler das Tor erleuchtet.

Es gibt welche, die meinen, wir verdienen viel zu viel (das sind eigentlich alle abzüglich der Ärzte selbst), und andere sagen, es ist viel zu wenig (das sind die meisten Ärzte und ihre Steuerberater). Beide sehen es nicht ganz falsch, aber auch nicht ganz richtig.

Ohne die erheblichen Unterschiede unter den Ärzten jetzt genau zu betrachten (das kommt an anderer Stelle), möchte ich mal versuchen, beiden Seiten gerecht zu werden.

Zunächst einmal muss man gerechterweise feststellen, dass es keinen oder zumindest sehr wenige Ärzte gibt, die Insolvenz anmelden mussten. Und wenn, dann lag es sicher nicht an den Einkünften, sondern an den Ausgaben, die in penetranter Regelmäßigkeit an ewig studierende Kinder aus früheren längst vergessenen Beziehungen oder in die Gucci- und Pradataschen der dazugehörigen oder nebenbei »betreuten« Ex-Frauen gehen.

Auch ungünstige Gesamtkonstellationen wie das Zusammentreffen einer unbändigen Liebe zu alten Autos, jungen Frauen, weißem Pulver, schwarzem Kaviar, schnellem häufigen Sex und langsamen seltenen Arbeiten können mal zur Zahlungsunfähigkeit führen. Aber im Allgemeinen und Normalen kommt am Ende zumindest so viel raus, dass man keine Gefahr läuft, dass das Geschäftskonto alle wird. Auch geht es uns Ärzten aus rein finanzieller Betrachtung gut bis sehr gut. Neben dem Familienauto ist meist noch Platz für das Kleine für die Frau oder das Spaßmobil ohne Dach für den Papa. Beim Einkaufen sind wir in der Lage, uns mit Inhalten und nicht unbedingt mit Preisen der Konsumgüter zu beschäftigen. Urlaub kann regelmäßig geplant werden, und wenn Sohnemann aus eigentlich nicht existenten Gründen, aber trotzdem zwischen Geburtstag und Weihnachten unbedingt eine PS 4 braucht, wäre das gegen alle Vernunft auch irgendwie möglich. Das hört sich alles natürlich gut an, aber dass es viel zu viel ist, würde ich jetzt nicht gleich sagen. Uns geht es gut, und eigentlich sollte keiner klagen, wenn, ja wenn es da nicht das Adjektiv »relativ« geben würde.

Denn relativ betrachtet sieht es eben manchmal nicht so erfreulich aus. Relativ heißt so viel wie vergleichsweise. Und wenn man eben nun mal den Fehler macht, seinen eigenen Stundenlohn mit dem seines Anwaltes oder Steuerberaters zu vergleichen, würde ich es keinem prinzipiell übel nehmen, wenn er mal ein kleines leises Klagelied anstimmt. Sicher kann man dem Anwalt zugutehalten, dass er ja 350 Euro verlangen muss, weil in seinem Wartezimmer nicht permanent von früh bis spät alle Stühle belegt sind. Aber nur weil wir Ärzte aus einem nicht endenden Kundenpool schöpfen können, uns dann deshalb die Stundenlöhne raffiniert klein zu budgetieren, das kann man mal zumindest nicht gut finden. Ins relative Licht kann man sicher auch noch das Risiko der erbrachten Leistungen setzen. Ohne die enorme Gefahr einer Steuer oder Rechtsberatung zu unterschätzen, ist doch einiges, was wir so täglich machen, schon etwas näher dran am Staatsanwalt. Sicherlich gabs auch den einen oder anderen, der bei Betrachtung seiner Steuernachzahlung einen Herzinfarkt bekommen hat, aber die Verantwortung für den oft schmalen Grat zwischen Leben und Tod ist relativ betrachtet einfach nicht einberechnet.

Aber wie gesagt, absolut passt es schon.

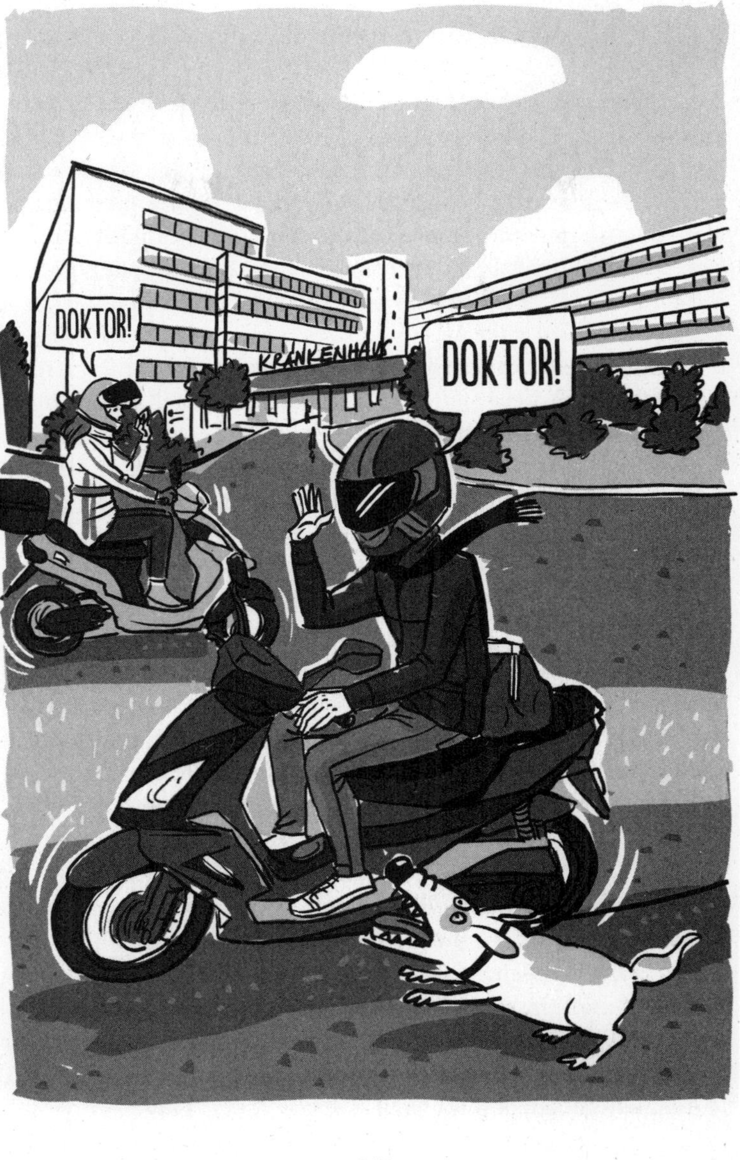
DOKTOR!
KRANKENHAUS
DOKTOR!

79. GRUND

Weil uns die Sicht von der anderen Seite fehlt

Arzt sein ist gar nicht so einfach. Es gibt Tausende von Krankheiten und noch mal so viel Symptome. Leider passen nicht immer ein und dieselben Symptome zu einer ganz bestimmten Krankheit, sodass man zielgenau bei Bauchschmerzen, Druckschmerzen an typischer Stelle, Fieber, Übelkeit und Erbrechen zu 100 % die Diagnose Blinddarmentzündung stellen kann.

Dummerweise kombinieren sich diese vielen Symptome ganz eigenwillig, unkoordiniert und selbstbestimmt auf unterschiedlichste Weise. Selbst dem fleißigsten Arzt fällt es schwer, all diese Millionen Kombinationen auswendig zu lernen, um dann im Verlauf seines Berufslebens immer und sofort die passende Diagnose zur entsprechenden Symptomkombination auf den Tisch werfen zu können.

So kommt es, dass wir tatsächlich ab und zu auch einmal nachdenken müssen, um ein bis dahin für uns unbekanntes Zusammentreffen von Beschwerden einer Krankheit zuordnen zu können. Zum Glück gibt es viele Spezialgebiete und deshalb auch Spezialisten, sodass sich die Krankheiten, mit denen man sich auskennen muss, irgendwann auf ein gesundes Maß reduziert haben.

Mit zunehmender Erfahrung und Berufsjahren werden die Fälle, bei denen man tatsächlich mal überlegen muss, immer weniger. Wenn ich dann eine Diagnose gestellt habe, mit der ich und der Patient auch zufrieden sind, muss ich ihm natürlich noch einen Vorschlag machen, wie wir es denn behandeln können.

Vorschlag ist da glaube ich aktuell das richtige Wort. Früher hat der Arzt festgelegt, was gemacht wird. Heute ist im neuen hippokratischen Eid die Autonomie des Patienten hervorgehoben, und wir müssen mit ihm die Therapie beraten, und am Ende darf er auch noch mitentscheiden, was gemacht wird.

Auch wenn das alles kein Hexenwerk ist, fällt es doch dem einen oder anderen Arzt ab und zu mal schwer, das alles in sieben Minuten abzuarbeiten und den Patienten glücklich und zufrieden aus seiner Praxis nach Hause zu schicken.

Einen großen Vorteil hat man, wenn man die eine oder andere Krankheit oder Verletzung selbst schon einmal gehabt hat und aus dem eigenen Erfahrungsschatz schöpfen kann. Ich zum Beispiel habe in meiner Jugend viel Sport gemacht. Judo, Tennis, Fußball, Triathlon, bin Marathon gelaufen und habe meinen Körper auch sonst in jeglicher Hinsicht gequält und geschunden. Natürlich bleibt es da nicht aus, dass man die eine oder andere Verletzung hatte. Wenn ich mich so erinnere, hat der in mir wohnende ausgeprägte Optimismus dazu geführt, dass ich per se erst mal sagen würde, ich war eigentlich nie verletzt. Wenn dann aber Patienten zu mir in die Praxis kommen und mir ihre Verletzung oder Erkrankung darbieten, fällt mir ein ums andere Mal auf, dass ich das alles irgendwie auch schon mal gehabt habe. Und so musste ich in den letzten zehn Jahren und beim Blick in meine eigene Krankenakte feststellen, dass ich eigentlich oft und ganz schön krank war.

Anscheinend sind wir aber früher damit anders umgegangen. Leistenzerrung, weiche Leiste, Symphysitis, Tractussyndrom – alles Dinge, die wir früher gar nicht kannten. Bei uns gab's nur zwei Dinge zu entscheiden. Geht's oder geht's nicht. Das war die Frage des Trainers vor dem nächsten Spiel, dem nächsten Wettkampf, dem nächsten Training, und wir haben geantwortet, ja es geht oder es geht nicht, und da man spielen wollte, ging es meistens dann irgendwie doch. Wir haben die vielen Sachen, die uns so ereilt haben, irgendwie besser verdrängt, aber dennoch helfen sie mir jetzt fast täglich weiter. Ich kann mich hineinversetzen in den Patienten, der mit schmerzverzerrtem Gesicht vor mir sitzt. Das ist allerdings nicht immer gut für den Gegenüber. Ab und zu, eher selten, kann ich mit ihm mitfühlen, meistens aber weiß ich ja aus eigener Erfahrung, dass man bei der ein oder anderen Verletzung nicht unbedingt sechs Wochen eine Krankschreibung oder Sportbefreiung braucht. Mit etwas Zähnezusammenbeißen, einer Schmerztablette und einem Pflaster sollte es auch schon viel eher möglich sein, der alltäglichen Arbeit oder Freizeitbeschäftigung wieder nachzugehen.

Es wäre prinzipiell, denke ich, nicht schlecht, wenn man sich als Arzt viel mehr und viel häufiger in den Patienten hineinversetzen könnte. Nun kann man nicht hoffen oder verlangen, dass jeder Arzt vor Beginn seines Berufslebens vom Muskelfaserriss bis zum Krebsleiden alles schon mitgemacht hat, aber von Vorteil wäre es irgendwie schon. Mein Vater war leider sehr krank, er hatte einen Gefäßverschluss nach dem anderen, zwei Dutzend Operationen und noch mal so viele Lysen am verstopften Bein. Nachblutungen, Sepsis, gepaart mit einer angeborenen Gerinnungsstörung, wieder neue Gefäßverstopfungen, Gefäßtransplantate erst mit eigenem Material, dann mit dem von toten Menschen, das ganze Programm, kurz gesagt, wenn es scheiße läuft, läufts scheiße. Nach zehn Jahren hat er sich dann endlich das sowieso schon nicht mehr durchblutete Bein abnehmen lassen. Er war natürlich nicht zehn Jahre im Krankenhaus. Der Zustand hätte es sicherlich erlaubt, aber seine Praxis musste ja irgendwie weiterlaufen, und so ist er zum Teil mit einem Infusionsständer, an dem seine eigene Infusion hing, von Sprechzimmer zu Sprechzimmer gehumpelt. Zwischendurch immer mal wieder und insgesamt etwa ein Jahr musste er dann doch das Krankenhaus, die Ärzte und das Gesundheitswesen von der anderen Seite kennenlernen. Darüber hat er ein Buch geschrieben: *Der Arzt als Patient*, in dem er diese für einen Mediziner teilweise schreckliche Erfahrung niedergeschrieben hat.

Ich glaube nicht, dass frei nach Murpyhs Gesetz bei ihm als Kollege mehr schiefgegangen ist als bei jedem anderen Patienten. Wenn man aber überlegt, wie viele kleine und größere Fehler er durch sein medizinisches Wissen abwenden konnte, die ein Laie einfach mal so mitnimmt, ist das ein Zeugnis für die Widerstandsfähigkeit unseres menschlichen Körpers und zeigt, dass Gesundung und Heilung nicht nur mit, sondern sehr oft auch trotz ärztlicher Hilfe stattfinden. Nach dieser Erfahrung und Leidenszeit ist er aber auf jeden Fall in einigen Bereichen ein besserer Arzt geworden. Selbstkritik, Fehlermanagement, gesunde Selbsteinschätzung und Empathie heben sich wahrscheinlich automatisch auf eine höhere Ebene, wenn man einmal auf der anderen Seite gelegen oder gestanden hat. Es gibt ganz wenige Berufe, in denen man diese für jeden und sein weiteres Handeln eigentlich wichtige Erfahrung leider oder zum Glück nicht machen kann und auch nicht unbedingt machen möchte. Wäre es aber irgendwie virtuell möglich, müsste man dies in die Ausbildung auf jeden Fall aufnehmen. Einmal die Visite vom Krankenbett aus gesehen, und aus vielen guten würden noch bessere Ärzte und Pflegekräfte werden.

80. GRUND

Weil es auch Orthopäden gibt

Es gibt einen ganzen Haufen Fachgebiete in der Medizin. Für eines von diesen muss man sich auch irgendwann mal entscheiden.

Am besten recht frühzeitig, damit man schon von Beginn der Ausbildung sich auf sein Wahlfach konzentrieren kann und bei den Vorlesungen in den anderen Fächern lieber mal an den See oder in den Freisitz gehen kann.

Wenn man dann eine Richtung erfolgreich eingeschlagen und begonnen hat, gibt es unterschiedlich intensiven Kontakt und Berührungspunkte mit den Kollegen der anderen Fachrichtungen. Eigentlich wäre der bessere Titel für das Buch, in welches dieser Grund passt, *111 Gründe, kein Chirurg zu werden.*

Einer davon wäre:

»Weil man zu engen Kontakt mit Orthopäden hat«.

Ich weiß gar nicht, ob Orthopäden richtige Ärzte sind. Nicht ohne Grund gibt es in Chirurgenkreisen die nicht ganz ernst gemeinte Empfehlung an unsere Patienten:

»Sie können gern zu einem Orthopäden gehen, empfehlen würde ich Ihnen aber, sich für Ihre Zweitmeinung einen Arzt zu suchen.« Orthopäden behandeln laut Definition Fehlbildungen und Erkrankungen des Stütz- und Bewegungsapparates. Das ist, da muss ich mal für meine Kollegen ein entschuldigendes Wort einlegen, nicht immer vergnügungssteuerpflichtig, weil sie eigentlich keine Krankheiten heilen können, sondern nur Leiden verwalten und pflegen.

Mein Vater hat in seiner aktiven Zeit Patienten mit Schmerzen, die länger als vier Wochen ohne initiales Unfallereignis bestanden, mit den Worten zum Orthopäden geschickt:

»Ich bin Unfallchirurg und behandle Unfälle und Krankheiten, die ich heilen kann; Sie haben ein Leiden, welches per se nicht heilbar ist, dafür sind die Orthopäden da.«

Dass dieses Patientenklientel selbst denen auf Dauer keinen Spaß macht, kann ich verstehen. Zumal ein großer Teil der orthopädischen Heilkunst vom Patienten selbst kommen muss. Was soll der arme Orthopäde auch machen mit Oma Hildes jahrelangen Rückenschmerzen oder Waltrauds schlimmer Arthrose. Schmerzmittel verordnen, im besten Fall ins Krankenhaus zum Operieren schicken oder den Patienten davon überzeugen, ein wenig die eigene Aktivität zu steigern, sich für Rehasport oder Rückengymnastik zu begeistern oder einfach mal täglich ein paar Schritte um den Block zu laufen.

Die meisten sind davon allerdings nicht begeistert, finden Sitzen besser als Stehen, Essen besser als Bewegen und Sport im Fernsehen zu verfolgen entspannter, als selbst was zu machen.

Mit der Frage »Herr Doktor, gibt es da nicht noch was anderes, Sie müssen mir doch noch eine Alternative anbieten können« verhärten sich die Fronten im orthopädischen Sprechzimmer dann immer mehr. Sie sind schon nicht zu beneiden, die Orthopäden, und weil sie so ein schweres Leben haben, bestellen sie ihre Patienten auch nur einmal im Quartal. Böse Stimmen behaupten, dass auch dies nur zur regelmäßigen Abrechnung der Quartalspauschale erfolgt, aber ich denke schon, dass man den Großteil der chronischen Schmerzpatienten nicht öfter ertragen kann.

Wenn das leidliche Thema Sport und Bewegung vom Patienten klar und deutlich mit den Worten »Sport war noch nie was für mich, da fange ich jetzt auch nicht mehr damit an« abgebügelt wurde und der Patient weiter nach Hilfe und Alternativen schreit, dann kann man rein menschlich folgende Konversation verstehen.

Ich war dabei, indirekt, hatte einen Kollegen angerufen, der mich noch mal kurz ablegte, um das laufende Patientengespräch zu beenden. Ich hörte also mit, wie anscheinend zum wiederholten Male die Frage nach eigener Mobilisierung, OP, Spritzen und die ganze konservative Palette abgelehnt wurde und die Patientin abschließend sagte:

»So, Herr Doktor jetzt machen Sie doch mal was anderes gegen meine Schmerzen, wie können Sie mir denn nun helfen?«

Irgendwie stieg selbst für mich die Spannung am anderen Ende der offenen Leitung auf die nun folgende Antwort. Diese kam prompt ruhig und bestimmt:

»Frau Müller, ich mache Ihnen jetzt einen letzten Vorschlag, ich bin Jäger und besitze deshalb einige Waffen, wir machen uns für morgen einen neuen Termin, da bringe ich eine von denen mit, und wir beide zusammen erschießen Sie. Dann, verspreche ich Ihnen, sind Sie schmerzfrei und alle Probleme los.«

Natürlich ist das im 21. Jahrhundert keine wirkliche Alternative.

Da die Kollegen nicht mehrmals am Tag zur Waffe greifen können, ist ihnen irgendwann mal die Mutter aller Lösungen eingefallen.

Der Chirurg. Und so ist es fast ein wenig zur Tradition geworden, dass nach einmaliger Konsultation im Quartal der Patient mit einem Überweisungsschein an den hochgelobten chirurgischen Kollegen mit den Worten weitergeleitet wird:

»Wenn Ihnen noch einer helfen kann, dann der, das ist ein absoluter Spezialist für Ihr Problem.«

Da sowieso schon unsere Praxen von eigentlich orthopädischen Patienten überlaufen werden, weil sie für ihr »halb akutes« Problem erst wieder in sechs Monaten einen Termin beim Orthopäden bekommen würden, können wir dieser sicherlich nett gemeinten Überweisung natürlich auch nicht viel abgewinnen.

Hinzu kommt die Tatsache, dass scheinbar kein Patient von einem Orthopäden tatsächlich Hilfe und eine Lösung für oder sogar Heilung seines Problems erwartet. Kaum stehen sie dann aber im chirurgisch/unfallchirurgischen Sprechzimmer, steht Sport machen oder weniger essen von vornherein überhaupt nicht zur Diskussion, da der Spezialist ja bestimmt ganz besondere Vorschläge hat.

Wir haben es also nicht leicht mit den Jungs, aber sie auch nicht wirklich mit ihrem Patientengut. Aber wie gesagt, Augen auf bei der Berufswahl, und wenn schon Arzt, dann kein Orthopäde, na ja, aber eigentlich auch kein Chirurg, der ist ja zu nah dran am Orthopäden.

Zum Schluss muss ich aber doch noch eine Lanze für diese Spezies brechen, privat gehören die meisten nun wieder zu den Ärzten, die man mit einem meist nicht zu unterschätzenden Spaßfaktor zur Not auch mal auf ein oder drei Bier einladen kann.

81. GRUND

Weil Kollegen eigentlich keine Freunde sein können

Über die Spezies »Collega« hatte ich mich ja schon ein wenig ausgelassen. Das war an der Stelle, als es um die unangenehme Eigenschaft ging, dass man nicht selten den Mist, den ein anderer angerichtet hat, wieder in Ordnung bringen muss.

Allein diese Tatsache spricht gegen die Annahme, dass man aus einem Arbeitskollegen einen Freund im richtigen Leben machen kann. Auch das sehen diejenigen, für die Arztsein das größte und schönste Privileg auf Erden ist, natürlich anders.

Die meisten, die sich bereits auf Arbeit mit Weißkitteln umgeben, pflegen dann auch im Freundeskreis eher den Kontakt zu geistig und fachlich Gleichgesinnten. Wer überzeugt von sich und seinem Tun ist, der möchte natürlich auch nach getaner Arbeit, am Wochenende, im Urlaub und in der Sauna, über sich und sein Tun berichten. Loslassen kommt für sie nicht infrage. Schließlich haben sie viel dafür getan, dort zu sein, wo sie sind, und leisten tagtäglich schier Übermenschliches. Um darüber reden zu können und sich für seine Heldentaten gebührend feiern zu lassen, reicht die Mittagspause im Krankenhaus natürlich bei Weitem nicht aus. Die Würdigung bedarf weiterer privater Treffen, und so gesellt sich nach Feierabend, im Park oder beim Grillabend gern und häufig Arzt zu Arzt, Element zu Element und Chef zu Chef.

Wenn irgendwie möglich werden natürlich auch da die Hierarchien meist beibehalten. Auffallend ist aber, dass sich nicht selten Kollegen zusammenfinden, die nicht unbedingt ein und dieselbe Wirkungsstätte haben. Das hat den Vorteil, dass der Gesprächspartner die mit viel Fantasie ausgeschmückten Erzählungen und Geschichten des »Freundes« nicht direkt überprüfen kann und so aus einer Kopfplatzwunde schnell auch mal ein Polytrauma wird, welchem man gerade noch so das Leben retten konnte. Die Tatsache, einfach nicht loslassen zu können und das eigene Leben vorrangig über den Beruf als Arzt zu definieren, ist aber nicht der einzige Grund für »Arztfreundschaften«.

Wir hatten über die leidigen Dienste gesprochen und wie diese das gesellschaftliche Leben eines im Dienstplan Gefesselten beeinflussen und teilweise lahmlegen können wie eine defekte PS 4 oder ein langsames WLAN das Leben eines Teenagers.

Die vielen Fragen, die man mit »Nein … ich habe Dienst« beantworten muss, sind leichter zu ertragen, wenn es dem gegenüber ähnlich geht. Allein das gegenseitige Hochschaukeln bei der Suche nach einem gemeinsamen Grilltermin macht dieser Spezies bereits Spaß. Jeder möchte öfter keine Zeit haben und damit wichtiger als der andere sein, und jede Absage aufgrund beruflicher Verpflichtungen führt in diesen Kreisen zu einer Steigerung des Selbstwertgefühls.

Wenn die Freizeit begrenzt ist, fällt es natürlich auch schwerer, in dieser Zeit Freunde zu finden und dann auch zu pflegen. Viel einfacher ist es, sich deshalb Freunde im Krankenhaus und unter seinesgleichen zu suchen. Die sehe ich dann entweder jeden Tag, regelmäßig auf Veranstaltungen und Kongressen oder habe auch so ab und zu Kontakt, wenn ich sie wegen gemeinsamer Patienten oder fachlicher Probleme kontaktieren muss.

Es ist also eine Mischung von wenig Zeit, dem Gefangensein im Kittel und dem ständigen Drang nach Fachgesprächen und eigenem Darstellen, der dazu führt, dass Ärzte versuchen, oft auch Freunde zu werden.

Ich für meinen Teil bin froh, dass ich nur ein, zwei Kollegen zum richtigen Freund gemacht habe. Das aber auch nur, weil sie genau wie ich ihr Leben über all das definieren, was sie nach Feierabend machen, und eigentlich nur auf Arbeit gehen, weil sie ja nun mal irgendwas machen müssen, um Geld zu verdienen. Sie gehören auch nicht zu denen, die Überstunden gerne machen, auch bezahlen lassen sie sich diese nicht, sie machen sie einfach alle frei. Die Zeit im Kittel versuchen wir auf ein Minimum zu reduzieren, und wenn wir uns auf ein Bier treffen, reden wir über alte Zeiten, Autos, Fußball und Frauen. Okay, einer ist Katholik und der andere glücklich verheiratet. Die Gespräche über Frauen vermischen sich deshalb mit den Geschichten über alte Zeiten, und aktuell sind es eher alte Frauenwitze. So wird aus einem Abend mit zwei studierten Medizinern ein ganz normaler zwischen Männern, denen die gute Kinderstube und der Doktortitel für intellektuelles Gehabe meist schon vor dem ersten Bier verloren gehen.

82. GRUND

Weil man nie Freizeit hat und die Frage »Sag mal, du bist doch Arzt …?« nervt

Da wir Menschen einen Großteil unseres Lebens auf Arbeit sind, bleibt es nicht aus, dass viele auch ihre Freizeit mit Gleichgesinnten verbringen, um auch dort über ihre Arbeit zu reden. Wer das nicht möchte, stellt sich bewusst oder eher unterbewusst im Verlauf seines Daseins auf diesem Planeten seinen Freundeskreis so zusammen, dass er möglichst wenig Berührungspunkte mit Leuten hat, die das Gleiche machen wie er selbst. Das macht dann den Grillabend oder das Fondue um einiges entspannter.

Auf der anderen Seite ist es auch interessanter, wenn am Pokertisch ein Banker neben einem Anwalt, einem Arzt, Tischler, Automechaniker sowie ein arbeitsloser Künstler und ein Angestellter im öffentlichen Dienst sitzt. So sieht es bei mir aus, und ich finde das auch gut so. Nicht zuletzt, weil es keinen Sinn macht, sich nur mit Medizinern zu umgeben, die dem eigenen Wissen nur begrenzt Neues hinzufügen können, aber dumm aus der Wäsche schauen, wenn ich frage, ob einer mein Auto oder meinen Schrank reparieren oder mal meine letzte Finanzierung prüfen kann.

Natürlich kommt es dann auch mal vor, dass man branchenübergreifend die Neuigkeiten des Freundes erfahren möchte und sich über die Arbeit des anderen erkundigt. Das ist auch völlig in Ordnung so und führt gleichzeitig zu einer eigenen Horizonterweiterung.

Was ich aber in meiner Freizeit brauche wie einen hartnäckigen Fußpilz oder ein Herpes vorm ersten Date, ist die Unart, wenn aus einem allgemeinen Interesse am Arbeitsalltag des anderen ein spezielles in eigener Sache wird.

Das Problem kennt sicher jeder irgendwie in abgeschwächter Form.

»Sag mal, du bist doch Koch, wie lange würdest du denn die Filets auf dem Grill liegen lassen?«

»Sag mal, du machst doch in Autos, bei mir klappert da irgendwas vorn links, weißt du, was das sein könnte?«

»Sag mal, du hast doch auf Holz gelernt, meine Schranktür schließt nicht mehr, könnte das das Scharnier sein?«

Gefühlt würde ich aber sagen, dass es einen Satz gibt, der ungeschlagen ganz oben auf der Hitliste der unbeliebten Fragen in der Freizeit steht. Ein Satz, der mir jedes Mal die Haare wie Dornen in die Höhe springen und den Puls auf 200 steigen lässt. Ich möchte wetten, dass keine andere Berufsgruppe sich öfter derartigem gesellschaftlichen Fehlverhalten ausgesetzt sieht wie wir Ärzte. Es vergeht kein Grillnachmittag, kein Fußballabend, kurz gesagt keine Freizeitveranstaltung, wo nicht mindestens einmal ein Gast mit einem überfreundlichen Lächeln angeschlichen kommt und das Gespräch beginnt mit:

»Sag mal, du bist doch Arzt, ich habe da ein Problem, vielleicht kannst du mir schnell mal helfen.«

Meine gute Erziehung und im besten Fall schon das zweite Bier verhindern, dass ich den Fragenden einfach stehen lasse, so tue, als hätte ich einen Hörsturz oder eine Mandelentzündung, die mir das Reden verbietet, oder ihm einfach mit einer langen Geraden dorthin zurückschnipse, wo er hergekommen war. Meist oder eigentlich immer bin ich trotzdem freundlich und antworte:

»Ja schlimm, da würde ich mal zum Arzt gehen.«

Die meisten merken dann auch, dass ich keine Lust habe, eine ernsthafte Antwort zu geben, und fragen dann höchstens noch, ob sie denn mal kurzfristig einen Termin bei mir haben könnten. Meist noch mit dem unsinnigen Nachsatz »… wenn es mal gut passt«.

Da unser Beruf ein toller wäre, wenn es nur die Patienten nicht gäbe, passt es schon per se erst mal nie. Und dass es mal zeitlich passt, ist auch irgendwie Quatsch. Wenn ich in der Praxis bin, sind meist gleichzeitig mit mir 20 Leute im Wartezimmer, und wenn keiner im Wartezimmer sitzt und es deshalb mal passen würde, ist entweder Nacht, oder ich bin im Urlaub.

Das Grundübel sind aber nicht die Laien, die mir in der Freizeit auf den Keks gehen, sondern die vielen Profilneurotiker unter uns, denen es scheinbar Spaß macht, auch beim Bier im Garten oder unterm Weihnachtsbaum mal schnell ihr überdurchschnittliches Wissen zum Besten zu geben und zwischen Frühstück und Gänsebraten die eine oder andere Behandlung oder mündliche Beratung durchzuführen. Da diese Geltungssüchtigen in der Überzahl sind und die Nervbatzen viel zu häufig auf offene Ohren stoßen, denkt der Laie natürlich, wir sind alle so. Deshalb stelle ich hiermit einmal klar: NEIN, wir sind nicht alle so. Weil ihr unsere Freunde seid, geben wir euch zwar trotzdem einen schnellen Termin, auch wenn es nie gut passt, aber über eure Wehwehchen wollen wir uns in diesem Moment nicht mit euch unterhalten.

83. GRUND

Weil man meint, sich selbst behandeln zu können

Wir Ärzte sind gut, wir sind supergut, wir sind die Besten. So oder so ähnlich habe ich schon einmal einen Grund begonnen. Wenn ich noch ein Kapitel so beginne, scheint es wohl tatsächlich so zu sein. Nein, Spaß beiseite, auch wenn ich alle 111 Gründe so anfangen könnte, würde ich trotzdem noch nicht so dermaßen überzeugt von uns und unserem Tun sein. Aber dass es Kollegen und nicht wenige gibt, die genau das sind, hatte ich ja auch schon ausführlich zu Papier gebracht.

Es gibt aber trotzdem eine Situation, in der wir fast alle meinen, wir wären die Besten und Einzigen, die helfen können. Nämlich dann, wenn wir selbst krank sind. Allein diese Tatsache gibt es eigentlich gar nicht.

Was unsere eigene Gesundheit angeht, sind wir Meister des Verdrängens und Verneinens. Wir krank, wie denn das, nicht möglich, was nicht sein darf, das auch nicht sein kann. Wir, die mit dem weißen Kittel, besser gesagt dem Umhang der Unantastbarkeit, der uns schützt vor allem und jedem, vor Kritik, Zweifel und eben auch vor Krankheiten. Wir werden nicht krank, und sollte es doch mal so sein, dass uns ein Keim in einer schwachen Sekunde erwischt hat, ist es nur halb so schlimm. Selbst wenn es etwas schlimmer als nur halb ist, ist das noch lange kein Grund, sich Sorgen zu machen.

Erstens haben wir ja aufgrund unserer täglichen Nähe zu Keimen, Viren und Bakterien ein sensationelles Immunsystem, welches bestimmt in wenigen Tagen den Angriff abgewehrt hat, und zweitens sind wir ja selbst Ärzte. Und wer könnte einem kranken Arzt nicht besser helfen als der kranke Arzt selbst.

Sein unschlagbares Wissen um seine eigenen Symptome kombiniert mit seiner Erfahrung und der Fachkenntnis machen nur einen zu dem für diese Situation besten Arzt. Ihn selbst.

Mit dieser Fehleinschätzung bewaffnet, beginnen wir dann, an uns rumzudoktern. Wir machen dies, wir machen jenes, wir schlucken heute die Tablette und morgen eine andere, wir machen viel, aber am Ende ohne Sinn und Verstand und alles nur halb. Sachlich betrachtet müssten wir als Patient uns als Arzt eigentlich sofort für diese Behandlung verklagen. Meist zieht sich diese eigene Misshandlung über Wochen.

Wochen, in denen wir völlig beratungsresistent vor uns hinvegetieren und unser kümmerliches Dasein damit erklären, dass uns ein ganz besonders schlimmer Keim erwischt haben muss. Einer, den es bisher nicht gab und der jeden anderen, dem nicht eine so grandiose Behandlung zugutekommt, schon längst dahingerafft hätte. Wenn wir Glück haben, leben wir in einer normalen Beziehung, also einer, in der ganz am Ende bzw. kurz vor dem Ende dann doch die Frau das Sagen hat. Ein ganz besonders einflussreicher Freund oder eine unermüdlich auf uns einredende Mutter kann dann auch

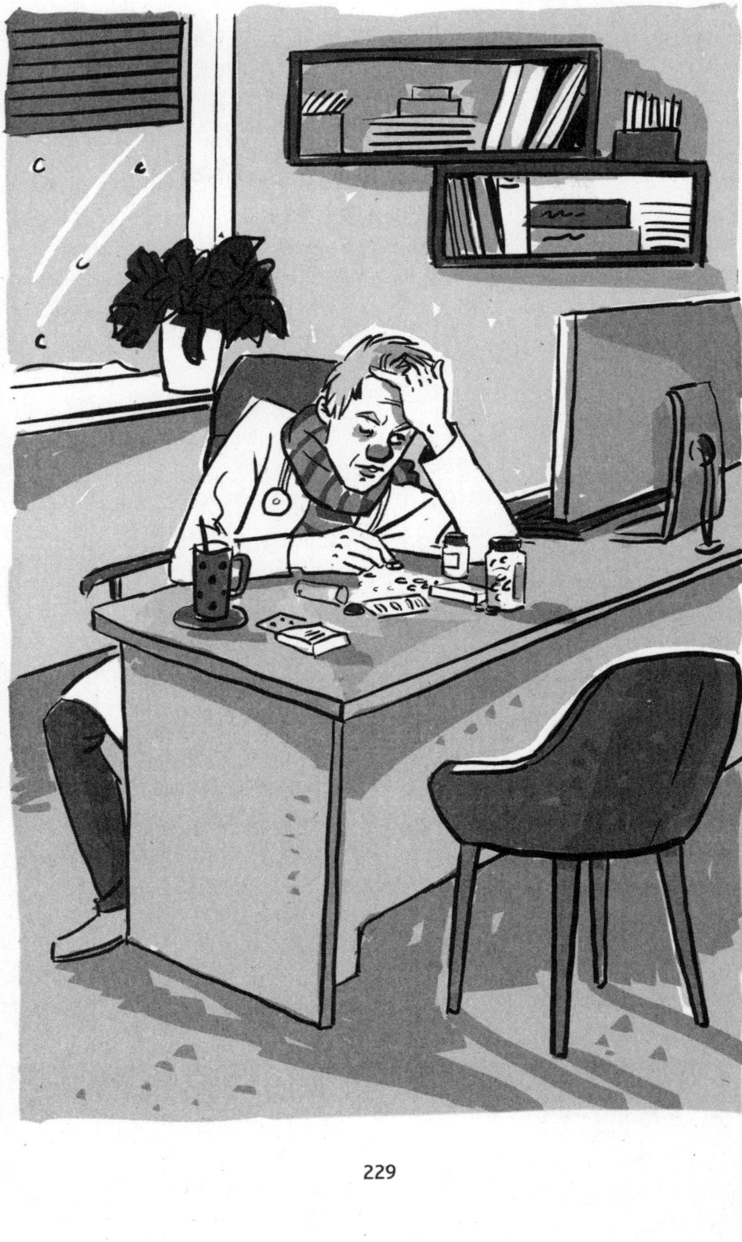

mal die Wende bringen. Diese sind es dann meist und zum Glück, die wissen, an welchen Schrauben sie drehen können, dass wir uns dann doch irgendwann eingestehen, in diesem einen Fall dann mal fremde Hilfe in Anspruch nehmen zu müssen. Aber wirklich nur, weil sie es sind und ausnahmsweise, das nächste Mal schaffe ich das dann schon wieder selbst.

84. GRUND

Weil die eigenen Kinder die schlechteste Behandlung bekommen

Diesen Grund könnte ich ganz kurz gestalten und einfach auf den vorhergehenden verweisen. Unter der gleichen wahnhaften Selbstüberschätzung und dem Dilettantismus, den wir uns und unseren eigenen Krankheiten zukommen lassen, müssen auch unsere Kinder leiden.

Natürlich können wir auch Kinder, selbst wenn wir zuletzt im Studium etwas von Kindermedizin gehört haben. Was soll da schon schwer sein. Die Pädiater kochen auch nur mit Wasser. Es wäre doch peinlich, wenn ich mit dem Husten von Sohnemann oder dem Ausschlag der Tochter zu einem Kollegen renne und nach Hilfe frage.

Und so pusten wir mit einem »Ach komm, das wird schon, so schlimm ist es doch nicht« das Fieberthermometer schnell wieder von 40,5 auf 39 und sitzen die Sache mit etwas Nurofen und tröstenden Worten lieber noch ein wenig aus.

Hier muss ich jetzt ausnahmsweise mal nicht in die kollegiale Ferne schweifen und kann reumütig von einem Fall aus der eigenen Familie berichten.

Mein Sohn, damals etwa drei Jahre, hatte eine Wunde oder auch Schrunde hinter seinem linken Ohr. Ich weiß nicht, ob Mama ihn mal am Ohr durch die Badewanne gezogen hat oder seine kleine Schwester ihm Böses wollte. Angeblich ist das bei Kindern oft so, weil Ohr und der beruhigende Nervus vagus irgendwie in Verbindung stehen und sich die Kleinen mit dem Reiben hinter dem Ohr selbst etwas zur Ruhe bringen können.

Jedenfalls war da plötzlich ein kleiner oberflächlicher 1cm langer Riss am Ansatz der Ohrmuschel.

Mit den Worten »Das ist doch nicht so schlimm, das wird schon wieder« dachte ich zuerst taktisch an Beobachten und Abwarten.

Der Riss wurde leider größer und war nach drei Tagen auch schon etwas gerötet und entzündet. Für einen Hobbypädiater kein Problem, jede Wunde braucht schließlich etwas Zeit und muss sich durch eine ordentliche Entzündung auch erst einmal selbst reinigen.

Nach weiteren zwei Tagen tat sich aber hinter dem Ohr meines Sohnes ein Krater auf, der, was Tiefe und Ausdehnung anging, eher an den Marianengraben erinnerte.

Als dieser wie ein aktiver Unterwasservulkan dann auch noch Eiter ausspuckte und ein leichter Windstoß beim Öffnen des Fensters gereicht hätte, das nur noch an einem Faden hängende Ohr gänzlich abzureißen, musste gehandelt werden.

Für den Besuch bei einem Fachmann war es aus meiner Sicht allerdings noch zu früh, und ich versuchte mit Puder scheinbar den Marianengraben zuzuschütten. Zwei Tage später wäre dann auch der Windstoß nicht mehr notwendig gewesen, um das hochrote Ohr vom fiebernden Kind einfach abfallen zu lassen wie ein Blatt im Herbst vom Baum.

Zum Glück gibt es da, wie schon erwähnt, die gesunden Familienverhältnisse, in denen die Frau kurz vorm Ende, was scheinbar für den Sohnemann auch nicht mehr weit weg war, die Zügel in die Hand nahm.

Kurz und bündig entmündigte sie mich, riss mir das schwerkranke Kind aus den Armen und rannte wie der Vater in Goethes *Erlkönig* zum nächsten Kinderarzt, mit dem glücklichen Unterschied, dass das Kind in ihren Armen noch lebte, als wir die Praxis betraten.

Beim Anblick des abgepuderten Ohres bekam ich natürlich erst mal einen gewaltigen Einlauf von der Kollegin, die sofort und unmissverständlich meine Approbation infrage stellte. Auch mir fiel jetzt, als die Verantwortung für mein Kind nicht mehr in meinen Händen lag und ich wieder klare Gedanken fassen konnte, ein, dass Puder auf offene Wunden so unsinnig ist wie ein Grillabend ohne Fleisch, nur mit Gemüse auf dem Rost. Wir bekamen eine selbst gemixte Salbe, und der Junge war drei Tage später wieder der Alte und die Wunde abgeheilt. Seit dieser Aktion wusste ich, die eigenen Kinder müssen wohl oder übel andere behandeln. Auf jeden Fall werde ich mal mit dem Verleger verhandeln, ob er mir ein Exemplar des Buches für meinen Sohn ohne diesen Grund drucken kann, nicht dass er mir aus später Rache irgendwann mal im Schlaf das Ohr abschneidet.

85. GRUND

Weil viele kein Ende finden

Dass der Beruf mal der schönste der Welt war, ist sicherlich nicht abzustreiten, dass er es längst nicht mehr ist, wird jeder nach diesem Buch auch verstehen. Es gibt noch einige Ärzte aus der guten alten Zeit, und viele, die sich auch heute noch die Sache schönreden und tatsächlich 111 Gründe finden würden, immer wieder Arzt zu werden. Diese sind dann zeitlebens vom ersten Tag ihres Studiums bis zum letzten Tag ihres Daseins auf diesem Planeten ausschließlich und ohne Kompromisse Ärzte, und zwar ständig, ganztägig, mit vollem Herzen und mit jedem Gedanken.

Sie sind nicht nur Arzt, wenn sie den weißen Kittel überstreifen, nein, sie sind es immer und überall. Ihr Leben ist die Medizin. Eine

Frau haben sie in erster Linie, um nicht verdächtigt zu werden, schwul zu sein. Kinder brauchen sie, um sich beim ersten Elternabend als Prof. Dr. vorstellen zu können und gleich zu Beginn darauf hinzuweisen, dass es der einzige Elternabend sein wird, den sie mit ihrer Anwesenheit erleuchten, weil sie total viele Dienste haben. Freunde suchen sie sich im Kollegenkreis nach rein wissenschaftlichen Betrachtungen aus, um ihr Wissen auch noch beim Grillen zu verstreuen. Und die Worte »Hobby und Freizeit« können sie schon bald nach Beginn ihrer Karriere weder lesen noch schreiben und schon gar nicht die Bedeutung erklären.

Irgendwann kommt dann das Rentenalter. Normale Menschen freuen sich darauf, um dann mal endlich das zu machen, wofür sie jahrelang keine Zeit gehabt haben. Briefmarken sammeln, Tennis spielen, Fahrrad fahren, sich auf einen Marathon vorbereiten, mit den Freuden Skat spielen, sich ein Motorrad kaufen oder noch mal eine Fremdsprache lernen. Also einfach nur den vielen schönen Dingen mit seinen Freunden und der Familie uneingeschränkt nachgehen.

Dem Überarzt allerdings fällt mit 65 auf, dass er weder richtige Freunde noch irgendwelche Hobbys hat, sich seine doch schon dritte Frau gern mal mit dem Gärtner vergnügt und die drei Kinder, von denen er aber nicht mal genau weiß, wie alt sie sind, schon alle ausgezogen sind. Erstaunt, aber nicht unbedingt enttäuscht stellt er also fest, dass ihm nichts anderes übrig bleibt, als einfach mit dem weiterzumachen, womit er sich die letzten 40 Jahre vergnügt hat. Er geht zurück zu seinem Nachfolger-Chef und fragt, ob er als Oberarzt eventuell noch ein paar Jahre weitermachen darf. Personalmangel und ein wenig Mitleid führen dann tatsächlich dazu, dass er noch mal einen 20-Stunden-Vertrag bekommt. Da durch diesen Tropfen auf den heißen Stein aber natürlich an seiner bisherigen Arbeitsleistung noch ganze 100 Wochenstunden fehlen, geht er auf die Suche nach diversen Nebenjobs. Das eine Krankenhaus sucht jemanden für gelegentliche Nachtdienste, das Rote Kreuz immer mal einen in der Blutspendezentrale, und ein bisschen Urlaubsvertretung da und Krankheitsersatz dort bekommt man auch immer noch angeboten. Bis zum sprichwörtlichen Umfallen wird geracckert, geackert und der weiße Kittel übergeworfen.

Prinzipiell kann ja jeder machen, was er will, und eigentlich erledigen diese Exemplare ja doch noch irgendwo eine volkswirtschaftlich sinnvolle Aufgabe. Am Ende ist ja auch jeder selbst dafür verantwortlich, ob er bis zu seinem letzten Atemzug Patienten behandeln oder einem Hobby nachgehen möchte.

Ich für meinen Teil kann das Schuften über das gesetzliche Rentenalter hinaus zum jetzigen Zeitpunkt 1000-prozentig ausschließen. Sollte es wirtschaftlich irgendwie möglich sein, würde ich mich sogar schon deutlich eher zurückziehen wollen. Aufpassen muss man natürlich immer, da keiner vollends geschützt ist, nicht doch in die Fänge der weißen Macht zu gelangen und zu Beginn seiner Laufbahn ein Rad zu drehen, welches sich irgendwann verselbstständigt, sodass man nur noch wie ein Gefangener am weißen Kittel hängen bleibt und vom Rad mitgerissen wird, ohne es aus eigenen Kräften anhalten zu können.

86. GRUND

Weil Ärzte noch immer denken, die Natur außer Kraft setzen zu können

Über die Götter in Weiß und deren Größenwahn gibt es viel in diesem Buch zu lesen. Ein weiterer Punkt, der die maßlose Selbstüberschätzung der selbst ernannten Koryphäen widerspiegelt, ist die Tatsache, dass tatsächlich einige immer noch meinen, die Naturgesetze mit ihren goldenen Händen außer Kraft setzen zu können.

Irgendwann hat uns Gott, der Urknall, die Natur oder wer auch immer mal erschaffen. Aus Fleisch und Blut und Knochen, verschiedenen Gewebezellen, Genen und Mikropartikeln. Alle Strukturen haben ihre Aufgaben, und diese erfüllen sie seit Jahrtausenden mit Präzision, Zuverlässigkeit und fast schon langweiliger Konstanz. Unter den vielen Dingen, die unser Körper tagtäglich erledigen muss, sind auch die vielen Reparaturaufgaben, zu denen auch solche Sachen wie die Wundheilung gehören.

Damit meine ich jetzt, dass fast alles wieder in Ordnung gebracht wird, was durch Unachtsamkeit von uns selbst oder durch irgendwelche äußeren Einflüsse kaputtgegangen ist.

Knochenbrüche, Sehnenrisse, Hautverletzungen und so weiter. Diese Heilungsvorgänge laufen immer wieder nach demselben von unserem Erschaffer vorgegebenen Schema ab. Sie haben eine festgelegte Zeitvorgabe, in der sie ablaufen, und bestimmte Heilungszeiten legen fest, wann welche Struktur ausgeheilt und wieder belastbar ist.

In den letzten Jahrzehnten ist regelrecht ein Wahn aufgekommen, der dazu führte, dass immer wieder neue Dinge entwickelt und erprobt werden, mit dem Hintergrund, diese Heilungszeit entscheidend zu verkürzen. Die ganz Wahnsinnigen unter den Spezies glauben tatsächlich, das zu schaffen oder teilweise sogar schon geschafft zu haben.

Ein Fachgebiet, welches in diesem Bereich unglaublich perverse Blüten sprießen lässt, ist die Sportmedizin.

Dort sind in den letzten Jahren so viele spektakuläre Behandlungsmethoden hinzugekommen, dass man meinen könnte, wir haben noch vor zehn Jahren die Kreuzbandverletzung mit einer Tinktur aus Salbei und Myrte eingerieben und bei Vollmond beschworen, in der Hoffnung, es wird alles wieder gut.

Wenn man dann die Koryphäen heute auf Kongressen reden hört oder einschlägige sportmedizinische Zeitschriften liest, begegnen einem solch verrückte Sachen wie Faszientherapie, die Papimi-Ioneninduktion, Mitochondriale Regeneration, induktive Nervenstimulation, Magnetfeldtherapie oder Nanosecond Electric

Pulses. Man hat das Gefühl, die Großen der Branche haben es geschafft, mit ihren Zaubereien eine Bandverletzung von Samstagmittag auf Montag bis zum ersten Training wieder stabil zu bekommen.

So ist es aber leider in keiner Weise. Die Spezialisten merken aber leider nicht, dass diese ganzen neumodischen Behandlungsmethoden, Therapien und wissenschaftlichen Ansätze lediglich dazu führen, dass die Kosten derer, die den ganzen Quatsch bezahlen müssen, immer höher werden. Die verwöhnten Leistungssportler sind aber keinen Tag eher wieder fit, werden aber nach einer Verletzung bis zur vollständigen Ausheilung einfach nur noch ein bisschen mehr verwöhnt. Sie kommen sich dadurch noch wichtiger vor, und der Staff einer Bundesligamannschaft im Fußball ist dadurch mittlerweile oft größer als die Zuschauerzahl am Wochenende im Stadion.

Wozu es aber auf keinen Fall führt: dass der Spieler mit Kreuzbandverletzung oder Seitenbandläsion am Sprunggelenk entscheidend eher wieder an den Ball tritt als vor 50 Jahren zu Zeiten von Franz Beckenbauer.

Damals wie heute braucht das Kreuzband um die acht und das Sprunggelenk etwa drei Monate, bis es wieder auf dem Platz steht. Es hat sich also überhaupt nichts geändert an den von der Natur vorgegebenen Heilungszeiten. Wir bekommen nicht einen am Kreuzband verletzten Sportler früher als in Zeiten des Wunders von Bern wieder auf das Feld zurück. Und zu aller Überraschung liegen die Rerupturraten ebenfalls seit Jahrzehnten unverändert um die 20 %. Und solange das so ist, sorry, meine sportmedizinischen Kollegen, ist das ganze Spektakel, das ihr da im Hochleistungssport auffahrt, in den Zeitschriften publiziert und auf Kongressen zum Besten gebt, lediglich Selbstbeweihräucherung, Beschäftigungstherapie, Unterstützung der neu entstandenen Industrie und Selbstdarstellung. Es zeigt uns leider nur eins: dass wir die vom wirklichen Gott vorgegebenen und genetisch festgelegten Heilungszeiten sämtlicher Strukturen, die wir in unserem Körper haben, nicht entscheidend verändern können.

87. GRUND

Weil mehr Schein als Sein dabei ist

Es gibt schon so einige Mogelpackungen im Leben. Mehr Schein als Sein ist gesellschaftsfähig geworden. Der dicke Porsche läuft auf Pump, die Rolex und die Gucci-Tasche gab es auf dem Wochenmarkt in Antalya, und der Hausmeister heißt heute Facility Manager. Es ist chic, alles etwas aufzublähen, und nah an der Wahrheit reicht meist aus, um weiterzukommen. Auch im Leben eines Mediziners gibt es da so einige Dinge aus der Kategorie »Weniger dran und drin, als draufsteht«.

Los geht es da mit dem Operationskatalog. Der legt fest, welche und wie viele Operationen man auf dem Weg zum Facharzt im Rahmen seiner Facharztausbildung höchstselbst machen muss.

Ich hatte mich damals entschieden, mal drei meiner fünf Ausbildungsjahre an ein kleineres Haus vor den Toren von Leipzig zu gehen.

Das hatte zwar den Nachteil, dass ich jeden Tag 80 km hin und diese auch wieder zurückfahren musste. Da ich natürlich jeden Tag aufs Neue versuchte, die Fahrzeit des Vortages zu unterbieten, kam ich an zwei Fahrverboten in diesem Zeitraum leider nicht vorbei.

Der große Vorteil war aber, dass dort fast alle Operationen, die ich so brauchte, durchgeführt wurden und weniger Profilneurotiker durch die Gänge schlenderten, die meistens selbst am Tisch stehen wollten. Hinzu kam, dass ich der einzige Ausbildungsassistent war und mich mit niemandem um die Eingriffe streiten musste. Es waren also beste Voraussetzungen, den Katalog zu erfüllen, aber am Ende war es selbst für mich schwer, die Zahlen zu liefern.

In einem großen Krankenhaus oder einer Universität streiten sich eine ganze Menge mehr Ausbildungsassistenten um den ersten Platz am OP-Tisch, und wenn sie gewonnen haben, müssen sie noch an irgendeinem nimmersatten und besonders wichtigen Oberarzt oder Chef vorbei. Unter diesen Voraussetzungen ist es also niemals möglich, auch nur annähernd die Operationen zu machen, die im Katalog vorgeschrieben sind. Die meisten kommen in den fünf Jahren ihrer Ausbildung nicht in die Nähe der notwendigen Zahlen, können aber wie von Zauberhand am Ende dann doch einen vom netten Chef unterzeichneten vollständigen Katalog der Prüfungskommission vorlegen. Auch wenn ich mich wahrscheinlich etwas unbeliebt mache, stelle ich jetzt trotzdem mal die Vermutung in den Raum, dass höchstens einer von zehn Ärzten am Ende seiner Facharztausbildung den Katalog wirklich voll hatte.

Das Nächste, was nicht immer seinen Namen verdient, ist die Doktorarbeit. Diese sollte laut Definition eigentlich eine wissenschaftliche Arbeit sein. Um mich nicht weiter unbeliebt zu machen, möchte ich den meisten oder zumindest vielen, eventuell auch der Mehrheit diesen wissenschaftlichen Anstrich gar nicht absprechen. Trotzdem gibt es nirgendwo anders so viele Promotionen, die nicht viel mit wissenschaftlicher Arbeit zu tun haben, wie in der Medizin. Die Ansprüche unserer Dissertationen sind zweifellos am niedrigsten. Mit Ausarbeitungen von 30 oder 40 Seiten würde man in anderen Berufen nicht einmal das Vorwort geschrieben haben. Wie das ganze Studium selbst sind einige Arbeiten einfach Fleißarbeiten mit wenig Sinn und Aussagewert. Entweder es werden Tiere gequält, um so wichtige Dinge zu klären wie den Einfluss des selektiven Endothelin A-Rezeptor Antagonisten BSF 20888736 auf die Mikrozirkulation der postischämischen Niere, intravitalmikroskopische Untersuchung am Hamster.

Oder es werden einfach nur stupide Aktenschränke durchforstet, um eine Statistik über irgendeine Krankheit zu machen. Retrospektiv heißt das dann und hat so viel Wert wie eine leere Coladose bei 50 Grad in der Wüste. Aber egal, der Titel steht auf dem Kittel. Trotzdem will ich schon noch zugeben, dass viele Arbeiten die Menschen dann doch mehr oder weniger weiterbringen.

Der wohl größte Fake sind dann aber die Bewertungen bestimmter Ärzte in den populären und bekannten Bewertungsportalen.

Dass es bei der Verteilung der Gault-Millau-Punkte oder der Michelin-Sterne nicht immer objektiv zur Sache geht, kann sich ja mittlerweile jeder denken. Dass Autobewertungen in einschlägigen Zeitschriften nicht ganz frei von Subjektivität und Fremdbeeinflussung sind, musste ich als Student selbst erfahren.

Damals habe ich für diverse Autofirmen neue Modelle zu verschiedenen Testveranstaltungen gefahren, wo unzählige Redakteure warteten, die Autos Probe zu fahren und zu testen. Auffallend war, dass auf dem Hinweg der Rücksitz mit Unmengen von »Geschenken« wie Laptops, Pelzmänteln, Telefonen oder anderen Meinungsbildnern voll war, die auf dem Rückweg irgendwie nicht mehr zu finden waren. Was andere Branchen können, das können die Ärzte schon lange. Dass diejenigen, die bei Jameda und Freunden zahlende Mitglieder sind, auch die besten Noten haben, ist da nur zu verständlich. Und wenn man weiß, wie die Focus-Liste zustande kommt, kann man am Ende nur hoffen, dass die Patienten und Bürger zumindest so selbstbestimmt und kritisch sind, dass sich nicht alle von derartigen Auflistungen oder Portalen ernsthaft beeinflussen lassen. Aber warum sollen wir Ärzte uns da auch von dem Rest der Welt unterscheiden. Es ist nicht alles Gold, was glänzt, und etwas Flunkerei und Fantasie gehören heute überall dazu.

88. GRUND

Weil meine Frau sagt, ich werde zunehmend genau wie meine Patienten

Eine besondere Eigenschaft von uns Menschen ist die enorme Anpassungsfähigkeit. Wir können uns über kurz oder lang an alles anpassen.

Eindrucksvoll ist das bei Hunden und ihren Besitzern. Wenn der Hundeliebhaber lange genug den gleichen Hund hat, sieht er irgendwann genauso aus wie seine Dogge oder sein Dackel.

Unsere kurzfristige Anpassungsfähigkeit erkennt man immer schön, wenn die ersten kalten oder warmen Tage kommen. Das erste Mal 20 Grad im Frühling oder die ersten –1 im Winter, und wir sind kurz vorm Erfrieren oder schwitzen wie ein Schwein. Wenn es dann einige Tage kalt oder warm ist, haben wir uns sofort angepasst und trotzen der Kälte und der Wärme, ohne mit der Schweißdrüse zu zucken. Die Fähigkeit, uns anzupassen, ist also meist von Vorteil, aber eben manchmal auch nicht so toll.

Im letzten Jahr war ich mal länger krank, na ja, natürlich nicht wirklich. Wie an anderer Stelle im Buch erläutert, werden wir Ärzte ja nie so richtig krank, entweder wir sind kerngesund, oder wir versterben, ein Zwischending gibt es da nicht. Ich hatte aber trotzdem über sechs Monate dezent störende Halsschmerzen und Schluckbeschwerden. Nicht so nervig und schmerzhaft wie bei einer Angina, wenn die Mandeln im Hals so groß wie die Quarkbällchen auf dem Weihnachtsmarkt sind und man die Thüringer Bratwurst mit wilden Ausweichbewegungen um die Ecke schlucken muss. Aber auf jeden Fall waren sie irgendwie immer da. Im Februar hatte ich es auf eine Erkältung geschoben, von März bis Juni habe ich sowieso immer Pollenallergie, und da kann man sowieso alles drauf schieben. Als mich nach der Allergiezeit die Sache allerdings noch den ganzen Sommer beschäftigte und ich langes Reden während der Sprechstunde teilweise wegen Schmerzen im Rachen beenden musste, ging ich dann doch mal zum Hals-Nasen-Ohren-Arzt.

Ich erzählte ihm meine Geschichte, und noch bevor er mir mit seinem langen dünnen Fernglas in den Hals schaute, schrie er mich über den Schreibtisch siegessicher an:

»Ha, du hast eine refluxbedingte Laryngitis, du hast es mit dem Magen.«

Für die Laien unter den Lesern: Das ist eine Entzündung des Kehlkopfes und der Stimmlippen durch Magensäure, die durch einen nicht vollständig verschlossenen Mageneingang aus diesem zurück bis zum Kehlkopf läuft und dort für Ärger sorgt.

In diesem Moment wurde ich vom Arztpatienten zum normalen Patienten. Offensichtlich war ich, als dieses Thema im Studium besprochen wurde, mal wieder am See oder wie so oft sonst irgendwo, nur nicht im Hörsaal. Zu meiner Schande kannte ich diese Krankheit zunächst gar nicht, wodurch ich mich allein schon deshalb in dieser Situation einem Patienten näher fühlte als einem Arzt. Entsetzt antwortete ich:

»Herr Kollege, Sie haben scheinbar nicht zugehört, ich habe Schmerzen im Hals und nicht im Magen.« Siegessicher schob ich hinterher:

»Ich hatte noch nie was mit dem Magen, weder Aufstoßen noch Sodbrennen, ich kann alles essen und alles auch in großen Mengen und auch noch alles auf einmal und ohne viel zu kauen, also wie soll ich was mit dem Magen haben, das ist Quatsch.«

Als er dann doch noch in meinen Hals schauen wollte, wusste ich, er hat sich zu früh gefreut. Er schob mir sein Fernglas gefühlte 50 cm in den Rachen und sagte dann sicher und ohne, dass ein Zweifel zurückblieb:

»Ganz klar, du hast es mit dem Magen, die Stimmlippen sind geschwollen und rot, und das kommt vom Reflux, da nimmst du mal vier Wochen was ein, und wenn es dann nicht besser ist, musst du dir mal in den Magen schauen lassen.«

Ich ließ ihn bei seinem Glauben und verließ die Praxis mit Hals- und Schluckbeschwerden, aber einem Rezept für ein Magenmittel. Welcher Patient würde sich da nicht verarscht vorkommen, dachte ich mir und konnte mich plötzlich in die unverständigen Gesichter, die mir tagtäglich gegenübersitzen, hineinversetzen.

Ich ging nach Hause und fing an, mich zu belesen und bei Kollegen und Freunden per Telefon Zweit- und Drittmeinungen einzuholen, und war somit voll und ganz auf der Seite der Patienten angekommen. Irgendwann musste ich feststellen, dass der Doc recht und ich ein Problem mit dem Magen hatte.

Natürlich versuchte ich am Abend meine Argumentation, dass ich doch noch nie was mit dem Magen hatte usw., noch mal bei meiner Frau unterzubringen. Auch sie stellte fest, was ich schon längst vermutete:

»Du bist doch genau wie unsere Patienten.«

Ich gab nach und begann, das unterscheidet mich dann allerdings wieder von vielen unserer Kunden, fleißig und regelmäßig meine Tabletten zu nehmen. Kurzer Zweifel kam dann noch mal auf, als nach fünftägiger Einnahme der Magenmedikamente die Halsschmerzen noch immer nicht weg waren. Die erneute Beschwerde bei meiner Frau über die wahrscheinliche Unsinnigkeit der Therapie und Diagnose erstickte sie umgehend wieder mit den Worten:

»Gib Ruhe und nimm das Zeug weiter, sonst wirst du noch ganz und gar wie unsere Patienten.«

Seitdem muss ich mir nun, wahrscheinlich für die nächsten zehn Jahre, bei jedem Rülps anhören:

»Und du willst mir erzählen, dass du nichts mit dem Magen hast.«

Irgendwie konnte ich aber nun ein wenig verstehen, warum die Compliance vieler Patienten nicht besonders hoch ist. Vieles ist für den Laien einfach unverständlich, und wenn es dann noch schlecht erklärt wird und die Halswirbelsäule behandelt werden soll, obwohl ein Tennisellenbogen zwickt, dann ist eine mangelnde Mitarbeit des Kranken eigentlich erklärbar. Grund 79 lässt grüßen. Die Sicht von der anderen Seite ist extrem wichtig.

89. GRUND

Weil wir eine komische Sprache haben und immer Neues erfinden

Medizin war und ist irgendwie ein wenig geheimnisvoll und mysteriös. Um dies zu untermauern und zu erhalten, muss natürlich auch die Sprache eine unverständliche, nebulöse und rätselhafte sein. Seit jeher bedienen sich die Gelehrten und Mediziner der Geschichte der lateinischen Sprache.

Um Medizin zu studieren, braucht man auch heute noch das kleine Latinum, um alle Fachbegriffe und Körperteile benennen und aussprechen zu können.

Die meisten fühlen sich in der orakelhaft mystischen Ausdrucksweise so wohl, dass sie es nicht schaffen, dem unwissenden Laien gegenüber ihre Fachbegriffe und das kleine Latinum einfach mal wegzulassen, und sich dann wundern, dass dieser nach der ausführlichen Aufklärung immer noch aus dem Anzug schaut wie ein kleiner niedlicher Plumplori auf Cannabis.

Eine große und wichtige Gabe ist es, mit dem Patienten reden zu können. Wer das dann noch in verständlichem Deutsch kann, der ist auf dem Weg, ein großer Arzt zu werden.

Tief im Inneren hatten das dann auch die großen Koryphäen erkannt, aber es war natürlich viel zu langweilig, ihre hohe Medizin in banalem und plumpem Deutsch zu erklären. Also begann die Epoche der Anglizismen. Damit man möglichst kein deutsches Wort nutzen musste, wurden alle möglichen, aber eben auch die unmöglichen Dinge ins Englische übersetzt.

Die Zusammenfassung eines Vortrages auf Kongressen hieß plötzlich »Take home Massage«. Wenn eine OP-Methode oder ein Teilschritt einer Operation einem viele Möglichkeiten eröffnet, wird das heute liebevoll das »working horse« genannt. Wichtige klinische Warnzeichen, früher völlig unspektakulär auch mal als Hauptsymptome bezeichnet, heißen heute viel dramatischer »red flags«.

Die DRG (diagnosis related groups) könnte man auch DBF (diagnosebezogene Fallgruppe) nennen.

Der gleiche wahnwitzige Neuerfindungsdrang hat sich in den letzten Jahren verstärkt auf die Krankheiten ausgebreitet. Es ist teilweise erschreckend, an welchen Dingen man heute alles erkranken kann, die es früher noch gar nicht gab.

Wenn ich da nur die armen Sportler sehe, die können einem richtig leidtun. Aus »Trainer, es tut weh« wurde eine unendliche Latte von scheinbar schlimmsten Verletzungen. Pubitis, Ileosacrale Dysfunktion, Runners Knee, Tibiakantensyndrom, fürchterliche Adduktoren und Faszienprobleme, Kettenproblematiken und, und, und. Allein deshalb mache ich keinen Sport mehr.

Viele Dinge wurden aber, um wieder mal etwas Neues auf den Markt zu bringen, einfach anders genannt. Burn-out zum Beispiel musste man so nennen, weil in Deutschland eine saubere Depression nicht gesellschaftsfähig ist. Pseudoradikuläres Facettensyndrom klingt natürlich besser als Rückenschmerzen, wenn man dem Chef einen Krankenschein über 14 Tage hinlegt oder der Doktor klüger klingen will. Über Laktoseintoleranz und Glutenunverträglichkeit hat sich, diesmal dankenswerterweise, zum Glück schon Kollege Stirkat ausgelassen.

Die Profilierungssucht zeigt sich aber auch besonders in dem unermüdlichen Drang, ständig neue Fachgesellschaften und Vereinigungen zu gründen. DGGPP, DGPPN, DGOOC, DNEbM, DGPRÄC, um nur mal fünf der sage und schreibe 185!! Fachgesellschaften bzw. deren Abkürzung zu nennen. Wenn man bedenkt, dass dies fast alles eingetragene Vereine sind und jeder Verein mindestens sieben Mitglieder braucht, kann man sich vorstellen, welche Menge total wichtiger Menschen in der Medizin unterwegs ist. Und das sind nur die Fachgesellschaften. In diesen gibt es natürlich auch noch mal einige Untergruppen und Initiativen. Eine ganz spannende, enorm wichtige und längst überfällige Initiative ist da zum Beispiel die OPidS.

Diese hat sich des Themas Operieren in der Schwangerschaft angenommen. Endlich, wie viele Ärztinnen wollten schon lange genau das und konnten es kaum erwarten, im sechsten Monat mit dickem Bauch und geschwollenen Beinen am OP-Tisch zu stehen. Es wurde Zeit, das bisher geltende Mutterschutzgesetz aus dem Jahr 1952 zu ändern, um nun besser auf die Anliegen von schwangeren und stillenden Ärztinnen eingehen zu können. Millionen von Frauen auf der ganzen Welt haben darauf gewartet, dass endlich der Startschuss fällt. Dafür kann sogar ein fundamentales Gesetz geändert werden, armes Deutschland, fällt mir da nur ein. Und bevor mich die Me-too-Bewegung zerfleischt: Dass es bisher nicht erlaubt war, sich mit einem Kind im Bauch an einen OP-Tisch zu stellen, hatte nichts mit Frauenfeindlichkeit zu tun. Und dass es jetzt möglich ist, auch nichts mit Emanzipation.

Aufgrund ihrer besonders flüssig über die Lippen gehenden Abkürzung – DGäEHAT – hat es sich die Deutsche Gesellschaft für ärztliche Entspannungsmethoden, Hypnose, Autogenes Training und Therapie e.V. verdient, gesondert genannt zu werden. Es ist schon verrückt, welche Blüten die Medizin so treibt. Wenn das so weitergeht, sollte man über eine DGfPNuGB nachdenken. (Deutsche Gesellschaft für Profilneurose und Geltungsbedürfnis)

7. KAPITEL

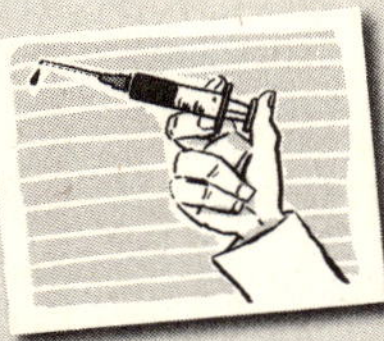

DER VERRÜCKTE REST, DER ALLE ÄRZTE BETRIFFT

Weil selbst der Hippokratische Eid geändert wird

Der Hippokratische Eid, benannt nach dem griechischen Arzt Hippokrates, ist ein ursprünglich in griechischer Sprache verfasstes Arztgelöbnis und gilt als erste grundlegende Formulierung einer ärztlichen Ethik. Die wichtigsten Elemente sind auch heute noch Bestandteil ärztlicher Ethik, zum Beispiel das Gebot, Kranken nicht zu schaden, die Schweigepflicht oder das Verbot sexueller Handlungen an Patienten. Irgendwie hat jeder schon einmal von diesem Eid gehört, und viele glauben sogar, Mediziner müssten den Schwur tatsächlich leisten. Das müssen wir natürlich nicht, und auch das Genfer Gelöbnis, das der Ärzteschaft stattdessen seit 1948 als moralischer Ehrenkodex dient, muss nicht mit der Hand am Skalpell in der Mitte des Hörsaales nachgesprochen werden. Für alle Nichtmediziner, die es mal interessiert, und für alle Mediziner, die den Eid noch nie im Ganzen gelesen haben, hier mal kurz die Originalfassung des heiligen Gelübdes:

Ich schwöre bei Appollon, dem Arzt, und Asklepios und Hygieia und Panakeia und allen Göttern und Göttinnen, indem ich sie zu Zeugen rufe, dass ich nach meinem Vermögen und Urteil diesen Eid und diese Vereinbarung erfüllen werde:

Den, der mich diese Kunst gelehrt hat, gleichzuachten meinen Eltern und ihm an dem Lebensunterhalt Gemeinschaft zu geben und ihn Anteil nehmen zu lassen an dem Lebensnotwendigen, wenn er dessen bedarf, und das Geschlecht, das von ihm stammt, meinen männlichen Geschwistern gleichzustellen und sie diese Kunst zu lehren, wenn es ihr Wunsch ist, sie zu erlernen ohne Entgelt und Vereinbarung, und an Rat und Vortrag und jeder sonstigen Belehrung teilnehmen zu lassen meine und meines Lehrers Söhne sowie diejenigen Schüler, die durch Vereinbarung gebunden und vereidigt sind nach ärztlichem

Brauch, jedoch keinen anderen. Die Verordnungen werde ich treffen zum Nutzen der Kranken nach meinem Vermögen und Urteil, mich davon fernhalten, Verordnungen zu treffen zu verderblichem Schaden und Unrecht. Ich werde niemandem, auch auf eine Bitte nicht, ein tödlich wirkendes Gift geben und auch keinen Rat dazu erteilen; gleicherweise werde ich keiner Frau ein fruchtabtreibendes Zäpfchen geben: Heilig und fromm werde ich mein Leben bewahren und meine Kunst. Ich werde niemals Kranke schneiden, die an Blasenstein leiden, sondern dies den Männern überlassen, die dies Gewerbe versehen. In welches Haus immer ich eintrete, eintreten werde ich zum Nutzen des Kranken, frei von jedem willkürlichen Unrecht und jeder Schädigung und den Werken der Lust an den Leibern von Frauen und Männern, Freien und Sklaven. Was immer ich sehe und höre, bei der Behandlung oder außerhalb der Behandlung, im Leben der Menschen, so werde ich von dem, was niemals nach draußen ausgeplaudert werden soll, schweigen, indem ich alles Derartige als solches betrachte, das nicht ausgesprochen werden darf. Wenn ich nun diesen Eid erfülle und nicht breche, so möge mir im Leben und in der Kunst Erfolg beschieden sein, dazu Ruhm unter allen Menschen für alle Zeit; wenn ich ihn übertrete und meineidig werde, dessen Gegenteil.

Allen, die diese aufgeblähten Zeilen jetzt komplett gelesen haben, könnte jetzt ein wenig schwindelig sein. Dass dieser Wortwirrwarr etwa 2.000 Jahre alt ist, muss ich jetzt nicht erwähnen. Kein Mensch hätte heute noch die Zeit, ein paar knackige Fakten mit derart vielen blumigen Worten aufzublasen. Anscheinend hatten der Hippokrates und viele andere Gelehrte dieser Zeit keine Frau oder Freunde, mit denen sie sich unterhalten konnten, und hatten mehr Worte in ihrem Wortschatz, als man heutzutage im Duden findet.

Es war nur eine Frage der Zeit, dass die allgemeine Arroganz der Neuzeit und die Ignoranz allem Alten gegenüber sowie der zwanghafte Wahn, das Rad immer noch mal neu erfinden zu müssen, auch die fundamentale Ausarbeitung des alten Griechen erwischt und ein Update durchgeführt wird. Dafür Sorge getragen hat der Weltärztebund, der sich ganze zwei Jahre ernsthafte Gedanken gemacht hat, um dann drei neue Aspekte ins Rennen zu werfen, und damit den Eid endlich mal modernisiert hat. Weniger interessant war dabei die Tatsache, dass keiner so wirklich eine Aktualisierung gefordert hat und es so richtig nun auch keinen interessiert. Wenn aber der Weltärztebund den einen oder anderen Mitarbeiter oder Delegierten noch mal zwei, drei Jahre in Lohn und Brot bringen konnte, will ich mal nicht so sein und mich mit dem neuen Werk wenigstens mal auseinandersetzen.

Als erste Veränderung wird die Autonomie des Patienten betont. Wenn damit gemeint ist, dass die Patienten selbstständig und willensfrei entscheiden können, ob sie der Anweisung des Arztes folgen oder ihre Medikamente doch nicht nehmen, dann passt das zwar in die antiautoritäre Erziehungswüste der heutigen Gesellschaft, aber widerspricht natürlich den Grundsätzen einer förderlichen Arzt-Patienten-Beziehung.

Als zweite »Neuerung« soll ich mit meinen Kollegen mein medizinisches Wissen zum Wohl der Patienten sowie zur Förderung der Gesundheitsversorgung teilen.

Da sich meiner Meinung nach Ärzte schon immer mal unterhalten haben und auch der Arztbrief seit Jahrhunderten geschrieben wird, kann der Hintergrund dabei nur die moralische Verpflichtung aller Ärzte sein, auch schnell und ohne Umwege viel Geld für die vielen Vorhaben in Sachen Vernetzung, Telematikinfrastruktur oder Digitalisierung auszugeben.

Beim dritten Aspekt möchte der Weltärztebund den Eindruck erwecken, sich Sorge um die Gesundheit der Ärzte zu machen. Vor dem Hintergrund der steigenden Arbeitsbelastung wird an die Ärzte appelliert, sich besser um ihre eigene Gesundheit zu kümmern. Das natürlich nicht zum Wohle des Arztes selbst, sondern um »die Voraussetzung zu schaffen, eine gesundheitliche Versorgung weiterhin auf höchstem Niveau leisten zu können«.

Das ist deshalb grotesk, weil durch diesen Nebensatz nun mal eindeutig gezeigt wird, dass es hier zuletzt um die Gesundheit der Ärzte geht, sondern ausschließlich darum, dass bei immer größer werdenden Versorgungsengpässen die aussterbende Ärzteschaft an genau diesem Sterben gehindert werden soll. Denn nur so können sie weit über das Rentenalter hinaus doch noch die eine oder andere Landarztpraxis am Leben halten. Selbstredend auf höchstem Niveau. Am Ende kann man sich nur kopfschüttelnd fragen, wie krankhaft, verwirrt, planlos und von hilflosem Ehrgeiz getrieben eine Gesellschaft sein muss, wenn sie es als wichtig ansieht und Energie und Ressourcen investiert, um einen 2000 Jahre alten Eid eines griechischen Gelehrten zu modernisieren. Es wird nicht lange dauern, bis diese Welt beantragt, den *Zauberlehrling* von J. W. Goethe aktualisieren zu dürfen, da es als Diskriminierung angesehen werden könnte, nur den Lehrling bzw. Lehrjungen und nicht auch das Lehrmädchen zu erwähnen. In dieser Hinsicht kann ich nur zum wiederholten Male sagen: armes Deutschland, armes Europa, arme verrückte Welt.

91. GRUND

Weil Keime manchmal Beine haben

Der Wahn und Wahnsinn im Gesundheitswesen treibt allzu oft die unglaublichsten Blüten. Allein zu diesem Thema fallen mir 111 Gründe ein, die in der Summe jeden, der ernsthaft darüber nachdenkt, dazu bewegen würden, den Kittel an den Nagel zu hängen.

Es war eine meiner ersten Operationen als Assistent im Rahmen meiner Ausbildung. Der Operateur war der erste Oberarzt, ein Typ, den man nur schwer auf Arbeit und niemals privat ertragen könnte. Einer der selbst ernannten Spezialisten, die ihr Wissen aggressiv an Untergebene und Neuanfänger weitergeben müssen. Das aber auch nur, weil alle anderen relativ rasch gemerkt haben, dass dieses sehr begrenzt und nicht immer vollständig ist.

Wir hatten uns also die Hände gewaschen, uns eingekleidet und waren dabei, das Operationsgebiet mit den üblichen, meist grünen, sterilen Tüchern abzudecken. Natürlich muss man aufpassen, dass man das Tuch in der unmittelbaren Umgebung vom Ort des Eingriffs nicht mehr mit unsterilen Dingen berührt. So weit hatte selbst ich das verstanden und akzeptiert.

Zum Erschrecken aller im Raum Anwesenden ließ ich aber leider das große Haupttuch so weit vom Tisch herabhängen, dass eine der vier hoch sterilen Ecken kurz den Fußboden berührte. Ich rückte es leger zurecht, korrigierte die Position, und schon waren zwischen Boden und Ecke wieder 20 cm Sicherheitsabstand. Die OP konnte beginnen. Dachte ich zumindest in meinem jugendlichen Leichtsinn, musste aber erste Erfahrungen mit meinem cholerischen Kollegen und fragwürdigen Hygienevorschriften machen.

Eh ich mich versah, riss der Oberarzt mit hochrotem Kopf, angetrieben von mehreren erbost kreischenden Schwestern, das schöne und bestimmt auch teure Tuch wieder vom Patienten und feuerte es wie ein Kugelstoßer sein Arbeitsgerät in die entfernteste Ecke des Saals. Fast hätte er den leichtgewichtigen Patienten, an dem das Tuch ja nun schon angeklebt war, mit vom Tisch gerissen. Es folgten einige durch Spuren von Wutschaum in den Mundwinkeln unverständliche Beschimpfungen. Nachdem etwas Ruhe in die Stimme eingekehrt war, folgte eine ebenso witzige wie unsinnige Erklärung.

Weil die Ecke Kontakt mit dem Boden hatte, ist das gesamte Tuch und das OP-Gebiet nun unsteril. Diese Aussage stellte er, überzeugt wie der Papst vom Glauben an das Gute in der Welt, in den Raum und erntete zustimmendes Nicken von einigen ehemaligen Selbstdenkern. Ich versuchte nun krampfhaft die Gedanken nachzuvollziehen, indem ich am Fußboden beginnend ein mögliches Verkeimungsszenario nachstellte. Der Boden sollte ja nun zunächst in einem OP-Saal sauber sein. Okay, der eine oder andere Keim ist mit Sicherheit zu finden und darf dort auch sein. Nun hatte die Ecke des Tuchs ca. eine Sekunde Kontakt zu diesem. Das heißt, ein Keim hatte genau diese Sekunde Zeit, sich am Tuch festzukrallen oder von der Ferne aufzuspringen. Ein durchtrainierter Keimling könnte das schaffen, müsste dann aber etwa einen Meter steil bergauf bis zur Operationswunde laufen, dort dann aufpassen, dass er nicht von einem für ihn tödlichen Tupfer mit Desinfektionsmittel getroffen wird, um dann mit viel Freude großen Schaden anzurichten.

Da wir Menschen auch noch ein eigenes Abwehrsystem haben und mit ein, zwei Keimchen ganz gut klarkommen, müsste er also noch eine Handvoll seiner Freunde mitbringen. Insgesamt eher unwahrscheinlich, aber mit viel Willen meinetwegen nicht unmöglich.

Ich durchwühlte in Gedanken alle Studienfächer, in denen wir Kontakt mit den kleinen Räubern hatten. Chemie, Biochemie, Pharmakologie und in erster Linie Mikrobiologie. Ich versuchte, mich zu erinnern, was wir alles mal gelernt hatten über die kleinen Biester. Vieles war schon wieder weg, manches nie richtig drin. Am Abend nahm ich mir noch einige Bücher zur Hand. Aber eine Frage konnte ich nicht beantworten. Wie viele Beine hat denn so ein Keim, kann er überhaupt so weit laufen und springen?

Nein, kann er nicht, und ich konnte auch nichts dazu finden, weil er nämlich gar keine Beine hat. Mit einem kleinen Schwanz (Flagellum genannt) können sie vielleicht etwas schwimmen, aber auf einem trockenen Tuch hopsen und wandern, das bleibt ihnen verwehrt.

Zum Glück hatte ich es mir am Vormittag verkniffen, meinen Oberarzt zu fragen, wie denn die kleinen unsterilen Bösewichte ohne Beine vom Boden aufs Tuch und in die Wunde gelangen sollen. Er hätte mir bestimmt gezeigt, wie ich ohne Flügel fliegen kann, und zwar direkt aus dem OP-Saal.

Ich weiß nicht mehr, ob mich damals der gegen mich gerichtete Tobsuchtsanfall oder der 14-tägige Ausschluss aus dem OP-Programm mehr genervt haben. Auf jeden Fall hatte ich früh gelernt, dass im Gesundheitswesen zu viele Dinge von Generation zu Generation übernommen werden, ohne sie ab und zu mal wieder zu hinterfragen.

92. GRUND

Weil man ohne Doktortitel oft noch weniger wert ist

Dieser Grund verliert zum Glück langsam an Aktualität. Es gab aber Zeiten, in denen man ohne Doktortitel im Medizineralltag so viel wert war wie ein Handy ohne Netz. In Zeiten, als alle Ärzte noch mit wehendem weißen Kittel über die Gänge schritten und ein Schlips zur Kleiderordnung zählte, war auch ein Doktortitel fester Bestandteil des vollständigen Namens. Und dieser stand nicht nur auf dem Kittel, sondern musste auch immer und überall in Verbindung mit diesem genannt werden. Dies war natürlich nur für die Luschen verpflichtend, die es nicht geschafft hatten, selbst eine Doktorarbeit zu schreiben. Die selbst ernannte Elite musste sich natürlich untereinander nicht mit Herr oder Frau Doktor ansprechen.

Dieses Privileg war dann auch der Hauptgrund für meinen frühzeitigen Aktionismus auf dem Weg zum schnellen Titel.

Es war in einer meiner letzten Praktikumswochen während des Studiums. Der Chef auf der internistischen Station war einer vom ganz alten Schlag. Er hatte nicht nur einen auf Kante gebügelten Kittel an, sondern diesen auch noch bis kurz unter den Krawattenknoten zugeknöpft. Weitere typische Eigenschaften waren ein aufrechter, bedächtiger und allwissender Gang und der feste Glaube daran, etwas Besseres zu sein als alle anderen in diesem Krankenhaus.

Es kam, wie es kommen musste. Nach einer kurzen anstrengenden Nacht führten meine mangelnde Konzentration und die erhebliche Müdigkeit dazu, dass ich den wohl größten Fehler meiner kurzen Laufbahn machte. Ich hätte sicher viel Unsinn ungestraft anstellen können, aber die graue Eminenz nur mit seinem Namen anzusprechen war von allen Fehlern wohl der schwerwiegendste.

Prompt und als würde er täglich darauf warten, dies in die Welt hinausschreien zu können, kam der einprägende Satz aus seinem Mund:

»Für Sie immer noch Herr Doktor …! (den Namen lasse ich mal weg). In diesem Moment dachte ich mir nur: Das Arschloch, dem und den anderen Profilneurotikern werde ich es aber zeigen.

Noch am selben Tag machte ich mich auf die Suche nach einem Doktorvater, also einem, der mir ein Thema gab, mit einer Frage, die keinen interessiert, aber deren mindestens 30-seitige Beantwortung ausreicht, um in der Medizin einen Titel zu erhaschen. Schnell hatte ich jemanden gefunden, und neun Monate später, bereits mit dem Ende meines Studiums, durfte ich mich Herr Doktor nennen.

Da der Qualitätsanspruch an die Dissertation in der Medizin im Durchschnitt nicht ganz so hoch ist wie in vielen anderen Studienfächern, war ich jetzt auch nicht besonders stolz drauf.

Mit viel Vorfreude begann ich aber nun mein Praktisches Jahr. Das war das Jahr nach dem Studium, in dem man in seiner gesamten Laufbahn am meisten arbeiten musste und am wenigsten verdiente. Ich war mir sicher, dass es nicht lange dauern würde, bis mir einer der Renommisten den einen bestimmten Satz wieder an den Kopf knallen wird. Der Satz, der sich in meinen kleinen Hirnwindungen eingebrannt hat wie ein auf dem Herd vergessener Grießbrei im Aluminiummilchtopf.

Natürlich habe ich es auch etwas provoziert, zumal ich nicht aussah und schon gar nicht den Eindruck erweckte wie einer, der sich überhaupt mal an eine Promotion heranwagt. Und wenn, dann nicht schon während des Studiums. Das Überraschungsmoment war also eindeutig auf meiner Seite.

Es war tatsächlich erst mein dritter Arbeitstag und das zweite Mal, dass ich einen Vorgesetzten nur mit dem Namen angesprochen hatte. Wie in einem Déjà-vu hörte ich den gleichen Satz in ähnlich unangebrachter Lautstärke:

»Für Sie immer noch Herr Doktor …«

Ich schaute den äußerst befriedigt wirkenden und an seinen persönlichen Endsieg glaubenden Oberarzt an, wartete einen Augenblick und sagte dann ruhig, aber bestimmt:

»Aber Herr Kollege, wir Doktoren unter uns können doch darauf verzichten.«

Ähnlich überraschend wie für die Deutschen am D-Day wendete sich der sicher geglaubte Sieg an der Atlantikküste des Stationszimmers plötzlich und unerwartet vom sichtlich erstarrten Altdoktor ab und neigte sich unwiderruflich in Richtung des Jungdoktors.

Allein diese 20 Sekunden waren es wert, einige wertvolle Stunden, Tage und Wochen meines Studentenlebens dem Schreiben einer Doktorarbeit zu opfern.

Bis ich irgendwann mal annähernd so aussah wie jemand, der eventuell Doktor sein könnte, kam es noch einige Male zu dieser sehr lustigen Situation. Wie beim Küssen oder Sex war natürlich keine so schön wie das erste Mal. Bis heute habe ich selbst meinen Doktortitel freiwillig nie benutzt, ob im Hotel, auf der Kreditkarte oder zur Verbesserung der Abschlepprate am Ballermann oder in Ischgl. Die stille Erlaubnis, als Doktor nicht »Doktor« zu einem anderen Doktor sagen zu müssen, war bis heute Grund genug, die zwei Buchstaben zu erwerben.

93. GRUND

Weil Ärzte zu oft Frauen bekommen, die ihnen gar nicht zustehen

Ohne es bestätigen zu können, habe ich gehört, dass es Frauen geben soll, die bei der Auswahl ihrer Männer mehr auf die Geldbörse als auf das Aussehen achten. Wenn das so sein sollte, denke ich aber, dass die natürlich nur vereinzelte Ausnahmen sind. Welche in jeder Hinsicht optisch wertvolle Frau würde sich schon mit einem alten unförmig dicken und weniger attraktiven Mann abgeben, nur weil er ein Boot an der Côte d'Azur hat oder eine Geldbörse besitzt, die wie der Tisch im Märchen *Tischlein deck dich* ständig nachwächst und überquillt wie ein Mülleimer für Bierdosen beim Heavy-Metal-Festival in Wacken.

Ab und zu sieht man dann aber doch Pärchen, na ja, ich würde es eher als Kombinationen von Mann und Frau bezeichnen, die einen schon etwas stutzig machen. In Monaco zum Beispiel werden mit zunehmender Größe der Jachten auch die Damen an der Seite der Eigner immer schöner und jünger. Ein ähnliches Phänomen ist bei dicken Autos und schicken Villen zu beobachten. Sind die Herren dann auch noch irgendwie berühmt, scheint sich die Schönheit der Frauen zu potenzieren und das Alter in Richtung des juristisch gerade noch Möglichen zu wandern.

Ein Blick in die Fußballstadien dieser Welt reicht auch aus, sich schon einmal wundern zu dürfen, warum es im abgesteckten Bereich für die Spielerfrauen immer aussieht wie im Aufenthaltsraum von *Germany's Next Topmodel*. Ohne Frage sind die meisten der Fußballer kernig, jung, sehen gut aus, haben durchtrainierte Körper und achten auf ihr Äußeres. Aber es gibt eben auch Ausnahmen.

Der eine, der mir da einfällt, sieht eher aus wie ein Frosch und hat Augen so groß wie die Bälle, mit denen er jeden Tag spielt, und ein anderer hat mehr Narben im Gesicht als Frankenstein. Ich bin mir sicher, alles nette Typen, aber wäre der eine Postbote und der andere Dispatcher bei der Deutschen Bahn, dann würden sich die dazugehörigen Damen deutlich vom Rest der Rasselbande im Spielerfrauencafé unterscheiden. Und das nicht in positiver Hinsicht.

Wie sagte M. Scholl so schön: »In meinem nächsten Leben werde ich Spielerfrau oder Hund von Uli Hoeneß.«

Also irgendwas muss dran sein an der anfangs in den Raum gestellten These. Auch unter uns Ärzten gibt es überdurchschnittlich viele, die, die eigenen Qualitäten zugrunde gelegt, mehr bekommen haben, als ihnen zusteht. Schon im Studentenklub war es als Medizinstudent einfacher, einen Treffer zu landen, als für einen Mathematik- oder Informatiknerd. Später im Krankenhaus war man als Jungarzt erst mal wieder hintendran. Da verschwanden die wertvollen Schwestern meist in den Zimmern der Ober- und Chefärzte.

Wer sich weitere Vorteile durch Oberflächlichkeiten erhaschen will, sollte auch bei der Auswahl der Fachrichtung wachsam sein.

Der Schönheitschirurg oder Kieferorthopäde hat deutlich bessere Chancen auf dem Markt als der Chirurg oder Internist. Das liegt zum einen daran, dass Schönheit nicht beständig ist und es Vorteile mit sich bringt, wenn der, der sie operativ erhalten kann, am eigenen Frühstückstisch sitzt. Zum anderen liegt es aber auch an den sehr unterschiedlichen Einkommen in unserer Branche. Dazu an anderer Stelle des Buches mehr. Bei den Ärzten scheint es auch eher die Kombination zu sein zwischen dem angesehenen Beruf an sich, einem toll klingenden Doktortitel und einem vergleichsweise nicht ganz so schlechten Verdienst.

Auf jeden Fall muss und kann man festhalten, dass es immer mal wieder Männer und auch Ärzte gibt, die für wenig Gegenleistung viel zu viel bekommen. Und dass all die unschönen Herren mit wunderschönen meist jüngeren Frauen an der Hand traumhafte und unschlagbare innere Werte haben und sogar kochen und stricken können, das wage ich zu bezweifeln.

Nun fragt sich sicherlich der eine oder andere, was ich denn nun für eine Zuckerschnecke zu Hause habe. Da kann ich nur ganz bescheiden sagen: Ich habe genau das, was mir mit meinen inneren und äußeren Werten zusteht. Eine gut aussehende, intelligente und in jeder Hinsicht attraktive Frau.

94. GRUND

Weil man für die Frau des Lebens seine Taktik ändern muss

Im Leben eines Mannes geht es eigentlich immer irgendwie um Frauen. Also zumindest des Mannes im herkömmlichen Sinne. Die Spezis, die irgendwann im Kindesalter ihr Y-Chromosom verloren haben, lasse ich mal außen vor. Der Rest kämpft seit Jahrtausenden um die Herzen der Damen.

Es gibt Kriege, die nur wegen einer holden Schönheit begonnen wurden. In anderen Gemetzeln ging es um Geld und Land. Dies brauchte man aber irgendwie auch nur, um damit ein Frauenzimmer zu begeistern. Dann gab es da noch die vielen Schlachten, die als religiöse Glaubenskriege von der Kirche geführt, und die Auseinandersetzungen, die einfach mal so vom Kaiser oder König begonnen wurden. Die einen angezettelt von im Zölibat lebenden Wahnsinnigen, weil sie nie eine Frau gesehen hatten, und die anderen, weil sie durch den Überfluss an ihnen zustehenden Hofdamen verrückt geworden sind.

Unterm Strich ging es immer irgendwie um Frauen. Die Zeiten, da wir Männer immer sofort mit einer schlagkräftigen Einheit aufs Schlachtfeld marschierten, sind zum Glück vorbei. Da aber auch heute noch das Weibsbild im Mittelpunkt steht, müssen wir uns eine andere Taktik ausdenken, das Schlachtfeld Klassenfahrt, Schuldisco, Studentenklub oder Firmenweihnachtsfeier als Sieger zu verlassen. Für die wenigen, die mit gutem Aussehen gesegnet sind, läuft die Sache meist von alleine. Wer Geld hat oder Pilot, Arzt oder Millionärssohn ist, der braucht auch nicht lange zu quatschen.

Da ich meist gut aussah und mich Arzt/Medizinstudent nennen konnte, waren zwei Kriterien erfüllt, und es lief bei mir meist wie ein Länderspiel (zumindest die Spiele zwischen 2014 und 2017).

Da man aber nicht ewig oberflächlich und beischlaforientiert bleiben möchte und irgendwann die Zeit kommt, da man sich mal nach einer ernsthaften Beziehung umschauen möchte, wird eine Taktikänderung unumgänglich. Schließlich will man ja, dass sich wie beim Froschkönig die Auserwählte zunächst voll und ganz den inneren Werten hingibt und erst später, wenn sie bereits ihr zartes Herz verloren hat, der Restprinz zum Vorschein kommt.

Ich war 30, als ich im Biergarten eine junge Schönheit sah, bei der ich mir auf den ersten Blick dachte, hier musst du mal deine Strategie ändern. An meinem Aussehen konnte ich natürlich nichts mehr verschlechtern, es war Samstag, ich war auf Beutefang und hatte mich rausgeputzt wie ein Maibaum in Oberbayern. Irgendwie schien sie das aber gar nicht zu beeindrucken, was mein Interesse als Jäger schlagartig noch steigerte. Der Abend lief schlecht, meine Blicke wurden nicht erwidert, und es bestand offensichtlich nicht ein Funken Interesse ihrerseits an mir.

Zum Glück kannte ich einen ihrer Begleiter und bekam am Folgetag zumindest von ihm ihre Nummer. Eine Woche später, ich hatte gerade Dienst, griff ich dann auch zum Hörer und rief sie an. Das Telefonat lief perfekt, sie konnte sich an mich erinnern und war nicht abgeneigt, sich mal mit mir auf ein Eis zu treffen.

Das Gespräch zog sich locker, lustig und entspannt über eine ganze Stunde, und es kam, wie es kommen musste. Sie fragte, was ich gerade mache. Da sie schon wusste, dass ich in Leipzig wohnte, und vielleicht sah, dass ich mit einer anderen Vorwahl anrufe, konnte ich jetzt nicht die heimische Couch als meinen aktuellen Standort angeben. Ich musste zugeben, dass ich auf Arbeit war. Mit

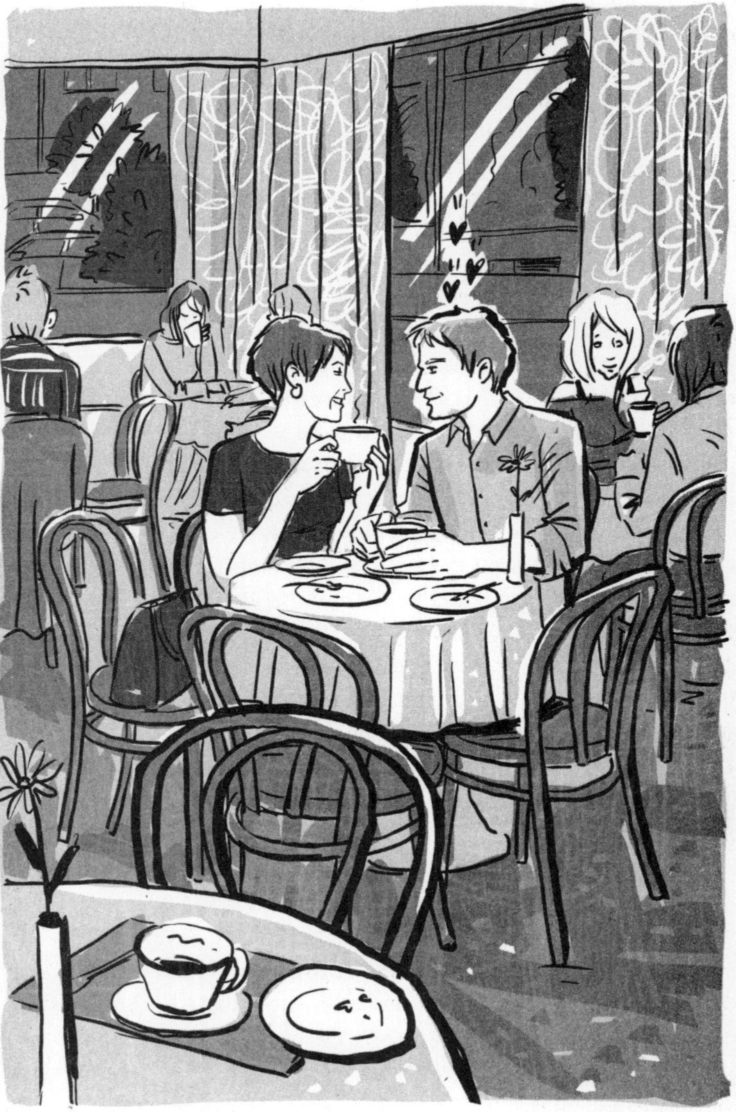

der Frage, was ich denn auf Arbeit mache, drohte meine Taktik in sich zusammenzufallen. Irgendwie schaffte ich es aber, dass sie sich relativ schnell mit der Information zufrieden gab, ich würde in einer sozialen Einrichtung kranken Menschen helfen.

Bei unserem ersten Treffen parkte ich dann auch mein damals für mich und meinen Status viel zu groß dimensioniertes Auto weit weg vom Treffpunkt. Auch diese taktische Raffinesse schien fast zu platzen, als sie mich weit nach Mitternacht zu meinem Parkplatz fahren wollte. Zum Glück konnte ich sie mit der Begründung davon abhalten, dass ich nach diesem heißen Abend noch etwas frische Luft schnappen müsse. Es war alles nicht einfach, aber ich habe es geschafft, dass sie erst nach dem ersten Liebesbrief, dem fünften Date und dem zweiten Sex erfahren hatte, dass ich Arzt war. Und die Moral von der Geschichte: Auf der Suche nach der ewigen Liebe sind die inneren Werte anscheinend doch die wichtigeren. Na ja, wenn sie nicht so hervorragende äußere gehabt hätte, hätte ich mir ja nie die Telefonnummer von ihrem Bekannten besorgt.

95. GRUND

Weil es Pharmavertreter gibt

Eigentlich sind sie nicht schlimm, die werten Vertreter. Sie machen ja auch nur ihren Job, die einen gut, die anderen eben nicht. Aber auch da unterscheiden sie sich nicht von anderen Berufsgruppen. Mit Medikamenten, Heil- und Hilfsmitteln kann man richtig viel Geld verdienen.

Heilmittel sind nichtärztliche Behandlungsverfahren, wie zum Beispiel Manuelle Therapie oder Krankengymnastik, also die jedem bekannte Physiotherapie.

Hilfsmittel sind vom Patienten selbst genutzte Gegenstände, wie zum Beispiel Seh- oder Hörhilfen oder auch Windeln, aber nicht die für die Zahnlosen, die auf allen vieren die Welt erkunden, sondern für die, die sie ebenso hilflos bald verlassen werden.

In diesen drei Produktgruppen gibt es Tausende mehr oder weniger nützliche Dinge. Ähnlich wie bei Medizinprodukten hat die Lobby der vielen Hersteller von Medikamenten und Hilfsmitteln es geschafft, völlig legal und ungestraft Preise für ihre Produkte verlangen zu dürfen, die ganz selten bis nie den tatsächlichen Wert der Ware widerspiegeln.

Unbestritten ist die oft jahrelange Entwicklung unter Beachtung der knallharten Gesetze und Vorgaben teuer und aufwendig, rechtfertigt aber noch lange nicht die megalangen Scheine, die die Kassen und letztendlich der arme Bürger dafür berappen müssen.

Da natürlich irgendwo gespart werden muss, sind Heilmittelerbringer, also meist Physiotherapeuten, dafür gnadenlos unterbezahlt. Während eine Kniebandage, die für ein paar Euro in Asien von flinken Kinderhänden gehäkelt wird, dann einen Verkaufspreis von 300 Euro hat, müssen die Physiotherapeutin oder ihr männlicher Kollege, die armen Nasen, für 18 Euro dem dicken und stark behaarten Patienten Müller ganze 25 Minuten den Oberschenkel durchkneten. Dabei sind die 18 Euro nicht ihr Stundenlohn, sondern das, was der Chef bekommt. Abzüglich seiner Kosten bleiben im besten Fall 12 Euro netto pro Stunde beim Therapeuten hängen. Und als wäre das nicht genug, müssen sie das auch im Sommer bei 35 Grad mit Liebe und Hingabe leisten, wohl wissend, dass sich Herr Müller nur einmal in der Woche duscht.

Was das alles mit Pharmavertretern zu tun hat: nichts. Also zurück zum Thema. Die vielen teuren Medikamente und Hilfsmittel müssen natürlich an den Mann bzw. den Arzt gebracht werden, da dieser ja irgendwie indirekt für den Verkauf zuständig ist. Natürlich darf er sich da nicht beeinflussen lassen und muss von dem Medikament oder der Schiene, die er letztendlich verordnet, auch 100 % und nur aus medizinischen Gesichtspunkten überzeugt sein. Alles andere wäre Korruption und unanständig. Da es unendlich viele

Produkte gibt und ständig neue hinzukommen, beschäftigen die Firmen meist gut aussehende, vollbusige Damen oder hartnäckige wortgewandte Herren mit Dauergrinsen.

Diese Vertreter genannte Spezies tingelt dann mit einem werbeträchtigen Firmenwagen von Praxis zu Praxis und versucht den ärztlichen Dealer von der heißen Ware zu überzeugen.

Da die Argumente in Form von Ferienreisen, Golfausrüstungen oder kleineren Geldzuwendungen mittlerweile verboten wurden, macht das Ganze für beide Seiten keinen richtigen Spaß mehr. In den ersten Jahren meiner Niederlassung hatte ich noch einmal wöchentlich eine halbe Stunde für derartige Gespräche geblockt. Irgendwann wurden aber alle jungen hübschen weiblichen Vertreter schwanger und wurden mehr oder weniger sachlich, mit wenig Liebe zum Detail nachbesetzt.

Eines Tages fiel mir dann noch auf, dass ich mit dieser Reglung zwei Stunden pro Monat, 24 pro Jahr und über 500 Stunden während meines gesamten Praxislebens dafür aufwenden würde, mir jeden Mittwoch die Vorteile irgendwelcher Bandagen, Orthesen oder Tabletten erklären zu lassen.

Am Ende sind sie doch alle gleich, und da ich sowieso einmal im Jahr auf einen größeren Kongress muss, kann ich das Zeug dann auch auf der Industrieausstellung näher betrachten. Bei dem Gedanken, was man alles in 500 Stunden machen kann, beschloss ich, die Sache abzubrechen, und seit etwa fünf Jahren prallen alle Vertreter von meinem Tresen ab wie ein fetter Wassertropfen von einer frisch gebohnerten Lotusblüte.

Prinzipiell habe ich überhaupt nichts gegen die Pharmafritzen. Die meisten sind nett, dürfen auch mal noch einen Kugelschreiber dalassen, und wenn man ihnen vorher sagt, dass man heute nur fünf Minuten Zeit hat, sind sie auch nach 15 Minuten schon wieder weg. Also alles eigentlich halb so schlimm, aber eine halbe Stunde am Mittwoch eher zu Hause bei Sohnemann und Tochter waren mir dann doch wichtiger. Schön ist es natürlich nicht, regelmäßig enttäuschte Gesichter zurück ins Treppenhaus wackeln zu sehen, brauchen sie doch ihren Arztkontakt und die notwendige Unterschrift zum Nachweis ihrer Tätigkeit dem Arbeitgeber gegenüber. Wer also noch etwas menschelt, der würde es besser finden, wenn es diese Berufsgruppe nicht mehr gäbe, um nicht ständig ein schlechtes Gewissen zu haben

96. GRUND

Weil nicht alle Ärzte Menschen, aber scheinbar alle Menschen Ärzte sind

Was ist denn nun ein guter Arzt, und wie muss ein guter Patient sein? Die Frage nach dem guten Arzt ist und bleibt schwierig. Das sieht erstens jeder irgendwie anders, und es gibt viele Richtungen, aus denen man sich an die Frage annähern kann.

Für die Klinikleitung muss ein Arzt top Leistungen für möglichst wenig Geld abliefern.

Für die Pharmafirmen muss er ständig offen für Neues sein und dieses auch der Verwaltung und dem Chefeinkäufer verkaufen können.

Die Arztfrau ohne Liebhaber findet ihren Mann gut, wenn er möglichst oft zu Hause ist, und die mit Liebhaber findet es toll, wenn er viele Dienste macht.

Es gibt welche, die gut sind, weil sie etliche Veröffentlichungen haben, die anderen, weil sie ständig Vorträge halten. Einige können gut operieren und andere mit den Patienten reden.

Da man keinen findet, der alle befriedigt, gibt es auch nicht den einen guten Arzt. Es gibt auch keinen richtig schlechten, irgendwie kann jeder irgendwas.

Das Wichtigste ist aber, dass man Mensch bleibt, und das ist das Schwierigste. Voraussetzung dafür ist es, den Patienten nicht als

Patienten, Kunden oder Kranken, sondern auch als Menschen anzusehen, keine Unterschiede zwischen Privat- und Kassenpatienten oder feinen Herren im Anzug und übel riechenden Obdachlosen zu machen und den Anspruch zu haben, dass jeder Patient, sofern er es selbst will, zufrieden das Sprechzimmer verlässt.

Einige Patienten sind von Haus aus anstrengend, nervig und kleine Arschgeigen, viele werden es aber erst, weil sie auf ihrem Weg durch unser Gesundheitssystem auf Ärzte getroffen sind, die ebenso anstrengende, nervige kleine Arschgeigen sind.

Es sind eben doch nicht alle Ärzte Menschen, aber die Patienten sind es leider auch nicht immer.

Dafür sind aber viele von ihnen fast schon Ärzte, was die entspannte Arzt-Patienten-Beziehung zusätzlich zerstört. Dank World Wide Web, *Apothekenzeitung* und Nachmittagsfernsehen fühlen sich viele informiert und versuchen mit gefährlichem Halbwissen beim Arzt zu glänzen. Wenn sie dann noch jemanden kennen, der so was Ähnliches schon einmal gehabt hat, oder auch nur einen kennen, der einen kennt mit diesen Erkrankungen, dann werden sie ganz bedrohlich. Der kurzen Schilderung ihrer Beschwerden folgen eine handfeste Diagnose und ein Vorschlag, wie man es am besten behandeln könnte.

»Doc, ich bin umgeknickt, ist aber nichts gebrochen, da würde ich ja nicht mehr laufen können, Bänder scheinen auch alle ganz zu sein, ich brauch eigentlich nur eine Krankschreibung für diese Woche, aber bitte bis Sonntag, weil ich Wochenende arbeite, und bisschen Physiotherapie, Schmerzmittel habe ich noch, nehme ich aber ungern.«

Für diesen Patienten wäre jetzt ein guter Arzt, der genau das und in dieser Reihenfolge macht. Wenn man anfängt, sich seine eigene Meinung zu bilden, und den Patienten untersucht, hat man sich für diesen einen Fall schon wieder das Gütesiegel »Gut« verdorben.

Es ist also nicht einfach, es gibt sie alle. Die guten und schlechten Ärzte, gute und schlechte Patienten und auch gute und schlechte

Menschen. Die Menschen, die so tun, als wären sie gute Ärzte, und die guten Ärzte, die aber leider schlechte Menschen sind.

97. GRUND

Weil Krankenkassen Werbung machen dürfen

Werbung ist ein ständiger Begleiter unseres Alltags. Radio, Fernsehen, die alte gute Litfaßsäule, Internet sowieso und auch gedruckte Medien. Überall lebt und alles lebt von Werbung.

Die Druckerei wirbt in der Zeitung dafür, dass die Zeitung bei ihr Kunde wird, und die Zeitung versucht durch Werbung im Radio die Druckerei dafür zu begeistern, bei ihr eine Anzeige zu schalten. Jeder, der etwas zu verkaufen hat oder eine Leistung anbietet, muss meist irgendwie und irgendwo auf sich aufmerksam machen.

Das ist auch okay so, und es hält eine ganze Menge Geld im Umlauf unseres Wirtschaftssystems. Außerdem ist dank einer sehr kreativen Werbebranche die Art und Weise der Marktbeeinflussung sehr unterhaltsam geworden.

Die vielen Gelder, die man für den Kundenfang investieren muss, werden aus den Einnahmen abgezweigt und sind irgendwo in der angebotenen Leistung mit verrechnet. Man kann also ziemlich sicher davon ausgehen, dass das Produkt, welches in jeglichen Medien rund um die Uhr mit allen Mitteln der Kunst beworben wird, am Ende auch etwas teurer ist.

Prinzipiell ist das aber auch in Ordnung; wenn ich nicht ganz so weltfremd und doof bin, dann weiß ich um die Umlage der Werbung auf das Produkt und kann mir ja frei aussuchen, ob ich im Regal zu dem aus der Reklame greife oder mir eins in den Warenkorb lege, von dem ich bisher noch nie etwas gehört, gelesen oder gesehen habe.

So weit, so gut; was mich aber in der großen Welt des Kundenfanges schon länger aufregt, ist die Tatsache, dass es auch Krankenkassen erlaubt ist, richtig viel Scheine für Werbefeldzüge auszugeben.

Wenn Handwerkermeister Meier eine Zeitungsannonce für 1000 Euro schaltet, hat er dieses Geld sicherlich auch indirekt auf die letzten Aufträge umgelegt, aber es trotzdem mit seinen eigenen Händen verdient, verwaltet und dann wieder ausgegeben.

Wenn unsere Krankenkassen sündhaft teure Spots zur besten Sendezeit im Vorabendprogramm schalten, habe zumindest ich das Gefühl, dass da Geld ausgegeben wird, das irgendwie nicht richtig den Kassen gehört. In erster Linie verwalten sie die viele Kohle, die sie aber nur von ihren Mitgliedern, den Beitragszahlern, also den armen Bürgern, geliehen oder geschenkt bekommen haben, ohne es sich auch nur annähernd mit der Kraft der eigenen Hände zu verdienen. Sie sollen es lediglich verwahren und zielorientiert verteilen, am besten im Sinne des Kunden.

Wenn ich dem Handwerker 100 Euro bezahle, gehe ich davon aus, dass ein Teil davon für sein eigenes warmes Abendbrot, ein größerer Teil für seine monatlichen Kosten und seinen Beitrag für das Finanzamt, ein Anteil für Material und eben auch etwas für weitere Kundenakquise enthalten ist.

Wenn ich der Krankenkasse erlaube, mir monatlich um die 14 % von meinem Gehalt abzuziehen, möchte ich, dass neben den notwendigen Verwaltungskosten der Rest wieder für Gesundheitsleistungen am Kunden ausgegeben wird. Was ich als Beitragszahler nicht möchte ist allerdings, dass ich sehe, wie am Samstagabend bei ARD/ZDF und den privaten Sendern werbeträchtige Filmchen für Millionen über die Mattscheibe flimmern.

Vor dem Hintergrund, dass es uns Ärzten bis vor einiger Zeit fast gänzlich verboten war, Werbung für uns zu machen, und auch heute noch die Propagandamöglichkeiten erheblich eingeschränkt sind, würde ich erwarten, dass auch unseren indirekten Arbeitgebern strengere Werbeverbote auferlegt werden. Ich denke, dass es den steigenden Kassenbeiträgen guttun und den ewigen Diskussionen um die leeren Säcke im Gesundheitswesen etwas den Wind aus den Segeln nehmen würde.

98. GRUND

Weil oft auch ohne uns eine Heilung eintritt

Es gibt drei Arten von Heilung: die durch und mithilfe des Arztes, die ohne das Zutun des Arztes und die Heilung trotz ärztlicher Behandlung.

Die Fälle, die trotz unseres Eingreifens wieder gut werden, sind häufiger, als man denkt. Sicherlich redet man nicht drüber, aber jeder Arzt hat es schon ein-, zweimal in der Woche mit einem Patienten zu tun, der von einem Kollegen anbehandelt wurde und man sich nur kopfschüttelnd fragen kann, was dieser sich denn bei der bisherigen Behandlung gedacht hat. Alles sicher keine lebensbedrohlichen Verfehlungen, aber die adressierte Erkrankung könnte, so wie es sich der Vorgänger gedacht hat, sicherlich nie ausheilen.

Meist geht es den Patienten aber doch schon besser, und es zeigt sich einmal mehr, dass die Natur und der menschliche Körper viel mehr aushalten, als man ihnen zutraut. Der begonnene ärztliche Unsinn hat nicht nur nicht zu einer Verschlechterung geführt, es ist sogar trotzdem besser geworden.

Ich möchte jetzt natürlich nicht ausschließen, dass auch mal ein Kollege wegen meiner angefangenen Behandlung die Hände über dem Kopf zusammenschlägt. Wenn man dann aber mal die unglücklichen Entscheidungen, die tagtäglich getroffen werden, hochrechnet, kann man nur froh sein, dass der liebe Gott uns eine große Portion Selbstheilungskräfte in die Gene gelegt hat.

Die Variante, dass eine Genesung mit unserer Hilfe eintritt, ist natürlich auch nicht so selten. Je schwerer die Verletzung oder Erkrankung wird, umso hilfreicher und wichtiger ist dann eine ärztliche Behandlung. Im Umkehrschluss heißt das natürlich, dass, je unspektakulärer die Krankheit ist, ein Arzt nicht wirklich notwendig wäre. Viele der selbst ernannten Götter in Weiß glauben zwar, für die meisten Heilungen und den großen Anteil der gesundeten Patienten in ihrer Praxis allein zuständig zu sein, aber das ist natürlich ein Irrglaube.

Im Krankenhaus ist das meist noch ein wenig anders, da dort deutlich mehr Patienten aufschlagen, die tatsächlich eine ernsthafte Erkrankung haben. Die Chance, dass ein Polytrauma, der Darmverschluss oder der saftige Herzinfarkt selbstständig die Klinik wieder verlässt, wäre ohne Doktors Hilfe sicherlich nicht besonders groß.

Im niedergelassenen Bereich, also in den Praxen dieser Republik, sitzt natürlich ganz selten mal ein Patient im Wartezimmer, dessen Leben unmittelbar bedroht ist. Der Schnupfen, die Muskelzerrung, der gemeine Rückenschmerz oder die bösen Sonnenbläschen sind ohne Zweifel in diesem Moment für den betroffenen Patienten das schlimmste Schicksal, welches ihn je treffen konnte, aber bei Licht betrachtet, würde ein Großteil unserer Kunden auch ohne uns wieder gesund werden.

Die besten Ärzte für diese Fälle sind Dr. Geduld und sein Kollege Prof. Zeit und eine gesunde Portion aus Omas Hausapotheke.

Unsere tägliche Hauptaufgabe ist es deshalb, durch unsere Untersuchung eine ernsthafte, das Leben unmittelbar oder in naher Zukunft bedrohende Erkrankung auszuschließen. Die hohe Kunst ist es, im meist langweiligen unspektakulären Praxisalltag immer hellwach und aufmerksam zu bleiben, um genau diese Fälle nicht zu übersehen. Sollte dann doch mal einer dabei sein, dann müssen auch wir unser ganzes ärztliches Können aus der Schublade holen und eine optimale Behandlung einleiten.

Bei allen anderen ist der zweite Schritt, rauszubekommen, was der Patient möchte und auch braucht. Will er überhaupt eine richtige Diagnose oder nur tröstende Worte, eine Krankschreibung und etwas Salbe?

Ein gutes Beispiel ist da die Prellung des Brustkorbes/Rippenbruch. Wer sich etwas auskennt, weiß, dass auch auf einem Röntgenbild ein Rippenbruch nur schwer zu erkennen ist. Es ist aber völlig unwichtig, ob sich der auf den Wannenrand Gefallene nun eine Rippe gebrochen, angebrochen oder nur geprellt hat. Die Behandlung und die Heilungszeit sind sowieso gleich. Alles tut drei bis fünf Wochen weh, ein paar Schmerzmittel und Schleimlöser und immer schön tief durchatmen, mehr wird meist sowieso nicht gemacht.

Für den konkreten Fall heißt das also, ich schließe zunächst die drohende Lebensgefahr aus, indem ich mit dem Ultraschallgerät nach einer inneren Blutung aus Niere oder Milz schaue und ein Röntgenbild vom Brustkorb mache, um nach einer eingefallenen oder mit Flüssigkeit gefüllten Lunge zu schauen. Wenn das erledigt ist, kommt der eigentlich schwierige Teil der Arbeit, für den Menschenkenntnis wichtiger ist als ärztliches Wissen. Ich kann dem Patienten nach Betrachtung des Röntgenbildes jetzt zwei Dinge sagen:

»Da ist eine Rippe gebrochen/angebrochen«, oder:

»Alles gut, die Rippen sind nicht gebrochen.«

Nun gibt es Patienten, die auf die erste Feststellung folgendermaßen reagieren:

»Um Himmels willen, Mist, gebrochen, das hat mir gerade noch gefehlt, da kann ich ja sechs Wochen nicht auf Arbeit« und in diesem Moment in ein Loch fallen, aus dem sie fünf Wochen nicht mehr rauskommen. Andere wiederum antworten:

»Ach, doch gebrochen, na das habe ich mir gedacht, da weiß ich ja, warum es so wehtut, okay, Doc, das wollte ich nur wissen, da weiß ich Bescheid, kann ich denn trotzdem morgen wieder arbeiten gehen?«

Umgekehrt würde der Erste auf die zweite Aussage mit Erleichterung reagieren und froh sein, dass nichts gebrochen ist, viel besser mit den Schmerzen umgehen und sogar nach einer Woche auch wieder auf Arbeit erscheinen. Der andere, der seinen »Bruch« psychologisch irgendwie braucht, würde mit der zweiten Aussage deutlich schwerer umgehen können. Da er sich seine Schmerzen dann nicht erklären könnte und völlig verstört die Praxis verlassen würde mit dem Gedanken, warum es denn dann so wehtut, wenn doch alles gut ist, wie der Arzt sagt.

Und genau das muss ich in dem kurzen Gespräch und in der Zeit, die ich durch verschiedene Untersuchungen gewinne, versuchen, in Erfahrung zu bringen.

Was habe ich da für einen Typen vor mir sitzen, und was will er hören? Der Rest der Behandlung ist Psychologie, Patientenführung, tröstende Worte und Zeit gewinnen. Nämlich die Zeit, die eine normale alltägliche Krankheit oder Verletzung braucht, um von ganz allein wieder zu verschwinden.

99. GRUND

Weil ein Notarzt selten NOTarzt ist

Dem Namen nach zu urteilen, sollte der Notarzt ein Arzt sein, der in der Not tätig wird, oder eben auch zu einem in Not geratenen Notfall fährt, um diesem aus seiner Not zu helfen.

Für den Laien klingt das alles sehr spannend. Zumal der Arzt als solcher und besonders der Notarzt in Funk und Fernsehen immer ganz besonders wichtig und interessant dargestellt wird.

Sein Handeln erscheint auf den ersten Blick immer ganz spektakulär. Selbst im Buch *111 Gründe, Arzt zu sein* stellt der Kollege, selbst als Notarzt tätig, diesen Aufgabenbereich im Medizineralltag ganz besonders aufregend und dramatisch dar.

Ich bin ca. 15 Jahre als Notarzt durch die Gegend gefahren und muss sagen, selbst Sex mit seiner eigenen Frau nach 40 Jahren Ehe hat zum Teil mehr erregende Momente als ein 24-Stunden-Notarztdienst. Also den Vergleich kann ich jetzt mal nur vom Hörensagen weitergeben, da ich erst fünf Jahre verheiratet bin und deshalb selbst noch nicht mitreden kann. Auf jeden Fall gibt es aber weit mehr als 111 Dinge, die spektakulärer sind als neun von zehn Notarzteinsätzen.

Die besten sind die, bei denen man mitten in der Nacht zur schweren Luftnot, dem akuten Herzschmerz oder dem nicht mehr ansprechbaren Bürger gerufen wird.

Mit Hektik, Stress und blauem Licht auf dem Dach rast man dann zum Ort des Geschehens. Dort angekommen, wird man von der akuten Luftnot freudig erregt über unser Kommen am Gartentor abgeholt, und wir haben Mühe, dem schnellen Schritt des Patienten zurück ins Haus überhaupt folgen zu können.

Der akute Herzschmerz steht auf dem Balkon, raucht noch schnell eine und winkt uns freundlich zu. Und der nicht mehr ansprechbare Bürger war nur der aufgrund eines anstrengenden Arbeitstages und eines zusätzlichen Feierabendbieres sehr tief schlafende Ehemann.

Nicht selten muss man beim Eintreffen am Notfallort der im Wohnzimmer sitzenden Großfamilie auch erst mal die Frage stellen: »Wer ist denn nun hier der Kranke?«

Allein die Tatsache, dass dies von einem erfahrenen Arzt und zwei nicht minder erfahrenen Rettungssanitätern nicht auf den ersten Blick erkannt wird, stellt die Notwendigkeit unseres Daseins entscheidend infrage.

Beliebt sind auch die Spezialisten, die wegen erhöhter Blutdruckwerte anrufen. Meist passiert dies natürlich in der tiefen dunklen Nacht, und man fragt sich zunächst erst mal, warum misst sich jemand drei Uhr morgens den Blutdruck.

»Wann haben Sie denn gemessen?«

»Seit um eins alle halben Stunden, und es ist nicht weniger geworden.«

»Hatten Sie sich denn schlecht gefühlt, oder warum haben Sie nach Mitternacht ihren Druck gemessen?«

»Nein, mir ging es gut, aber ich war grad auf Toilette und dachte, ich messe lieber noch mal, da ich am Tag schon einmal einen etwas höheren Wert hatte.«

»Ach so, aber schlecht geht es Ihnen nicht?«

»Na jetzt schon etwas, nachdem ich weiß, dass der Blutdruck so hoch ist.«

Meist messe ich dann den Druck noch mal selbst und mache aus einer 150/100 ein 130/80.

»Sehen Sie, jetzt ist es schon besser.«

Die Patientin freut und beruhigt sich, und bei einer weiteren Messung fünf Minuten später ist der Druck dann wirklich bei 130/80. Ich empfehle ihr dann noch, beim nächsten nächtlichen Toilettengang nur zu pullern und nicht zu messen, es sei denn, ihr Kopf sieht im Badspiegel aus wie eine Riesentomate.

Der Großteil der Einsätze ist also so langweilig wie die letzten Staffeln von *DSDS* oder *Das Supertalent*.

Wenn man Internist oder Anästhesist ist, kann ich mir vorstellen, dass zumindest noch der ernsthafte Herzinfarkt oder die fette Lungenembolie eine gewisse Freude erzeugt. Für den Unfallchirurgen aus Leidenschaft muss es aber wenigstens etwas bluten, eine Kettensäge oder eine um den Alleebaum gewickelte Limousine dabei sein. Da das aber die Ausnahmen sind, hatte ich dann irgendwann keine Lust mehr, jede Nacht mindestens einmal zur netten Oma zu rasen, die meinte, mal kurz auf Kassenkosten mit jemandem schnattern zu müssen, weil die bösen Enkel tagsüber wieder keine Zeit hatten, sie zu besuchen.

Notarzt hat also nur zur Not und mit bestem Willen etwas mit Not und einem Arzt zu tun, der wirklich kurzfristig gebraucht wird und ohne den es um Leben und Tod gehen würde.

100. GRUND

Weil Arzt sein prinzipiell nicht so spannend ist, wie viele denken

Genauso wenig spannend wie der Großteil der Notarzteinsätze ist eigentlich auch der Arztberuf selbst. Also zumindest meistens und im Großen und Ganzen. Wie immer und bei allem im Leben gibt es natürlich auch da Ausnahmen. Abhängig vom Fachgebiet, welches man beackert, und ob man im Krankenhaus oder der Praxis tätig ist. Die tägliche Aufregung bewegt sich zwischen Kaffeetrinken mit Oma Hilde, während im TV der *Check24 Doppelpass* oder der *ZDF-Fernsehgarten* mit Andrea Kiewel läuft, und einem Fernsehabend mit der Schwiegermutter bei dem Klassiker *Memento* in der Flimmerkiste.

Im ersten Fall ist man, schon bevor Andrea die Gäste begrüßt, eingeschlafen, bei der zweiten Variante schläft man die ganze Nacht nicht mehr. Die Schwiegermutter will quatschen, ich will fernsehen, die Frau kann sich nicht entscheiden, wenn Schwiegermama mal kurz zuschaut, versteht sie den Film nicht und fragt blöd dazwischen, ich kann mich nicht konzentrieren, die Stimmung beginnt zu kochen, die Spannung vor dem Fernsehen steigt über die im TV, und noch vor Ende des Films platzt die Bombe.

Im Krankenhaus sind per se die Fälle, weil meist schlimmer, etwas spektakulärer. Der Mehrfachverletzte, der auf dem letzten Loch pfeift, der Hobbygärtner, der samt Kettensäge vom Kirschbaum gefallen ist und in mehreren Teilen gebracht wird, oder der Riesentumor im Kopf. Dieser wächst bei manchen wegen großer natürlicher Hohlräume völlig unbemerkt; dort, wo er aber das eigentliche Hirn völlig verdrängt, muss er in einer 10-stündigen Operation entfernt werden. Es sind also nur die Fälle wirklich spannend, von denen es in den meisten Arztserien mehrere in einer Folge gibt. Im richtigen Leben sind das natürlich die Ausnahmen, und der Rest ist Routine.

Blinddarm, Herzinfarkt, Knöchelbruch, Gallenstein, neues Hüftgelenk oder Bandscheibenoperation. Von den Zuständigen alles tausendmal gemacht und so normal wie für den Kfz-Mechaniker der Reifenwechsel.

Die Eingriffe, von denen man sagt »das macht doch schon der Pförtner«, gibt es tatsächlich irgendwie.

Mein ehemaliger Chef hat immer behauptet:

»Jungs, stellt euch nicht so an, das meiste von dem, was wir hier täglich operieren, bringe ich einem mittelmäßig intelligenten Schimpansen in einer Woche bei.«

In der Niederlassung sind die Fälle, die einem den Puls über den beim Kaffeetrinken mit Oma Hilde steigen lassen, noch seltener. Wie schon in anderen Gründen erläutert, sind die wenigsten wirklich krank und eigentlich keiner, auch irgendwie zum Glück, dem Tod näher als dem Leben.

Viele von uns haben sich auch noch freiwillig zum Fachidioten erklärt und machen nur Knie, nur Schultern oder Zucker. Sie haben sich auf eine Sache konzentriert, was natürlich für den Patienten manchmal auch Vorteile hat. Bei denen ist dann aber der Alltag so aufregend wie Kaffee mit Hilde, ohne dass im TV was läuft, oder ohne Hilde, allein vorm Fernsehen beim *Doppelpass* oder Frau Kiewel.

Einige andere bieten ein etwas erweitertes Spektrum an, aber auch da ist man irgendwann so weit, dass man bei neun von zehn Patienten nicht wirklich nachdenken muss, um die Diagnose zu stellen und eine Behandlung einzuleiten. Das einzig Spannende ist eigentlich, genau diese Spannung und Aufmerksamkeit so hoch zu halten, dass man es schafft, bei den restlichen zehn Prozent aus seinem Halbschlaf zu erwachen und den interessanten schwierigen Fall zu erkennen, um diesen dann genauso sicher, zielstrebig und mit Erfolg zu behandeln wie die langweiligen.

101. GRUND

Weil es viel zu viele blöde TV-Serien gibt

Schon der Literaturkritiker Marcel Reich-Ranicki, Gott hab ihn selig, bezeichnete unser Fernsehen als »Blödsinn« und nahm seinen Ehrenpreis bockig und beleidigt einfach nicht an.

Elke Heidenreich sekundierte später, »wie jämmerlich unser Fernsehen ist, wie arm, wie verblödet«.

Die Preisverleihung war laut eigenen Worten für Marcel so »widerwärtig« gewesen, »dass ich es nicht ertragen konnte«.

Nun gut, so weit würde ich jetzt nicht gehen. Das Fernsehen selbst und dessen Macher stellen ja eigentlich keinen höheren Anspruch an das, was gezeigt wird, und die Menschen, die davorsitzen, erwarten auch nicht wirklich mehr als das, was sie gezeigt bekommen.

Wenn der Normalbürger nach einem schweren Arbeitstag nach Hause kommt, will er keine wissenschaftlichen und hochintelligenten Beiträge sehen, dann will er einfach nur abschalten, sich berieseln lassen und langsam, aber sicher vor der Röhre einschlafen. Und genau dafür ist er eben gemacht, der Schrott im TV, und das ist auch gut so und muss nicht anders sein.

Dass es Marcel zu langweilig war, kann ich aber auch verstehen, hatte er doch schon alle Bücher auf diesem Planeten gelesen. Sicher hätte man mehr hochgeistige Sendungen wie das *Literarische Quartett* bringen können, aber die Einschaltquoten haben eben gezeigt, was der durchschnittliche Verbraucher sehen will und von den Programmgestaltern erwartet.

Arztserien zum Bespiel. In diesem Genre schlage ich mich sofort auf die Seite von Reich-Ranicki und würde jegliche Preise, die in Verbindung zu diesen stehen, mit ebensolcher Deutlichkeit verweigern. Aber auch da geben die Quoten den Machern leider recht.

Zum einen ist es fachlicher Unsinn, weswegen ich nicht verstehe, dass sogar Ärzte einige Serien aufsaugen wie der Vergaser den Sprit aus dem Tank meines 20 Jahre alten 500-PS-Zwölfzylinders vom BMW-Veredler Hamann.

Zum anderen sind, wie schon erwähnt, die Inhalte so weit weg vom wirklichen Arztdasein wie Berlin von der Fertigstellung seines Flughafens oder unsere Bundestagsvizepräsidentin Claudia Roth von einem Studienabschluss.

Da gibt es zum Beispiel Dr. House. Ein Spezialist für Infektionskrankheiten, der ein besonderes Wissen und Gespür für die Diagnose außergewöhnlicher Krankheitsbilder hat. Zuletzt selbst schwer getroffen und am Stock im Anzug durch die Räume humpelnd. Mein erster Chef stand mal in kompletter Motorradkluft eines Tages im OP-Saal und wollte wissen, wie lange er noch auf den operierenden Oberarzt warten muss, um die gemeinsam geplante Ausfahrt beginnen zu können. Das war aber das einzige Mal, dass ich einen Arzt in einem Krankenhaus während der Arbeit nicht mit irgendeinem weißen Umhang gesehen habe. Und auch eine derartige Behinderung würde im wahren Leben die Berufsunfähigkeitsversicherung auf den Plan rufen. Dass es unter den vielen wirklichen und selbst ernannten Koryphäen auch keinen gibt, der so umfassend und über jegliche Fachgebiete hinaus zielsichere Diagnosen stellt, sollte eigentlich auch jedem Laien klar sein.

Dann gibt es da noch *Grey's Anatomy*, deren Beschreibung im Netz schon fern von jeglicher Realität ist. Dort wird eine Arztserie über den aufregenden und nervenzehrenden Alltag in einem amerikanischen Krankenhaus angekündigt. Die armen Ärzte in diesem Krankenhaus haben in einer Schicht so viele spannende Fälle, wie in einem großen Krankenhaus der Maximalversorgung in einem Monat nicht zur Tür reinrollen.

Die einzige Serie, die in Teilen etwas näher an der Wirklichkeit hängt, ist *The Good Doctor*. Dort treibt Shaun Murphy sein Unwesen, ein Arzt, der eigentlich für den Beruf noch viel zu jung ist und an Autismus leidet. Dank einer Inselbegabung ist er ein brillanter Chirurg. Nicht in der Lage, persönliche Bindungen zu seinen Mitmenschen aufzubauen, hat er aber außergewöhnliche medizinische Fähigkeiten, um Leben zu retten und sich gegenüber seinen skeptischen Kollegen zu behaupten. Mit diesen Eigenschaften hat er einiges mit vielen realen Kollegen gemeinsam. Besonders eine Art Autismus und ein zwischenmenschliches Bindungsproblem teilt er sich mit vielen Göttern in Weiß.

Was mich aber besonders stört, ist ein viel zu hohes Niveau, was das Aussehen und die Attraktivität der Schauspieler angeht. Schöne Menschen, gut aussehende Ärzte und Ärztinnen, schlanke junge Schwestern, Angestellte wie aus dem Katalog im ganzen Krankenhaus. Selbst der Hausmeister und die Putzfrau können sich sehen lassen und gezeigt werden. Ob Chef oder Assistenzarzt, die Gehälter scheinen auch zu stimmen, privater Wohlstand blitzt in der einen oder anderen Szene immer mal wieder auf. Vielleicht ist aber gerade das der Grund für den Erfolg dieser Serien.

Die Ärzte, die sich begeistern lassen, wollen gern so aussehen und befeuern ihre Träume vom schönen reichen und guten Arzt inmitten schöner junger Schwestern. Ein Bild, welches ihr wirkliches Leben nicht annähernd hergibt.

Und der Laie holt sich beim Eintauchen in die Geschichten auch eine längst verloren gegangene Zeit zurück. Eine Zeit, in der ihr Hausarzt noch aussah wie George Clooney, und die Schwester, die sich nach der OP über einen beugte und nach dem Befinden fragte, wie Pamela Anderson. Allein der Ausschnitt ließ den Blutdruck des Schwerkranken wieder in gesunde Bereiche schnellen.

Alle anderen haben mit den Serien zu kämpfen, die Ansprüche, die im Fernsehen geboren werden, kann man mit normalen menschlichen Voraussetzungen einfach nicht erfüllen. Und deshalb kann ich mich in Sachen Arztserien nur anschließen. Es ist ganz schön »Blödsinn«, was da so läuft.

Weil ein schlechter Tag Menschenleben kosten kann und Ärzte fehlerfrei sein sollen

Jeder kann und hat mal einen schlechten Tag. Kein Mensch ist perfekt, und jeder macht irgendwann mal einen kleineren oder größeren Fehler. Auch Ärzte sind nur Menschen, und genau aus diesem Grund sollte es auch denen erlaubt sein, nicht immer einen guten Tag zu haben und fehlerfrei durchs Leben zu laufen.

Fehler sind prinzipiell auch nicht schlimm. Der kritikfähige und selbstkritisch-demütige Bürger lernt aus seinen Fehlern, und jeder braucht sie eigentlich auch, um sich im Leben vom kleinen Hosenscheißer zum richtigen Menschen zu entwickeln.

Jean-Jacques Rousseau hat schon gesagt: »Nur große Menschen machen große Fehler.« Und Winston Churchill meinte, dass es von großem Vorteil sei, die Fehler, von denen man lernen kann, recht frühzeitig zu machen.

Es ist also völlig okay, mal einen schwachen Augenblick zu haben und etwas falsch zu machen. Obwohl das so eigentlich nicht ganz richtig ist. Wir machen zwar viele Fehler im Leben, aber falsch machen wir eigentlich nie etwas.

Nun gibt es Fehler, die richtig schlimm sind, und andere, die bei genauer Betrachtung diese Bezeichnung gar nicht verdienen. Auch Unsinn, den man im Berufsleben macht, hat unterschiedliche Auswirkungen und ist deshalb mal mehr, mal weniger dramatisch. Wenn Ilse aus der Wäscherei die falsche Temperatur einstellt, ist maximal der Schlüpfer von Peter zwei Nummern kleiner, was aber nicht schlimm ist, denn die Frau von Peter denkt, das eingegangene Ding gehört ihrem Sohn, und räumt es einfach in seinen Schrank. Der von Haus aus unaufmerksame Bub merkt prinzipiell wenig und das schon erst recht nicht und trägt somit noch einige Jahre Vaters alte Buxe auf. Ilse ist fein raus, und ihr Fehler hat sich in Luft aufgelöst. Wenn der Chef de Cuisine im Sternerestaurant zu viel Salz in die Suppe rührt, kann er Glück haben, dass so ein notorischer Nachsalzer wie ich am Tisch sitzt und sich freut, dass endlich mal einer richtig würzen kann. Von einem echten Gourmet würde er allerdings seinen Fehler mit bösen Worten um die Ohren geschleudert bekommen. Aber auch das hätte keine entscheidenden Auswirkungen auf sein und das weitere Leben des Gastes.

Wenn die Verkäuferin nicht rechnen kann, muss der Kunde im schlimmsten Fall paar Cent mehr abdrücken, der Blumenhändler kann eigentlich überhaupt keinen Fehler machen, und der Tischler muss im schlimmsten Fall den schiefen Schrank neu bauen. Die meisten Berufe bewegen sich also in einer Gefahrenklasse, in der ein gepflegter Anschiss das Schlimmste ist, was passieren kann.

Eine Klasse drüber bewegen sich dann solche halbgefährlichen Berufe wie zum Beispiel der Rechtsanwalt. Wenn der mal aus Versehen Recht mit Unrecht verwechselt und die Indizien falsch deutet, kann es zwar auch mal dazu kommen, dass man unschuldig ein paar Jahre weggesperrt wird, aber da es keine Todesstrafe mehr gibt, wird am Ende trotzdem meist alles wieder gut.

Leider gibt es aber auch einige Berufe, die in die höchste Gefahrenklasse eingeordnet werden müssen. Das sind die, in denen ein Fehler auch mal zum Verlust eines Erdenbürgers, wichtigen Teilen oder einzelnen Funktionen von diesen führen kann.

Der Busfahrer muss immer schön wach bleiben, und der Pilot darf keine Depression haben. Auch der Architekt sollte immer einmal mehr als sein italienischer Kollege nachrechnen, wie dick die Stützpfeiler der Brücke denn nun sein müssen, und der Gasmann sollte beim Installieren der Rohre den Dichtungsring nicht vergessen.

Noch ein wenig beschissener sind natürlich wieder die Ärzte dran. Der eine mehr, der andere weniger.

Wenn der Allgemeinmediziner den Blutdruck falsch misst, wird sicherlich auch nicht die Approbation in Gefahr sein. Sollte aber der

Herzchirurg mit dem Messer abrutschen, kann es schon etwas eng werden mit der nächsten Geburtstagsparty des Patienten.

Wenn Dr. Schnippschnapp im Wahn das falsche Bein abschneidet, ist der Einzige, der sich freut, der Prothesenbauer. Der Weg von der vergessenen Thrombosespritze zur Lungenembolie ist auch manchmal ein kurzer, das Medikament falsch dosiert, den Nerv durchtrennt oder vor der OP die Hände nicht ordentlich von Keimen befreit. Alles schon passiert und meist mit nicht so gutem Ausgang für den armen Bürger. Aber nicht mit Absicht und leider nie ganz zu vermeiden. Auch Medizin wird von Menschen gemacht, die leider Fehler machen dürfen und können. Fehler wie die von Ilse aus der Wäscherei, nur leider mit oft dramatischen Folgen. Auch wenn alle täglich ihr Bestes geben, Fehler werden immer passieren, und wir Ärzte müssen uns besonders damit abfinden, dass wir im Rahmen unserer täglichen Arbeit immer irgendwie mit einem Bein hinter Gittern oder zumindest vorm Richter stehen. Leider wird von uns zunehmend verlangt, fehlerfrei zu sein, die Toleranz nimmt ab, und der Weg zum Anwalt in unserer »Den verklage ich«-Gesellschaft wird immer kürzer.

103. GRUND

Weil man als Arzt auch unter Freunden sofort und mit höchster Qualität helfen muss

Das Beste und Wichtigste im Leben nach der eigenen Familie sind Freunde. Wer viele davon hat, kann sich glücklich schätzen. In jeder Hinsicht ist man füreinander da, man feiert zusammen, hilft einander, kann sich auch mal die Meinung sagen, ohne wirklich böse auf den anderen zu sein, und richtige Freunde muss man auch nicht pflegen wie ein zartes Pflänzchen, welches verwelkt, wenn man es nicht ständig gießt.

Man sieht sich öfter oder eben auch mal lange nicht, aber wenn, dann hat man immer das Gefühl, als wäre man gestern erst auseinandergegangen. Wenn einem die Menschen hinter den Freunden wichtiger waren als Herkunft, Beruf oder Intellekt, ist ein positiver Nebeneffekt eines großen Freundeskreises auch die Artenvielfalt in diesem. Und das macht nicht nur Spaß und ist auf Dauer interessant, sondern ab und zu auch mal ganz hilfreich.

Es gibt den Banker, den Dachdecker, einen Anwalt, den Tischlermeister, einen Koch, Ärzte, Hartzer und zwielichtige Gestalten wie Autohändler, Immobilienhaie oder welche, die sich mit Import-Export beschäftigen.

Irgendwann im Leben braucht man jeden mal, und es ist dann schön, angenehm und einfach, auf seine Freunde zurückgreifen zu können. Und wenn man dann eben mal ein Dach zu decken hat oder ein Schrank muss gebaut werden, dann fragt man natürlich zuerst seinen Kumpel, den Dachdeckermeister oder den Holzwurm.

Unter Freunden wäre es dann natürlich auch kein Problem, wenn derjenige aufgrund eines vollen Auftragsbuches mit einer Träne im Auge und zitternder Stimme sich ein »Sorry, ich schaff es nicht« abdrückt. Weil man aber denkt, dass eine Absage unter Freunden blöd ist, wird der »Auftrag« angenommen, und das schwierige Spiel beginnt.

Unter Freuden sollte es natürlich nicht ganz so viel kosten wie bei einem normalen Kunden. »Klaro, das machen wir schon, über den Preis mach dir keine Gedanken, das mach ich mal mit, du zahlst nur das Material.« Schön, denkt man sich zunächst, aber genau das ist der Anfang allen Übels, weil man plötzlich ganz an das Ende der Warteliste rutscht. Der Schrank oder das Dach wird zwar mitgemacht, aber eben nur mit, wenn mal Zeit ist und wenn alle anderen Aufträge fristgerecht erledigt sind. Eine Fertigstellungsfrist gibt es natürlich unter Freunden nicht, deshalb kann man es auch mal Woche um Woche verschieben. Du, ich muss da erst noch das oder das machen, ich mach es aber auf jeden Fall am Wochenende. Am Freitag ist aber dummerweise Windstärke 8 gewesen, und am Telefon drängeln etliche Geschädigte, die einen Ziegel wieder gerade gerückt haben wollen. Du, das sind alles langjährige Kunden, da muss ich hin, ich komm aber gleich Anfang der Woche zu dir.

Und so zieht sich die Sache hin, und weil man nach Wochen nicht mehr weiß, was am Anfang alles besprochen wurde, passt am Ende das Ergebnis auch oft nicht so optimal. Na ja, eigentlich alles nicht so schlimm.

Zum einen macht man unter Freunden ja auf keinen Fall solchen Ärger wie ein richtiger Kunde, der von einer Woche auf die andere vertröstet wird.

Zum anderen zahlt man ja nur das Material und spart eine Menge Geld. Irgendwann sind dann beide doch ganz froh. Der Auftraggeber, dass der Schrank oder das Dach mit etwas geringerer Qualität als bei Kunde XY, aber dafür deutlich günstiger fertig ist. Der Auftragnehmer ist zufrieden, dass er seinem Kumpel einen Gefallen getan hat und ihn, wenn auch zerrig, aber trotzdem in seinen vollen Terminkalender hat reinquetschen können, ohne dass der ob der langen Fertigungszeit böse geworden ist. Prinzipiell alles okay und kein Problem. Trotzdem überlege ich mir dann manchmal, ob es ebenso okay wäre, wenn der Arzt im Freundeskreis die Aufträge, die aus diesem kommen, ebenso entspannt und locker abarbeiten würde.

»Du sag mal, kann ich mal schnell mit meinem Fuß, Oma Hilde oder meiner Tochter rumkommen?«

»Ja klar, warte, ich schau mal, wie wäre es in drei Wochen?«

Und drei Wochen später:

»Du, Peter, kann ich dich noch mal auf nächste Woche vertrösten, ich habe morgen drei wichtige Kunden reinbekommen.«

Nein, ich glaube, das würde nicht gut ankommen und für etwas mehr Verwirrung sorgen als bei der verzögerten Schrankfertigung. Und wenn ich dann noch aus Zeitmangel die Schulter nur durch den Pullover untersuche und auf das Röntgenbild verzichte, weil es ja ein Freund von mir ist, der mal nicht so jammern soll und schon nichts Schlimmes haben wird, würde schon der berechtigte Eindruck entstehen, dass man die Freunde weniger ernst nimmt als andere. Ich denke, das ist das schwere Los des Berufes, dass wegen Hippokratischem Eid, Moral und Menschlichkeit usw. von einem Arzt immer und überall höchste Qualität, schnellste Hilfe und maximale Seriosität verlangt wird. Auch im Freundeskreis.

104. GRUND

Weil mit unserer Branche Angst verbreitet wird

Über kaum ein Thema gibt es so viele verschiedene Ratgeber und Theorien wie über unsere Gesundheit. Es gibt sogar mehrere Bücher über die vielen Halbwahrheiten in der Medizin.

Am schlimmsten sind dabei die vielen Mythen, mit denen wir versuchen, den Menschen Angst zu machen. Angst vor etwas, was sie in diesem Moment gerade nicht machen sollen oder uns schon immer nervt. Aus irgendeinem persönlichen Grund, aber auf keinen Fall, weil eine Gefahr für die Gesundheit besteht.

Noch unsinniger und gemeiner wird es, wenn wir mit Falschaussagen versuchen wollen, unsere Kinder zu erziehen, bzw. dem Nachwuchs Dinge abzugewöhnen, die uns als Eltern in diesem Moment oder prinzipiell stören. Wer kennt sie nicht, die Sätze von Mama oder Papa: »Wenn du … das oder das machst oder nicht machst, dann passiert das oder was anderes Schlimmes.«

Und weil die Angst vor Krankheit und Gebrechen anscheinend noch sehr groß ist, hat man sich überlegt, die Strafe oder Folge der Verfehlung mit einem gesundheitlichen Problem zu belegen. Sicherlich auch, weil der arme Laie und besonders das arme Kind keine Ahnung von Medizin hat und den ganzen Unsinn erst mal glaubt. Kein Sechsjähriger würde doch seinen Eltern ernsthaft abnehmen, wenn die sagen:

»Wenn du nicht aufisst, dann wird das iPad morgen nicht mehr gehen oder der Legozug auseinanderfallen.«

Die Androhung »… dann wirst du nicht groß und stark und wirst nicht mehr weiterwachsen« zieht natürlich erst mal viel mehr. Und so musste unsere Branche wieder mal als böser Bub herhalten. Ich habe mal die bekanntesten und gleichzeitig unsinnigsten Kombinationen aufgelistet, von denen auch ich noch so einige aus meiner Kindheit in den Ohren habe.

»Wenn du mit nassen Haaren vor die Tür gehst, wirst du krank und dich erkälten.«

Das ist natürlich Quatsch, entscheidend sind immer noch die notwendigen Viren. Wenn gerade keine in der Nähe sind, kann ich stundenlang mit nassen Haaren draußen rumspringen.

»Du hast trockene Haut, weil du zu wenig trinkst.«

Unsinn, trockene Haut wird durch viele andere Dinge hervorgerufen, nicht aber durch wenig Trinken. Bevor die Haut trocken wird, weil ich zu wenig trinke, bin ich vorher an anderen Folgen des Flüssigkeitsmangels verstorben.

»Wer onaniert, wird blind.«

Na, da hätten wir mehr Blindenhunde auf der Erde als sehende Menschen, und da hätte nicht mal jeder Blinde einen Hund.

»Wenn dich beim Schielen jemand erschreckt, bleiben die Augen so stehen.«

Stimmt nicht, keine Angst, die Augen schnipsen schon wieder zurück.

»Wenn du nicht gerade sitzt, bekommst du Rückenschmerzen.«

Nein, auch gerade sitzen macht Rückenschmerzen, bzw. beides macht nicht unbedingt welche. Entscheidend sind wie immer die Bewegung und der Wechsel. Alles, was ich für eine längere Zeit statisch tue, ist einfach nicht gut, nicht nur krumm sitzen.

»Nach dem Essen darfst du nicht ins Wasser.«

Auch dafür gibt es keine Beweise bzw. wissenschaftlich belegbare Zusammenhänge zwischen vollem Magen, Magenbeschwerden und Schwimmen oder Baden.

»Setz dich nicht auf den kalten Stein, dann bekommst du eine Blasenentzündung.«

Ähnlich wie bei dem Schnupfen durch nasse Haare braucht eine Blasenentzündung in 80 % der Fälle Bakterien; wenn die nicht da sind oder gerade auf dem kalten Stein rumlungern, dann kann ich dasitzen, solange ich will.

»Nase hochziehen ist gefährlich.«

Nein, es ist nicht anständig, klingt ekelig und hat weder Knigge noch vielen Eltern gefallen, aber gefährlich ist es nicht.

»Fingerknacken verursacht Gelenkschmerzen und Rheuma.«

Stimmt nicht.

»Beim Sprung ins kalte Wasser bleibt das Herz stehen.«

Im letzten Herbsturlaub bin ich bei zehn Grad in die Nordsee gesprungen und dachte in dem Moment, da ist was dran, aber meine Pumpe hat, glaube ich, nur kurz gestoppt, dann aber die Arbeit wieder aufgenommen. Wenn es so gefährlich wäre, sollte man das Kaltwasserbecken aus der Sauna entfernen. Sicherlich kann es bei herzkranken Personen eng werden, aber prinzipiell und bei gesunden Menschen passiert nix, wenn ich im Winter vom Kreuzfahrtschiff springe.

»Kaffee trocknet den Körper aus.«

Nein, man muss nur häufiger aufs Klo, aber dabei kommt auch nur der zu viel getrunkene Kaffee raus.

»Lesen bei schwachem Licht schadet den Augen.«

Falsch, es ist vielleicht anstrengender für die Augen, aber nicht schädlich.

»Schokolade ist schuld an Akne.«

Ein guter Trick, wenn man einen dicken Teenager im Haus hat, um ihn von den schädlichen Süßigkeiten abzuhalten, aber auslösen kann Schokolade eine Akne nicht, maximal etwas verschlechtern.

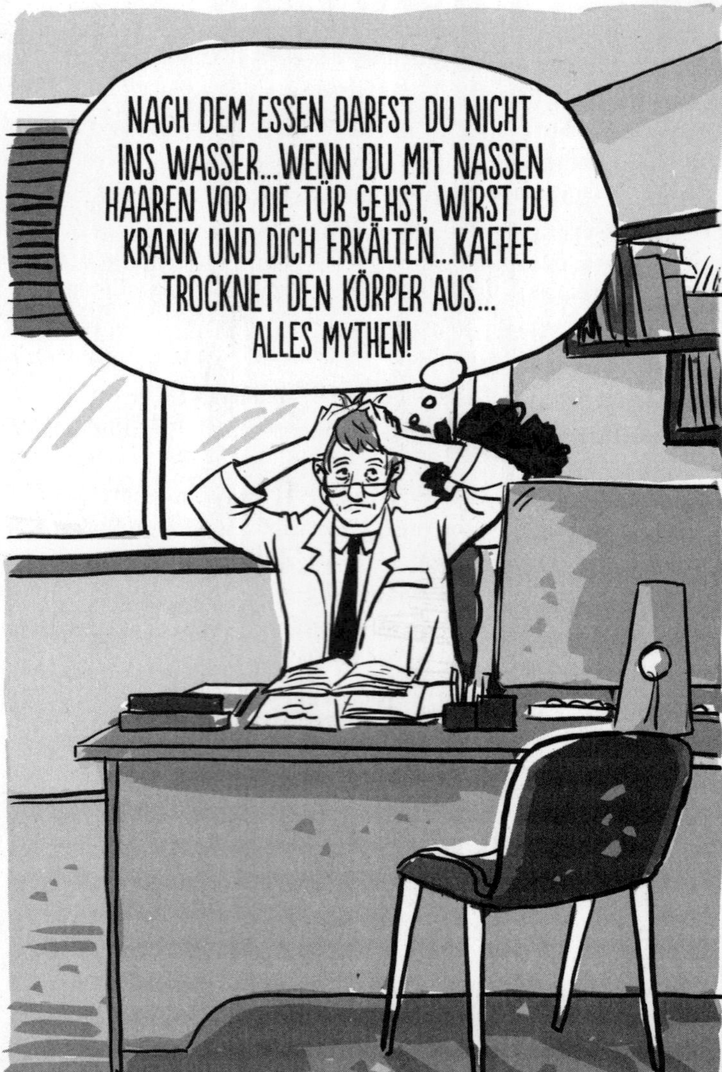
NACH DEM ESSEN DARFST DU NICHT INS WASSER...WENN DU MIT NASSEN HAAREN VOR DIE TÜR GEHST, WIRST DU KRANK UND DICH ERKÄLTEN...KAFFEE TROCKNET DEN KÖRPER AUS... ALLES MYTHEN!

»Der Schlaf vor Mitternacht ist der wertvollste.«

Damit versuche ich auch immer meinen vor der PS4 festgewachsenen Sohn ins Bett zu bekommen. Leider scheint er sich mal belesen zu haben und klärt mich rotzfrech auf, dass es egal ist, wann er ins Bett geht, wichtig ist, dass es immer um die gleiche Zeit ist und die Gesamtschlafzeit passt.

»Kaugummis verkleben den Magen.«

Stimmt auch nicht, erstens ist die Menge zu klein, zweitens wird er teilweise in seine Bestandteile zerlegt und dann ausgeschieden, und drittens muss die Substanz erst erfunden werden, die sich gern bei einem sehr sauren pH -Wert von 2 freiwillig an die Magenwand klebt.

Ich könnte jetzt noch einige Seiten vollschreiben mit medizinischen Mythen, und jedem fallen bestimmt auch noch selbst einige Drohungen aus der Kindheit ein. Ich finde es jetzt nicht besonders großartig, dass unsere Branche als Angstmacher benutzt wird, aber ab und zu haben auch mir die Halbwahrheiten meinen Kindern gegenüber weitergeholfen.

105. GRUND

Weil die Gewalt gegen Ärzte zunimmt

Mit Entsetzen muss selbst ich in den letzten Monaten immer wieder lesen und hören, dass die Gewalt gegen Ärzte und da besonders gegen uns Niedergelassene zunimmt.

Immer häufiger wird darüber berichtet, geschrieben und referiert. Auch die ersten Selbsthilfegruppen haben sich wohl schon gegründet. Laut dem *Ärztemonitor* gibt es täglich 75 körperliche Angriffe auf niedergelassene Ärzte.

Zunächst wollte ich es gar nicht glauben, da ich bisher von verbaler oder sogar körperlicher Gewalt zum Glück verschont geblieben bin. Das liegt sicher zum einen daran, dass in meiner Praxisklinik von unseren 40 Angestellten mindestens immer 25 vor Ort sind. Dabei auch einige gut gebaute Physiotherapeuten und ein massiv daherkommender Empfangsmitarbeiter.

Obwohl sich unsere Klinik am Anfang der angeblich gefährlichsten Straße Leipzigs, glaubt man einigen Medienberichten sogar Deutschlands, befindet, kam es bisher zu keinen nennenswerten Übergriffen. Sicherlich wird auch mal ein Patient am Tresen etwas lauter, wenn er denkt, im Recht zu sein, aber die Kombination zwischen muskulösem Physio und junger teilweise auch gut aussehender Sprechstundenhilfe bringt dann meist schnell wieder Ruhe und Entspannung in die Situation.

Ich denke, dass in kleinen Hausarztpraxen, in denen der Doc mit zwei zarten oder älteren Schwerstern allein sitzt, die Schwelle zur Gewalt durch Patienten deutlich leichter zu überwinden ist.

Zum anderen ist es aber auch ein wenig das Auftreten der Ärzte selbst, die den grundaggressiven Bürger eher mal dazu ermuntern, eine dicke Lippe zu riskieren. Wenn ich da nur an die alten Haudegen der Nachkriegsgeneration denke. Chefärzte wie aus dem Lehrbuch, glatt gebügelte Kittel bis unter den Schlipsknoten zugeknöpft, ein Haar lag wie das andere, entweder groß und schlank oder klein und kräftig. Damals hat man sich in deren Gegenwart nicht einmal getraut zu husten, selbst das Atmen fiel einem schwer. Patienten waren erst recht unterwürfig und trauten sich selten, diese Statuen der Medizin überhaupt anzuschauen. Und wenn doch mal ein Patient meinte, den Finger oder das Wort erheben zu müssen, gabs auch mal schnell eine Backpfeife oder eine harte Rechte ans Kinn, damit der Übermütige dann auch wirklich die ärztliche Hilfe nötig hatte. Okay, das war sicher auch damals nicht die Regel, aber in Leipzig gab es tatsächlich mal so einen, der kurz und knapp deutlich gemacht hatte, wer in der Poliklinik der Chef war.

Die Situation hat sich heute gewaltig verschoben. Viele Ärzte haben einfach ein Identifikationsproblem. Zum einen sollen sie die Guten, Hilfsbereiten und Netten sein, die allen Patienten mit gleicher und maximaler Menschlichkeit begegnen. Auf der anderen Seite sind sie die Deppen der Nation, schuld am Finanzloch der Krankenkassen, schuld an steigenden Kassenbeiträgen, schuld an den angeblich steigenden Kunstfehlern, korrupt sowieso und unverschämt geldgierig. Wir sollen die alten Werte der Medizin, der Menschlichkeit und des Hippokratischen Eides aufrechterhalten, in einer Gesellschaft, in der es gerade im Bereich Zwischenmenschlichkeit, Loyalität, Respekt, Anstand und Achtung gewaltig bergab geht.

Eine Wertegesellschaft, in der das Wort »Wert« leider nur noch für materielle Werte steht. In einer Welt, in der man leider ungestraft und im Schutz des Internets beleidigen, verleumden, beschimpfen und pöbeln kann, in der man, angestachelt durch diverse Plattformen, verbal gewalttätig gegen andere Menschen werden kann.

Ich denke, es ist nicht verwunderlich, dass die Schwelle immer flacher wird, die Unzufriedenheit in Form von Gewalt auch aus dem Netz raus auf die Straßen und eben leider auch in die Praxen zu tragen.

Auf der einen Seite also Ärzte, die fast schon unterwürfig hinter ihrem Schreibtisch sitzen und nicht im Ansatz dem auf Krawall ausgerichteten Patienten das Gefühl vermitteln, dass sie im Ernstfall auch mal ihre Contenance, den Eid und die gute Erziehung vergessen und die lange Gerade auspacken würden.

Auf der anderen Seite Patienten, die durch Medien und öffentliche Darstellung der Meinung sind, dass der Gegenüber im weißen Kittel sowieso alles tun muss, was von ihm verlangt wird.

»Ich zahle doch Unmengen an Beiträgen, Doc, nun mach mal und hab dich nicht so.«

»Was muss ich denn so lange warten; bei der Kohle, die ihr verdient, muss du doch nicht so viele Patienten bestellen, dass es sich staut im Wartezimmer.«

»Wie viel Urlaub wollen Sie denn noch machen, wird Zeit, dass ihr 25 Stunden in der Woche arbeiten müsst.«

Alles tatsächlich Dinge, die ich schon gehört habe. Ich habe zwar nicht gleich den Leberhaken angesetzt, aber nach kurzer deutlicher Ansage war der Spinner dann auch wieder handzahm. Es wird sicher nicht einfacher in Zukunft, die Gesellschaft wieder etwas an eigentliche Werte zu erinnern und den Verfall derselben aufzuhalten. Ein Anfang wäre zumindest aber schon, das Bild des Arztes wieder etwas aufzupolieren. Und da müssen sich in erster Linie die Krankenkassen an die große Nase fassen. Irgendwie sind es ja unsere Vorgesetzten und Arbeitgeber, die normalerweise hinter ihren Angestellten stehen sollten und zusammen für oder eben auch wenn nötig gegen die Kunden auftreten. In Deutschland haben sich unsere »Chefs« aber leider mit unseren Kunden und der Presse verbündet. In jedem anderen »Betrieb« würde das dazu führen, dass aufgrund eines schlechten Verhältnisses zwischen Arbeitgeber und Arbeitnehmer der Betriebsrat hochbeschäftigt wäre.

Leider haben wir da keinen, und auch unsere Lobby ist nicht besonders groß und kräftig, sodass der eine oder andere verprügelte Hausarzt auch in Zukunft sicherlich in Kauf genommen werden muss. Die einzige Hoffnung macht mir da die Aussage:

»Ich habe überhaupt keine Hoffnung mehr in die Zukunft unseres Landes, wenn einmal unsere Jugend die Männer von morgen stellt. Unsere Jugend ist unerträglich, unverantwortlich und entsetzlich anzusehen.« Denn das hat schon Aristoteles vor fast 2.500 Jahren gesagt. Es scheint also schon damals nicht alles gut gewesen zu sein, und trotzdem gibt es uns heute immer noch.

106. GRUND

Weil die meisten denken, Ärzte seien reich

Alle Ärzte sind reich und schwimmen in Geld wie das Senfei im Essigwasser. Das zumindest ist die verbreitete Meinung in unserer oft von Neid und Missgunst geprägten Gesellschaft. Und mit reich ist nicht wohlhabend, sondern reich im Sinne der Definition von Friedrich Merz gemeint. Die Meinung, dass die feinen Doktoren am Freitag das Geld mit der Schubkarre nach Hause fahren müssen, hat sich im nicht sonderlich für Differenzierung ausgelegten Hirn vieler Bürger eingebrannt wie eine Handvoll Kandiszucker in der auf dem Herd vergessenen Bratpfanne.

Es gibt aber eben auch so einige Gründe, die für dieses Bild verantwortlich sind. Zum einen sind Ärzte im Fernsehen immer reich. Ob *Tatort*, *Traumschiff* oder diverse Arztserien. Egal wo, wenn ein Arzt mitspielt, fährt er einen Porsche als Zweitwagen, wohnt in einer dicken Villa und kann sich meist zwei Geliebte gleichzeitig leisten.

Zum anderen sorgen auch die Medien regelmäßig dafür, dass Otto Normalverbraucher denkt, wir wissen nicht wohin mit dem Geld. Korruption, dicke Firmengeschenke, nur 20 Stunden arbeiten und immer schuld an den finanziellen Lücken im Gesundheitswesen und den steigenden Kassenbeiträgen. Alles nur, weil wir angeblich den Hals nicht voll bekommen.

Und zu guter Letzt gibt es natürlich tatsächlich Kollegen, die ein übervolles Konto und eine nicht dünner werdende Geldbörse haben. Das sind dann entweder die, die schon 30 Jahre dabei sind, alle Kredite getilgt haben und sich deshalb die letzten Jahre noch mal die Tasche vollstopfen können. Man möchte eigentlich dann auch meinen, verdientermaßen. Oder es sind die, die aufgrund gewaltiger Erbschaften, weil eventuell Papa schon dick im Geschäft war, von Anfang an schuldenfrei ins Rennen gegangen sind.

Und dann gibt es noch die, die den Grundsatz »Augen auf bei der Berufswahl« besonders gründlich beachtet haben und sich ein Fachgebiet ausgesucht haben, in dem das Geld aus deutlich größeren Kannen gelaufen kommt. Schönheitschirurgen zum Beispiel können sich einige Jahre früher die Villa am Stadtrand kaufen als andere Spezialisten. Leider geht es nicht allen so gut. Nicht dass es dem Rest schlecht geht. Wie bereits beschrieben, geht es uns allen gut, und ein Zweitauto kann sich auch jeder leisten, die meisten haben auch eine Eigentumswohnung und können mehrmals in der Woche warm essen und vier Mal im Jahr in den Urlaub fahren. Aber von reich sind die meisten trotzdem so weit entfernt wie Markus Lanz von einem guten Talkmaster und Veganer von einer gesunden Ernährung.

Wenn ich da mal nur mein Fachgebiet anschaue. Ich habe mich mit 36 Jahren selbstständig gemacht. Als Unfallchirurg braucht man einen OP-Saal, ca. 300.000 Euro, ein Röntgengerät, ca. 130.000 Euro, Ultraschall und noch einige andere Kleingeräte und natürlich eine Praxis mit Einrichtung. Unterm Strich steht dann zunächst erst mal ein Minus von etwa 750.000 Euro auf dem Geschäftskonto. Mit Zinsen zahle ich da die ersten 15 Jahre mal locker eine Million an die Bank zurück. Bei den schon erwähnten Budgets und unternehmerischen Einschränkungen und Reglementierungen bleibt da auf jeden Fall nicht so viel übrig, um auch nur annähernd reich zu werden. Aber trotzdem, uns geht es gut, und keiner meckert, beziehungsweise keiner sollte meckern über die absoluten Einnahmen, auch wenn sie manchmal relativ gesehen nicht optimal sind. Trotzdem wäre ein wenig mehr Differenzierung bei der Beurteilung des Wohlstandes der Ärzteschaft ganz nett.

107. GRUND

Weil der Glaube an reiche Ärzte ausgenutzt wird

Das schwere Los von denen, die reich sind, ist, dass sie für viele Dinge mehr bezahlen müssen als andere. Wenn man weiß, sein Kunde hat die Taschen voll wie Dagobert Duck, haut man schon mal paar Euro auf den eigentlichen Preis drauf. Das machen schon meine Kinder auf dem Flohmarkt so. Wenn der Kunde, der nach dem alten Playmobilzug fragt, eine goldene Rolex trägt, ist das Ding schlagartig drei Euro teurer. Vielleicht ist das auch okay, wer ein dickes Portemonnaie hat, kann ruhig zugunsten derer mit kleinerer Börse ein paar Euro mehr zahlen. Viele machen das auch gern und können das auch, aber eben nicht alle, von denen man nur denkt, sie seien reich. Das habe ich natürlich auch meinen Kindern erklärt. Auch eine Rolex heißt nicht automatisch, dass da Liquidität vorhanden ist, und der Zug ging dann doch für drei Euro weniger über den Tisch.

Da der Dienstleister und Anbieter allgemein meist aber wenig differenziert, hauen sie bei allen Ärzten eine Art Reichenaufschlag drauf. Ich hatte 2018 eine größere Feier zu planen. Mein Lieblingscaterer hatte keine Zeit und empfahl mir einen gleichwertigen Ersatz. Da es nicht meine erste größere Veranstaltung war, die ich zu organisieren hatte, kannte ich natürlich so in etwa die Preise in der Branche und wusste durch Zufall, was ein Bekannter für eine ähnliche Veranstaltung bei genau diesem Caterer abdrücken musste. Wir teilten ihm also unsere Vorstellung mit: Personenzahl, Getränkewünsche und alles Weitere, was man so wissen muss, um ein Angebot zu machen. Gefühlt und mit der vorhandenen Lebenserfahrung und dem Tipp vom Bekannten erwartete ich unterm Strich irgendwas um die 11.000 Euro. Also zumindest für Normalbürger. Für den Arzt und andere, die in der öffentlichen Wahrnehmung ein dickes Konto haben, kommt dort dann aber leider ein kleiner »Die haben es doch«-Aufschlag drauf, und wir bekamen ein Angebot über 17.000 Euro. Wir beendeten die Verhandlungen mit diesem Nimmersatt und bekamen dann die identische Leistung bei einem anderen Anbieter für 10.000 Scheine.

Leider ist das keine Ausnahme. Man hat bei den meisten freien Verhandlungen über Dienstleistungen das Gefühl, etwas mehr zahlen zu müssen. Das führt dann zwangsläufig dazu, dass man Leute, von denen man ein Angebot für was auch immer haben möchte, eben nicht mehr in der Praxis trifft und auch versucht, Titel und Beruf zunächst zu vertuschen. Das ist natürlich eine nicht so schöne Nebenerscheinung des Arztseins und ein weiterer Grund, nicht unbedingt diesen Beruf zu wählen. Da es Anwälten, Immobilienmaklern oder Leuten, die mit einem dicken Auto und einer Rolex am Arm vorfahren, eben auch so geht, wäre auch hier wieder eine größere Portion Differenzierung eine feine Sache.

108. GRUND

Weil wir keine Lobby haben

Eine Lobby ist entweder ein Vor- und Empfangsraum in einem Gebäude oder eine politische Interessengruppe, die dieser gemeinsam Geltung zu verschaffen sucht. Da wir das Erste in irgendeiner größeren oder kleineren Form meist in oder vor der Praxis haben, meine ich jetzt natürlich die Interessengruppe.

Diese versuchen vor allem, durch die Pflege persönlicher Verbindungen offizielle Stellen, also die drei Gewalten, wie die Legislative oder Exekutive, zu beeinflussen. Auch die öffentliche Meinung wird durch gezielte Öffentlichkeitsarbeit gern mal im eigenen Interesse beeinflusst.

Im Jahr 2006 bezeichneten Thomas Leif und Rudolf Speth die Massenmedien sogar als vierte und den Lobbyismus als fünfte Gewalt. Anscheinend waren beide nicht verheiratet, sonst hätten sie die Ehefrau als sechste Gewalt ins Spiel gebracht.

Welche Macht der Lobbyismus hat, sieht man immer mal wieder in unserer heutigen Gesellschaft. Den Hut auf und damit eigentlich die wirkliche Bundeskanzlerin ist dabei Frau Mohn mit ihren Freunden von Bertelsmann SE & Co KGaA. Bertelsmann als weltweit größtes Medienunternehmen hat nun mal die Macht, zu entscheiden, was in den meisten Zeitungen und im Fernsehen so alles gesendet wird. Eine der besten Freundinnen von Frau Mohn ist zweifelsfrei unsere Bundeskanzlerin. Wenn sie etwas will, muss es Liz Mohn auch gut finden, und dann wird es in die Medien und von dort in die Köpfe der Deutschen gedrückt. Wenn Frau Merkel nicht mehr will und auch Bertelsmann meint, dass irgendwann mal Schluss sein muss, bekommt die Angela mithilfe von Presse, Funk und Fernsehen einen blitzsauberen und würdigen Abgang. Wenn man sich nicht so beliebt gemacht hat, sorgt der Medienriese dafür, dass man wie Martin Schulz über Nacht in Ungnade fällt und in Vergessenheit gerät.

Wenn man in Deutschland nun irgendetwas möchte, ist es zum einen von Vorteil, wenn man Frau Merkel oder einen ihrer unmittelbaren Adjutanten oder eben Frau Mohn ein wenig nähersteht. Ein weiterer Vorteil ist, wenn man eben eine große Lobby, also eine Interessengruppe, hat. Diese sollte, der schnelleren Einigung wegen, möglichst nicht aus zu vielen Einzelpersonen oder Firmen bestehen, dennoch eine beeindruckende Größe haben und am besten noch am gleichen Strang ziehen. Wenn man dann noch einer der besten Steuerzahler im Lande ist und nebenbei auch noch ein wenig Bargeld hat, um die entscheidenden Parteien im Wahlkampf und auch zwischendurch tatkräftig zu unterstützen, kann eigentlich nichts mehr schiefgehen.

Die Autoindustrie scheint diese Voraussetzungen zu erfüllen. Das Spiel damals mit der Abwrackprämie wird so oder ähnlich abgelaufen sein.

Die Oberhäupter von BMW, Mercedes, VW und Audi treffen sich in einem Berliner Brauhaus oder vielleicht auch etwas geheimer in der Villa eines der Autobosse. Drei jammern, dass der Absatz von Neuwagen etwas zurückgeht, der andere liefert zwar noch gute Zahlen, lässt sich aber schnell überzeugen, dass doch mal was getan werden muss, um den Deutschen wieder etwas mehr vom Gebrauchtwagenmarkt in die Neuwagenabteilung zu ziehen. Irgendeiner der vier Kandidaten hat die glorreiche Idee, die Abgabe des Altwagens in Verbindung mit dem Kauf eines Neuen finanziell zu belohnen. Super Idee, denken sie sich, trinken darauf einen Dujardin und wackeln am nächsten Tag schnurstracks zu Mutter Merkel auf die Besprechungscouch. Da der teure Wahlkampf ins Haus steht und die vier mit ihren Autoschmieden das Steuersäckel entscheidend mitfüllen, findet Angela die Idee ganz schnell ganz gut. Die fünf Lobbyisten trinken, weil eine Dame anwesend ist, diesmal einen Sekt, und die Kanzlerin trifft sich am nächsten Tag postwendend mit Frau Mohn zum Kaffee. Der Kaffee schmeckt, die Mohntorte auch, und beide sind begeistert von der Idee, die Autobranche mal wieder zu unterstützen. In der Marketingabteilung von Bertelsmann entsteht dann noch schnell der Begriff »Abwrackprämie«, und am nächsten Tag wird in allen möglichen Medien über das zukunftsweisende und unbedingt notwendige Vorhaben geschrieben und gesprochen, bis der deutsche Bürger denkt, er kann ohne das Abwracken seines alten Golfs nicht mehr ruhig schlafen.

So oder ähnlich funktioniert Lobbyismus, und so oder ähnlich funktionierte das auch bei der Abschaffung der bewährten Glühbirne zur Unterstützung der LED-Industrie, der Streichung der Vermögenssteuer oder der ständig wechselnden Empfehlungen, ob Soja, Palmöl, Kaffee usw. nun schlecht oder gut sind, je nachdem, welche Branche gerade die schlagkräftigste Lobby auf die Beine bekommt.

Was hat das denn nun wieder mit uns Ärzten zu tun? Das, also die Lobby, eben rein gar nichts. Denn Lobby und Lobbyismus sind für die Medizinbranche Fremdwörter. Zum einen, weil es nicht wie in der Autoindustrie nur eine Handvoll Global Player gibt, die sich einigen müssen. Sondern Tausende Krankenhäuser und Hunderttausende niedergelassene Ärzte, die mehr oder weniger alle als Einzelkämpfer auftreten. Allein die große Anzahl an Interessenten in dieser Interessengruppe macht eine Einigung auf eine gemeinsame Linie völlig unmöglich. Hinzu kommt ein neidvoller Konkurrenzkampf zwischen jedem und allen, die Vorstellung eines jeden, etwas Besseres zu sein als der andere, und damit die Unfähigkeit und eigentlich auch der Unwille, eine gemeinsame Sprache zu sprechen. Wir verstehen uns einfach nicht wirklich untereinander, und das erstickt jeglichen Anflug von Lobbyismus bereits im Keim. Mit diesem gespaltenen Auftreten macht es natürlich gar nicht erst Sinn, mit einem Wunschzettel nach Berlin zu Angela zu fahren. Das Wissen um unsere Uneinigkeit und die fehlende Lobby macht uns extrem angreifbar und wird selbstverständlich auch immer wieder ausgenutzt. Egal was Pharmaindustrie, Krankenkassen oder Medizinproduktefirmen sich auch einfallen lassen, über die oben genannten Wege lässt sich alles ganz einfach umsetzen, da auch keine ernsthafte Gegenwehr zu erwarten ist.

109. GRUND

Weil unsere Chefs nicht hinter uns stehen

Der Chef, Vorgesetzte oder auch Boss ist der, der in einem Unternehmen meist den Dicken macht, den Hut aufhat und entscheidet, was wo und wie passiert.

Um seine Ziele zu erreichen, braucht das Oberhaupt seine Mitarbeiter und Angestellten. Im besten Fall ist der Anführer ein netter und das Team von Häuptlingen, Leitern und Untergebenen ein in jeder Hinsicht intaktes, das Arbeiten zusammen macht Spaß und ist am Ende erfolgreich. Ganz wichtig für ein ordentliches Arbeitsklima ist Loyalität untereinander und dass die obere Etage in jeder Hinsicht hinter den Arbeitern und Mitarbeitern an der Basis steht. Gemeinsam, heißt die Devise.

Wenn in diesem Zusammenspiel irgendetwas nicht stimmt, kommt in größeren Firmen der Betriebsrat um die Ecke, und dort, wo es keinen gibt, wird heutzutage einfach gekündigt.

Auch wir Niedergelassenen, obwohl selbstständig, haben irgendwie einen oder eher mehrere Vorgesetzte, die uns sagen, was wir zu tun haben, und die ohne uns auch selbst nicht ihren Auftrag erfüllen könnten. Natürlich meine ich damit die Krankenkassen. Zwischen diesen im großen schicken Büroturm und uns an der werkbankähnlichen Basis gibt es da, wie in einem richtigen Betrieb auch, noch die Kassenärztlichen Vereinigungen, die quasi eine Art Vorarbeiter sind und zumindest etwas öfter mal versuchen, unsere Interessen zu vertreten. Diese würde ich mal als eine Institution, die undankbar zwischen den Stühlen sitzt, aus den weiteren Ausführungen rauslassen, aber natürlich nicht gleich heiligsprechen. Obwohl, Abteilungsleiter trifft es besser, da Vorarbeiter, wie der Name sagt, vor- oder zumindest ab und zu mitarbeiten und die KVen dies ja eigentlich nicht tun und eher eine administrative Funktion haben. Das Hauptproblem an dieser ganzen dem Gesundheitssystem eigenen Situation ist die Tatsache, dass unser Abteilungsleiter nur sehr sparsam und unser Chef gar nicht hinter uns Lakaien und Adjutanten in der Werkhalle der Praxen stehen.

Ein gemeinsames Miteinander für die große Sache und deren erfolgreiche Erfüllung gibt es eigentlich nicht. Wenn es gegen uns geht, stehen unsere Vorgesetzten nicht nur nicht hinter oder vor uns, nein, sie stellen sich noch zusätzlich gegen uns oder haben den Zoff und die Stänkerei gegen ihre Erfüllungsgehilfen sehr oft auch selbst angezettelt.

Wenn die Kassen leer sind und die Beiträge erhöht werden müssen, wird von denen da oben verbreitet, dass die nimmersatten Ärzte daran schuld sind.

Wenn sie zu viel für Heil- und Hilfsmittel ausgeben müssen, sind die Ärzte schuld, weil sie so fürchterlich korrupt sind und sich von Pharmafirmen kaufen lassen.

Wenn die Kosten im Allgemeinen steigen, sind wir schuld, weil wir eine ganze Menge sinnlose und nicht notwendige Untersuchungen und Operationen machen.

Dass dadurch natürlich die Kunst- und Behandlungsfehler steigen, bekommen selbstredend auch die Ärzte aufs Butterbrot geschmiert. Und zu guter Letzt sind an den langen Wartezeiten auf Termine nicht die Chefs selbst schuld, weil sie zu wenig Mitarbeiter einstellen bzw. Ärzten eine Arbeitsgenehmigung/Zulassung geben, sondern es sind natürlich die Ärzte schuld, weil sie angeblich nur 20 Stunden in der Praxis sind.

Mea culpa, möchte man sagen und den Rücken oder besser den Hintern für die folgende Schelte durch Medien und Patienten demütig hinhalten, so wie es noch vor Jahrzehnten die kleinsten der kleinen Mitarbeiter eines Großbetriebes gemacht hätten. Die Zeiten haben sich allerdings geändert. Heute wird wie gesagt einfach gekündigt oder der Betriebsrat gerufen, und das Problem ist gelöst.

Da wir Ärzte keinen Betriebsrat und schon gar keine Lobby haben, müssen wir fast tatenlos mit anschauen, wie wir von unserem Boss in den Hintern getreten werden und sich dieser mit unseren Kunden und allen anderen auch noch gegen uns verbündet. Über Jahre hinweg wurden so das Bild und das Ansehen des Arztes in der Gesellschaft mit Füßen getreten und dieses gegen null gefahren, wodurch zunehmend das tägliche Miteinander mit unseren Kunden auch schwieriger wird. Der Höhepunkt ist, wie schon erwähnt, die wachsende Gewalt gegen Ärzte, die man schon fast verstehen kann, wenn man sich mal ganz tief in den Typen auf der anderen Seite des Tresens hineinversetzt, der sofort drankommen möchte, aber abgewiesen wird. Als fleißiger Zeitungsleser und TV-Konsument kann der doch nichts anderes denken als:

Das kann doch wohl nicht wahr sein, dieser korrupte Sack, der schuld ist, dass ich immer mehr Beiträge zahlen muss, weil er den Hals nicht voll bekommt und für die viele Kohle nur 20 Stunden arbeitet und wenn, dann auch noch permanent einen Fehler macht, der Heini will mich jetzt wegschicken, anstatt seiner Pflicht nachzukommen und mich sofort zu behandeln. Da gehe ich doch jetzt mal direkt in sein Sprechzimmer und trete den mal gewaltig in seinen arroganten faulen Arsch.

Marketing ist nun mal alles auf dem Weg zu einer positiven Außendarstellung und einem guten öffentlichen Ansehen. Und so haben es die lieben Krankenkassen geschafft, dass sie die Guten und wir die Bösen sind. Aber na ja, man kann sich seinen Chef nicht immer aussuchen. Deshalb Augen auf bei der Berufswahl.

110. GRUND

Weil die Schreibarbeit die Arbeit am Patienten überflügelt

Wer schreibt, der bleibt. Ursprünglich war dieses seit 1900 gebrauchte Sprichwort ein scherzhafter Ausspruch beim Kartenspiel in dem Sinne, dass man demjenigen, der die Punkte aufschreibt, unterstellt hat, dass er beim Aufschreiben schummelt. Es steht aber auch dafür, dass es immer gut ist, Dinge aufzuschreiben. Wer schriftliche Zeugnisse hinterlässt, wird nicht vergessen. Dies meinte zumindest Goethe mit diesem Satz und wollte damit nur veranschaulichen, dass ein Schriftsteller durch seine geschriebenen Werke nach seinem Tod länger in Erinnerung bleibt als Menschen, die ihre Taten und Gedanken nicht aufgeschrieben haben.

Für die meisten im Berufsleben, auch für uns Ärzte, und besonders auf Arbeit heißt »Wer schreibt, der bleibt« in erster Linie aber, zunächst mal länger auf Arbeit zu bleiben. Und warum? Na klar, um zu schreiben, um aufzuschreiben und zu dokumentieren. Mit der langweiligen banalen Schreibarbeit gibt sich natürlich heute keiner mehr zufrieden, heute wird zusätzlich dokumentiert, was das Zeug hält. Der Wahnsinn hat sogar zu einem neuen Berufszweig geführt, dem Dokumentationsassistenten.

Unter Dokumentation versteht Wikipedia und sicherlich auch alle anderen, die was davon verstehen, die Nutzbarmachung von Informationen zur weiteren Verwendung. Um aber überhaupt erst mal eine Notwendigkeit für die weitere Verwendung zu schaffen, mussten natürlich im Vorfeld und dann aber auch regelmäßig immer mal wieder neue Gesetze, Regularien und Dokumentationsverpflichtungen erfunden werden. Über Jahrzehnte ist da ein immer größer werdender Teufelskreis entstanden.

Seit Apple im April 1976 mit dem Apple I den ersten Personal Computer der Welt auf den Markt gebracht hatte, wurden die Möglichkeiten, Informationen für die Nachwelt zu speichern und zu dokumentieren, schlagartig immer größer. Die Festplatten mussten gefüllt werden, und der Spaß am Aufschreiben wurde immer mehr zum Wahn. Heutzutage ist fast in jeder Branche das Verhältnis zwischen Arbeiten und Dokumentieren ein wenig aus den Fugen geraten. Fast schon ein wenig stolz kann ich nach dem Schreiben dieses Buches feststellen, dass die Medizin aber auch da wieder ganz vorn mit dabei ist. Ich bin mir fast sicher, dass in keinem anderen Berufszweig mehr aufgeschrieben wird als in der Medizin. Wir dokumentieren so viel, dass wir die Einzigen sind, die als Nebenberufszweig den schon erwähnten und eigenen Dokumentationsassistenten brauchen. Diesen medizinischen Dokumentar gibt es für uns schon seit 1969. Und seitdem dreht sich das Karussell unaufhörlich. Um den Beruf am Leben zu halten und den immer mehr werdenden Studienabgängern einen Job zu geben, mussten natürlich auch die Informationen, die zur späteren Verwendung nutzbar gemacht werden müssen, an Qualität und Quantität stetig zunehmen. Und so lässt heute weder der Patient noch der Chefarzt einen feuchten Furz fahren, ohne dass dieser von irgendjemandem irgendwo dokumentiert wird.

Wohl dem, der sich da eine Abteilung voll mit MDAs leisten kann. Wir Niedergelassenen können es auf jeden Fall nicht und sind froh, wenn wir eine Schwester begeistern können, den Großteil ihrer Arbeitszeit am PC zwischen Akten zu sitzen und alles digital haltbar zu machen.

Wenn ich mich daran erinnere, was an mir als Krankenhausarzt trotz unserer großen Abteilung »Dokumentation« an Schreibarbeit hängen blieb, verzichte ich lieber darauf, mal die Zeit zu stoppen, die ich heute als Selbstständiger Woche für Woche am Schreibtisch sitze und etwas länger bleibe, weil ich schreibe.

Die Hälfte meiner Arbeitszeit ist es locker, und davon die Hälfte ist unsinnige Kontrollbürokratie. Bereits 2012 kam eine Studie der Unternehmensberatung Kearney zu dem Schluss, dass rund 23 Prozent der Ausgaben in der gesetzlichen Krankenversicherung bürokratischen Abläufen geschuldet sind. Das waren damals schon 40,4 Milliarden Euro. In der sonstigen Industrie lag dieser Verwaltungskostenanteil nur bei sechs Prozent. Da die Studie nicht von den Krankenkassen gemacht oder finanziert wurde, wird in dieser auch deutlich, dass daran ausnahmsweise nicht die Ärzte, sondern die Krankenkassen selbst schuld sind.

Leider hat sich die Situation in den letzten Jahren noch deutlich verschärft, und ich will nicht wissen, wie viele Beitragsgelder heute für Bürokratie verbrannt werden. Das Geld ist das eine Übel, das viel größere ist allerdings, dass wir die Zeit, die wir Ärzte mit dem Stift oder der PC-Maus in der Hand am Schreibtisch sitzen, nicht am und mit dem Patienten verbringen können. Somit gibt es in diesem Fall, mit den Patienten neben uns, tatsächlich noch einen zweiten Verlierer dieser Entwicklung.

Auf der einen Seite könnten sie weniger Beiträge zahlen, zum anderen wären die Wartezeiten kürzer, weil wir mehr Zeit für sie hätten. Aber egal, dafür haben wir alle Informationen, auch die unwichtigen, für die spätere Verwendung nutzbar gemacht, und der Patient und sogar sein Urenkel können später noch nachlesen, wann, wo, von wem und warum die Schere, mit der die Warze von Uropa entfernt wurde, sterilisiert wurde und ob dabei das Fenster vom Sprechzimmer angekippt oder geschlossen war.

111. GRUND

Weil Patienten nicht mehr allein sind

Jetzt muss ich aber noch mal einen Grund aus dem »Positivwerk« von Kollege Stirkat bemühen. Ich finde es ja prinzipiell sehr löblich, dass es anscheinend noch Kollegen gibt, die 111 Gründe finden und gern wieder Arzt werden würden. Das ist wichtig, und als jemand, der nicht noch einmal dieses Studium wählen würde, kann ich nur den Hut vor all denen ziehen, die es schaffen, den täglichen Wahnsinn, Unsinn und Irrsinn auszublenden, und dem Beruf noch viel Positives abgewinnen können.

Genau wie bei dem Grund mit der Praxisgebühr könnte ich auch hier wieder die Überschrift von Grund 68 des Kollegen Stirkat eins zu eins für mich übernehmen:

»Weil Ärzte oft nicht nur für ihre Patienten, sondern auch für deren Angehörige da sind.«

»Ja, eben!!!«, könnte ich da jetzt einfach schreiben und den Grund beenden. Da dieser dann aber ziemlich kurz wäre, lasse ich mich noch ein wenig darüber aus.

Zunächst ein klares Nein. Sind wir nicht. Wir sind für unsere Patienten da, für die Angehörigen sind wir nur zuständig, wenn sie zufällig auch bei uns Patient sind. Das hätten manche gerne, und besonders die Krankenkassen würden sich freuen. Und dabei geht es mir jetzt gar nicht schon wieder um das leidige Thema Geld und Bezahlung. Klar würden es die Kassen und der Bürger gerne sehen, wenn wir uns nicht nur mit dem Patienten beschäftigen, sondern ganz nebenbei und uneigennützig wie Christophorus oder St. Martin auch gleich noch um die ganze Bagage kümmern und das soziale Umfeld des Patienten in Ordnung bringen. Da gibt es aber eine ganze Menge anderer Institutionen, bestimmte Facharztgruppen und, man höre und staune, in erster Linie auch den Patienten und dessen Angehörige selbst.

Ein medizinischer Fall, Herr Kollege, kann einfach nicht immer das soziale Gefüge berücksichtigen, in dem sich der Patient bewegt. Das wäre, und da gebe ich Ihnen völlig recht, eine löbliche und anstrebenswerte Situation. Von dieser sind wir aber gezwungenermaßen meilenweit entfernt. Gezwungen durch die an anderer Stelle genannten zeitlichen und finanziellen Budgetierungen und die sieben Minuten, die uns die Krankenkassen für einen Patienten zugestehen. Es kommt auch in meiner Praxis öfter vor, dass ich Gespräche führe, die eigentlich in die psychosomatische Grundversorgung gehören. So lange, bis die Schwester mit den Augen rollt und es sich im Wartezimmer staut wie Ostern auf der A9. Diese Gespräche wären mit Sicherheit viel öfter notwendig, und deshalb kann ich mich bei einigen Härtefällen auch nicht zurückhalten, aber vorgesehen ist es von unseren Vorgesetzten nicht, und es kann deshalb auch nicht unsere Aufgabe sein.

Auch sehe ich nicht die beschriebene »unglaublich spannende … zusätzliche Dimension«, die der Arztberuf durch die Betreuung der Angehörigen bekommt. Im täglichen Praxisalltag ist es eher eine nervige, teils penetrante, aber manchmal auch amüsante Dimension.

Wenn ich die Mama vom 19-jährigen Sohn mitbehandeln muss, weil er nichts sagt und nur sie redet, ist das nicht spannend.

Wenn sich der 60-jährige Ehemann vorstellt, weil ihn seine Frau geschickt hat, er aber gar nicht weiß, warum er da ist, ist das nicht spannend.

Wenn ich dann noch die Frau anrufen soll, um zu erfahren, warum er herkommen sollte, oder ihr die Untersuchungsergebnisse mitteilen soll, ist auch das nicht spannend und schon gar nicht eine erstrebenswerte Dimension.

Wenn von meinem Lieblingstürken um die Ecke die ganze Familie mit ins Sprechzimmer kommt, spricht das sicher für einen schönen Familienzusammenhalt, sprengt aber die Dimension meines Zimmers und ist nur spannend, wenn seine hübsche Schwester dabei ist.

Und wenn die Begleitung des Patienten kurz vorm Gehen den schrecklichen Satz anbringt: »Ich habe da übrigens auch noch was am Fuß, und da mein Mann heute einen Termin hatte, dachte ich, ich komme gleich mal mit«, dann sind alle Dimensionen verloren gegangen.

Das Umfeld und das Leben des Patienten sind bei unserer Behandlung ohne Zweifel oft sehr wichtig. Nicht ohne Grund habe ich auch in diesem Buch dargelegt, warum für viele die rote Couch zunächst erst mal die bessere Therapiemethode wäre.

Auch aus diesem Grund bin ich froh, eine große Physiotherapie auf der gleichen Etage zu haben. Dort haben nämlich die Therapeuten auch mal eine halbe Stunde Zeit, und das einige Male hintereinander, um sich mit dem Patienten etwas intensiver auseinanderzusetzen. Dort kann mal gefragt werden, wie es denn sonst so im Leben läuft, ob die Arbeit Spaß macht oder das soziale Umfeld stimmt. Ich unterhalte mich dann oft mit den Therapeuten, nicht um zu fragen, ob das Knie oder die Schulter besser wird, sondern ob sie etwas in Erfahrung bringen konnten, warum es denn nicht oder nur langsam vorwärts geht. Auch wenn es eine tolle Sache für viele wäre, nein, wir können unter den aktuellen Rahmenbedingungen und in dem heutigen Gesundheitswesen, in dem wir tätig sind, nicht für die Angehörigen unserer Patienten da sein.

Danksagung

Zum Schluss, aber nicht als Letztes, möchte ich mich noch bedanken bei:

1. mir, ohne mich hätte ich natürlich dieses Buch nicht schreiben können
2. meiner Frau, ohne die ich dieses Buch natürlich auch nicht hätte schreiben können, die es mit ihrer temperamentvollen Gelassenheit und einigen Augenrollern ertragen hat, mich im letzten halben Jahr des Öfteren nur in Kombination mit meinem PC neben sich auf der Couch gesehen zu haben
3. meinen beiden bezaubernden Kindern, die 2018 genau wie meine Frau auf einige gemeinsame Stunden mit mir verzichten mussten
4. meinen Eltern, die es mir überhaupt erst ermöglicht haben, diesen zwiespältigen Beruf kennenzulernen
5. den wenigen, aber leider immer mehr werdenden Kollegen, Patienten, Politikern und Gesetzen, die uns das Leben schwer machen und mir deshalb viel Stoff und Vorlagen gegeben haben, dieses Buch zu schreiben
6. den vielen, aber leider immer weniger werdenden Kollegen, Patienten, Politikern und Gesetzen, die uns das Leben leichter machen und zu einer ausreichenden Verdünnung und Neutralisierung der vorgenannten schlechten Beispiele beitragen und somit das Leben und die Arbeit insgesamt dann doch wieder angenehm und schön gestalten
7. Oliver Schwarzkopf und seinem Team vom Verlag Schwarzkopf & Schwarzkopf, der sich von diesem Thema dann doch noch hat überzeugen lassen und es nun unter die Leute bringt
8. allen anderen nicht genannten Menschen, die mir direkt oder indirekt bei diesem Buch geholfen haben

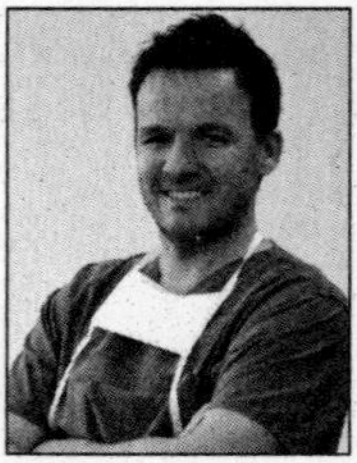

GÖRAN WILD, geboren 1972 im Osten der Republik. Studium in Leipzig bis 1997 und kurz danach promoviert. Ausbildung zum Chirurgen, dann zum Unfallchirurgen. Nebenbei ist er 15 Jahre als Notarzt durch die Gegend gefahren und hat einige Zusatzausbildungen gemacht, später die Flucht in das kleinere Übel Selbstständigkeit gewählt und 2008 eine Praxisklinik eröffnet. Glücklich verheiratet, zwei Kinder.

Göran Wild
111 GRÜNDE, KEIN ARZT ZU SEIN
Ein Abgesang auf den ehemals schönsten Beruf der Welt
Mit Illustrationen von Jana Moskito

ISBN 978-3-86265-747-6

VERLAG
Schwarzkopf & Schwarzkopf Verlag GmbH
Kastanienallee 32, 10435 Berlin
Telefon: 030 – 44 33 63 00
Fax: 030 – 44 33 63 044

INTERNET | E-MAIL
www.schwarzkopf-schwarzkopf.de
www.facebook.com/schwarzkopfverlag
info@schwarzkopf-schwarzkopf.de